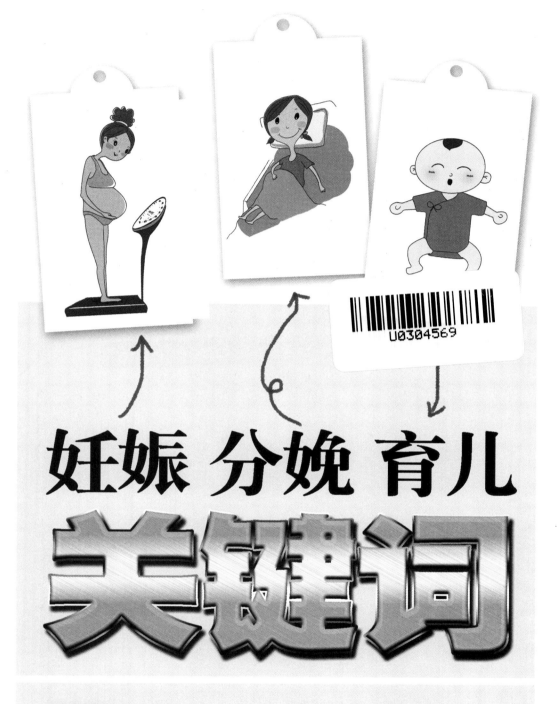

妊娠 分娩 育儿
关键问

赵艳晖 主编

吉林出版集团 | 吉林科学技术出版社

图书在版编目（CIP）数据

妊娠分娩育儿关键词 / 赵艳晖主编 . — 长春：吉
林科学技术出版社，2012.3
ISBN 978-7-5384-5681-3

Ⅰ．①妊… Ⅱ．①赵… Ⅲ．①妊娠期—妇幼保健—基
本知识②分娩—基本知识③婴幼儿—哺育—基本知识
Ⅳ．① R715.3 ② R714.3 ③ R174

中国版本图书馆 CIP 数据核字 (2012) 第 015560 号

妊娠分娩育儿 关键词

Renshen Fenmian Yuer Guanjianci

主　　编	赵艳晖
副主编	周远芬　兰磊磊　任翠芳

编委								
董颖	朱家乐	石榴	刘晓晖	刘润钢	张建梅	唐晓磊	汤来先	白虎
吕巧玲	贲翔南	赵桂彩	陈振	雷建军	李平	李少聪	李霞	刘娟
时霞	马牧晨	韶莹	赵艳	石柳	戴小兰	李青	李文竹	周利
张苗	张阳	黄慧	范铮	邹丹	曹淑媛	陆林	周宏	李志强
易志辉	康儒	易姗姗	柳霞	尹丹	盛萍	周密	董梅	彭琳玲

出版人	张瑛琳
责任编辑	孟波　端金香　赵沫
封面设计	长春市一行平面设计有限公司
开　　本	880mm×1230mm　1/16
字　　数	230千字
印　　张	18
印　　数	1—15000册
版　　次	2012年7月第1版
印　　次	2012年7月第1次印刷

出　　版	吉林出版集团 吉林科学技术出版社
发　　行	吉林科学技术出版社
地　　址	长春市人民大街4646号
邮　　编	130021
发行部电话/传真	0431-85635177　85651759　85651628 85677817　85600611　85670016
储运部电话	0431-84612872
编辑部电话	0431-85635186
网　　址	www.jlstp.net
印　　刷	长春新华印刷集团有限公司

书　　号	ISBN 978-7-5384-5681-3
定　　价	39.90元

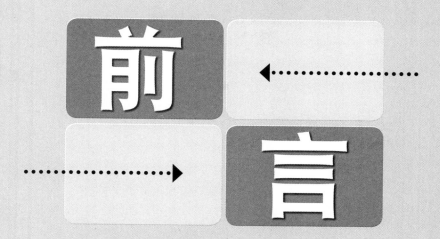

前言

关键词源于英文"keywords"，是图书馆学中的词汇。本书中提炼的关键词主要是为了方便即将成为父母或者新手父母检索和查找，也间接地将孕育的整个过程中的重点知识呈现在读者面前。

孕育是女性一生中最幸福、最美丽的一段时光，从妊娠、分娩到育儿，也是一个科学、系统、复杂而又长期的孕育生命的过程，当然即将为人父母者会倾注大量心血，但是如果不懂这一过程中的科学知识、方法和技巧，很可能就会事倍功半。《妊娠分娩育儿关键词》以科学的视角、先进的理念、科学的方法、实用的体例、通俗的语言讲述孕产育儿全程中您应该知道的一切，是您孕产过程中的必备工具书。

《妊娠分娩育儿关键词》这本书浓缩了近20年孕产图书的精华是新手父母不可多得的孕育百科全书。

全书共有174个关键词，洋洋30万字，内容广博精深，涉及妇科医学、产科医学、儿科医学、婴儿心理学、早教学、行为发育学等学科。

希望《妊娠分娩育儿关键词》一书帮您对信息丰富而庞杂的孕产育儿的热门话题、相关知识、方法技巧、常见问题和解决方案进行一次系统的梳理，为年轻的父母答疑解惑，提供最直接的指导方案。读了本书就可以轻松享受到权威、科学的指导，帮助年轻父母真正实现科学孕产，科学育儿。

Mulu 目录

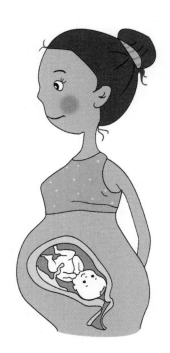

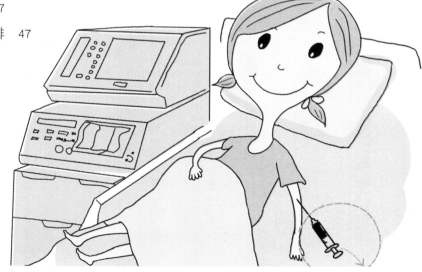

Mulu 目录

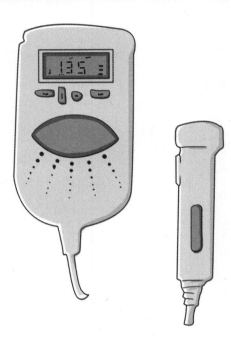

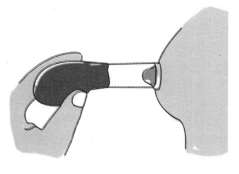

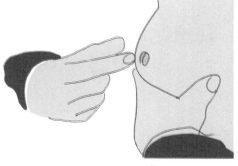

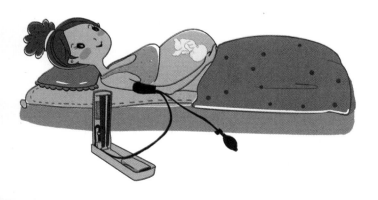

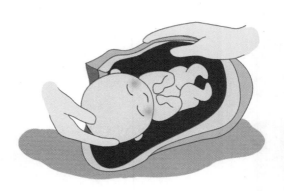

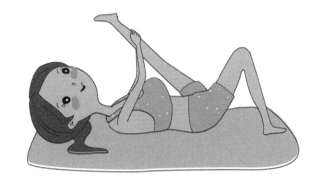

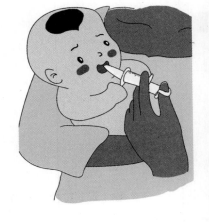

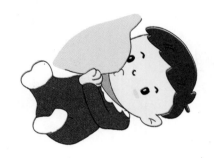

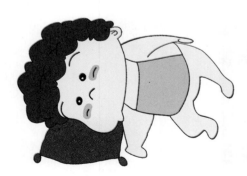

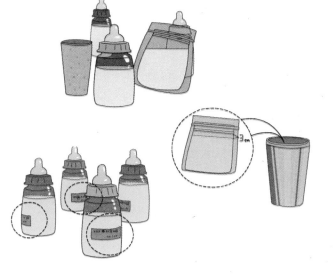

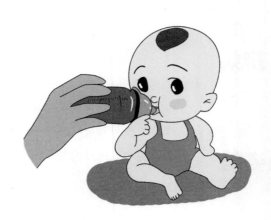

验孕

相关词条：绒毛膜促性腺激素　早早孕试纸　血液检测　B超检测

□□□
早早孕试纸

怀孕多久能用早早孕试纸验孕

女性的排卵期一般在下次月经来潮前的14天左右，假设此时受精成功了，那么受精卵要产生绒毛膜促性腺激素最快需要六七天。所以，若受精成功，在性生活后的10多天（月经前一周）即可测试。一般在月经期过后7～10天检测比较准确，怀孕时间越久，两条线就越明显。

如何使用早早孕试纸

早早孕试纸测验是最常见的验孕方法，早早孕试纸是通过检测母体尿中有无绒毛膜促性腺激素。如果有，说明体内存在胚胎绒毛滋养层细胞，即可确定怀孕。早早孕试纸用起来很方便也很快捷，很多女性都会选择早早孕试纸来进行最初的验孕检测。早早孕试纸一般都会有详细的使用说明，按照说明书使用即可。使用时需要注意以下事项：

1.检测时注意尿液浸没试纸的长度。有时候尿液浸没检测试纸的长度过长，可能使测试结果难以判断。

2.应掌握好测定时间。绒毛膜促性腺激素一般在受精卵着床几天后才出现在尿液中，而且要达到一定量才能被检测出。

3.如果你对测试结果拿不准，最好打电话咨询医生，在医生的指导下完成测试。若测试结果呈阳性但很不明显，你也应该假设自己怀孕了，要去医院检查一下。

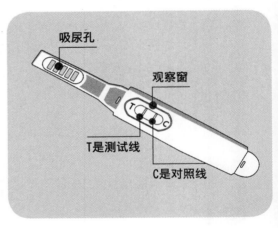

吸尿孔

观察窗

T是测试线

C是对照线

□□□
医院验孕

去医院验孕的最佳时间

去医院验孕一般包括验尿和采血。比较准确地方法是采血验孕，又称为"血HCG"。在受孕14天左右去医院，采几滴血就能检验出来。

去医院验孕是否需要空腹

准妈妈去医院验孕之前可以吃饭，喝水。但若同做血糖、肝功能系列的检查就要空腹了。

怀孕多久能做B超检查

在怀孕7周以上，利用B超检查能确认胎囊状态，如果B超检查中发现子宫体积变大，同时子宫内壁变厚，就能确认怀孕了。

□ □ □
B超检查

为什么要做B超检查

B超检查能检测准妈妈是正常怀孕还是宫外孕。所以即使早早孕试纸显示已怀孕了，建议准妈妈也要在怀孕35天时去医院接受B超检查。

序号	B超检查的意义
1	确定怀孕状态是否正常和推算预产期。（见本书30页）
2	确定胚胎个数。
3	排除异位妊娠，如宫外孕。

B超检查对胎儿是否安全

医学研究认为B超检查是安全的，因此，准妈妈不必对孕期B超检查产生恐惧心理。一般情况下，准妈妈在孕期一般至少会进行3次或更多的B超检查。

测基础体温

排卵后的基础体温要比排卵前略高0.5℃左右，并且持续12～14天，直至月经前1～2天才下降。月经过期，怀疑已受孕的准妈妈可以测量基础体温。

□ □ □
其他验孕法

黄体酮试验

如果体内孕激素突然消失，就会引起子宫出血。对于以前月经规律而此次月经过期，疑为怀孕的妇女，可以用黄体酮试验辅助诊断。

宫颈黏液

妇女在怀孕后，卵巢的"月经黄体"不但不会萎缩，反而进一步发育为"妊娠黄体"，分泌大量孕激素。如果宫颈黏液涂片有许多排列成行的椭圆体，说明已经怀孕了。

□□□ 相关阅读

解读超声波检查报告

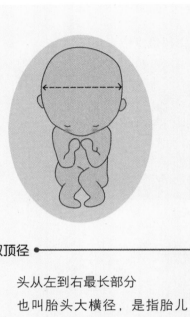

双顶径

头从左到右最长部分

也叫胎头大横径，是指胎儿的头从左到右最长的部分，以这个为基础来推断胎儿的体重和发育状态。

股骨长

大腿的长度

也叫大腿骨长，这是身体中最大的长骨的长度。用于和BPD（胎头大横径）一起来推算胎儿的体重。

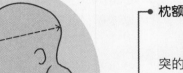

枕额径

胎儿鼻根至枕骨隆突的距离

又称前后径，是指胎儿头从前到后最长的部分，以这个数据来判断胎儿发育情况和孕周。

超声波诊断
仅供参考

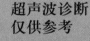

超声检

姓名		年龄		性别	
临床诊断					
检查记录（单位毫米）	宫内见		胎儿		胎头在
	双顶径		枕额径		头围
	FL		HL		心四腔
	膀胱		脊柱		前臂
	胎盘位于		壁厚		下缘距内口
	脐动脉A		B		A/B
提示					
				检查日期：	

肱骨长　　　脐带血流比值

头围

环头一周的长度
也叫胎头周长，是计测头的一周长度的数值，用于确认胎儿的发育状态。

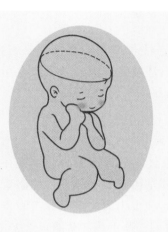

腹径

又称为腹部前后径。在检查胎儿腹部的发育状况以及推定胎儿体重时，需要测量该数据。

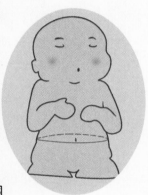

腹围

肚子一周的长度
也叫腹部周长，是指胎儿肚子的一周的长度，用于和APTD（躯干前后径）以及TTD（躯干横径）一起来推测胎儿的发育情况。

羊水指数

做超声波检查时，以准妈妈的脐部为中心，分上、下、左、右4个区域，将各区域的羊水深度相加，就得到羊水指数。孕晚期羊水指数的正常值是8～18（24）厘米。

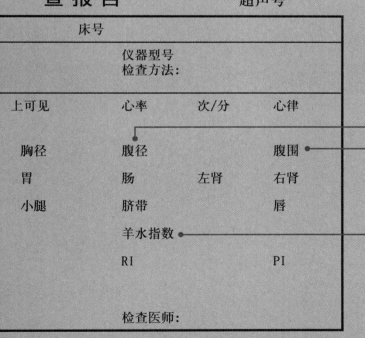

		住院号 门诊号 超声号	
查 报 告			
床号			
	仪器型号 检查方法：		
上可见	心率	次/分	心律
胸径	腹径		腹围
胃	肠	左肾	右肾
小腿	脐带		唇
	羊水指数		
	RI		PI
	检查医师：		

早孕反应

□□□
常见的早孕反应
·····················▶

月经没来

对于大多数女性来说，怀孕最初的迹象就是月经延迟。月经规律的女性，一旦月经超过10天以上还没来，而且未采取避孕方法，就很有可能怀孕了，一定要去医院检查，做好当妈妈的准备。

孕吐

孕吐是多数准妈妈都会经历的，有的敏感女性在很早的时候就有可能产生孕吐。孕早期的呕吐主要是由于绒毛膜促性腺激素的升高、黄体酮增加引起胃肠蠕动减慢且胃酸分泌减少引起的。孕吐有时也会受精神的影响，可能会发生在一天中的某一个时刻，这也是怀孕的正常表现。

尿频

怀孕初期，许多准妈妈会出现尿频的情况，这是由增大的子宫压迫膀胱引起的。这种尿频没有尿痛、尿急的感觉，更没有疼痛的感觉，与尿路感染有本质的区别。

疑似感冒症状

怀孕的征兆因人而异，很多女性会出现类似于感冒的症状，怀孕时体温会高于平时的体温，同时会像感冒一样全身乏力、发冷……这种情况在怀孕初期会一直持续。这时对于计划怀孕的女性来说一定要谨慎，不能乱吃药，一定要去医院检查是否怀孕了。

变懒嗜睡

平常活泼好动、精力充沛的女性，忽然变得"懒"了，对什么事都提不起兴趣，经常发困、犯懒。这不用担心，可能是怀孕的早孕反应。

乳房的胀痛

在停经之后，乳房胀痛，而且逐渐增大，乳头感到刺痛，乳晕变大，并出现褐色结节，乳房皮下可见静脉扩张。这种乳房发胀不会伴有发热，也不会有其他异常现象，是一种正常的早孕反应。

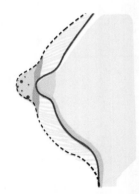

□□□
早孕反应什么时候开始 ◀ ·················

一般来讲，女性在怀孕40天以后会出现轻微的呕吐现象，不过，早孕反应每个人都不一样。有的人会在怀孕后一个月左右出现呕吐，有的人也会整个孕期都没有呕吐现象。怀孕以后，有的人嗜睡、有的人怕冷、有的人闻到油味会觉得不舒服。这些症状通常出现在停经6周以后，一般持续到怀孕三个月。有的人早孕反应时间比较长，直到16～18周才消失。

□□□
如何减轻早孕反应 ◀ ·················

保持愉悦的心情

出现早孕反应时，不要太在意，尽量保持豁达和轻松的心情。如果对早孕反应过于担心，反而会加重早孕反应。保持愉悦的心情，做自己感兴趣的事情可以减轻早孕反应。

不要过于担心胎儿的营养问题

发生早孕反应时，大部分准妈妈不能充分吸收营养，所以经历早孕反应的准妈妈最担心胎儿的发育情况。但是事实上胎儿能够从母体血液中优先获得自己所需的营养，所以准妈妈没有必要过于担心胎儿的营养问题。此外，出现早孕反应时胎儿还很小，因此所需的营养很少。

□□□
早孕反应吃什么 ◀ ·················

吃易于消化的食物

早晨醒来后，在起床前吃一些易于消化的食物。比如，涂有果酱的面包或饼干、温热的牛奶等。此外，要补充因呕吐而流失的水分，多喝果汁、汤、白开水等。

利用酸味提高食欲

许多女性在怀孕后喜欢吃酸的食物，因为酸味可以提高食欲。做菜时，可以放些食醋或柠檬。

少量多餐

所有的食物最好都少量摄取。有食欲时，不管什么时候都要少吃，而且要细嚼慢咽。人在吃喜欢的食物时心情就会比较舒畅，因此还能引起对其他食品的食欲。

预产期

相关词条：预产期推算　足月产

□□□
预产期怎么算

内格利计算法则

这个方法适合月经规律的女性。从末次月经开始向后计算40周，这段时间就是预产期。末次月经月份减3或加9（月份小于3时），天数加7。例如末次月经为2010年3月10日，月数加9，日数加7，预产期为2010年12月17日。用农历计算，则月份减3或加9，天数加15。若月经周期为25天，预产期为在原有天数上相应减5；若月经周期为40天，则预产期为在原有天数上加10。

> 最后一次月经来潮是2011年8月7日；预产期月份＝8－3＝5（即2012年5月）；预产期日期＝7＋7＝14（14日）即预产期为2012年5月14日。

胎动日期计算

如你记不清末次月经日期，可以依据胎动日期来进行推算。一般胎动开始于怀孕后的18～20周。计算方法为：初产妇是胎动日加20周；经产妇是胎动日加22周。

根据基础体温曲线计算

将基础体温曲线的低温段的最后一天作为排卵日，从排卵日向后推算264～268天，或加38周。

B超检查

月经不规律或者忘记末次月经的女性可以去医院咨询专业医师来计算预产期。一般医院可通过B超检查推算出预产期，医生做B超时测得胎头双顶径、头围及股骨长度即可估算出胎龄，并推算出预产期（此方法大多作为医生B超检查诊断应用）。

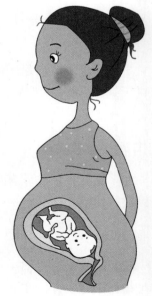

从孕吐开始的时间推算

孕吐反应一般出现在怀孕后第六周末，就是末次月经后42天，由此向后推算至280天即为预产期。

推算出预产期后并非意味着宝宝一定会在预产期那天出生。能够在预产期这一天分娩的准妈妈只有5%，而有60%的准妈妈是在预产期前或后5天分娩。凡是在预产期前后两周内分娩者，都称为足月产。

预产期过了没生怎么办

由于每位女性月经周期长短不一，所以推测的预产期与实际预产期有1～2周的出入也是正常的。每个人的情况不一样，准妈妈需要做的是遵照医嘱，保持好心情，等待宝宝的到来。

预产期推算图示例

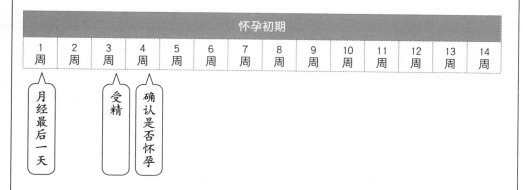

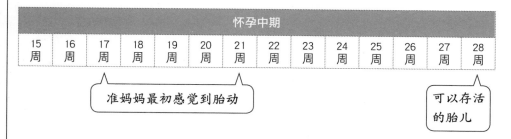

胎儿发育

相关词条：胎儿发育40周　发育过程图

□□□ 孕早期胎儿发育详解

孕1月

这时的胎儿头部占身体长度的一半，下端长着尾巴，形状像条小鱼，长度为0.36～1毫米左右。这个时期的胎儿下巴的雏形已经形成。

孕2月

与上月相比，长了两倍以上。从头部到臀部的长度已达到14～20毫米左右。这个时期的胎儿的嘴巴、眼睛、耳朵已经出现。

孕3月

从头部到臀部的长度为60毫米，体重有8～14克左右。尾巴完全消失，躯体和下肢变大。胃、肠、肝脏、心脏等进一步发育。

□□□ 孕中期胎儿发育详解

孕4月

达到三等身的标准，从头部到臀部的长度约为11.5厘米，体重有80克左右。内脏已几乎全部成形。

孕5月

孕5月身长为14～16.2厘米，体重达到260克左右。根据外生殖器能分辨男或女了。

孕6月

胎儿的身长为21厘米，体重达到540克左右。胎儿开始为呼吸做准备。皮肤表面开始附着胎脂。

孕7月

胎儿的身长约为35厘米，体重达1千克左右。头与躯干比例接近新生儿；头发长出5毫米左右，全身覆盖胎毛。

□□□ 孕晚期胎儿发育详解

孕8月

胎儿的身长为42厘米，体重约为1.8千克。胎儿已没有自由活动的空间。以脑为主的神经系统及肺、胃、肾等脏器的发育近于成熟；听力增强。

孕9月

体重已经达到约2.75千克，身长约46厘米。皮肤红润带有色泽，胎毛渐脱落，脸及腹部胎毛已消失，只有肩背部仍可见胎毛，指甲长出达指尖。

孕10月

体重大约3.4千克，身体长度在50厘米以上。现在胎儿开始为出生做准备。呼吸系统、消化系统、泌尿系统及心、脑、肝、外生殖器等器官均发育完好，已经属于成熟儿。

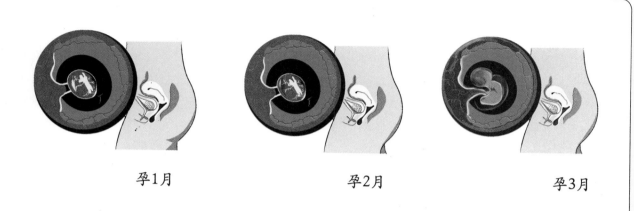

孕1月　　　　　　　孕2月　　　　　　　孕3月

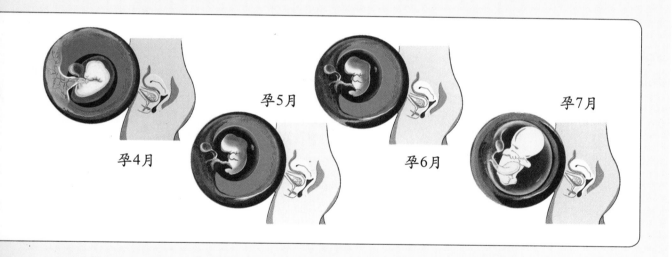

孕4月　　　　　孕5月　　　　　孕6月　　　　　孕7月

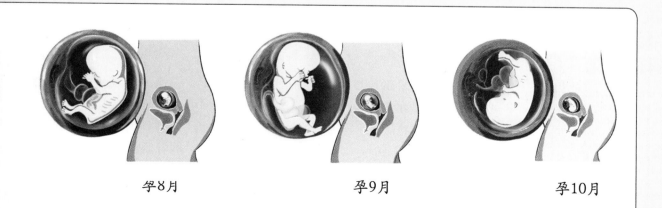

孕8月　　　　　　　孕9月　　　　　　　孕10月

孕妇的变化

相关词条：准妈妈身体变化40周　身体变化过程图

□□□ 孕早期准妈妈身体变化 ▶

孕1月

怀孕真正开始于受精卵在子宫内膜受孕的第三周左右。怀孕第一个月身体是没有明显的变化。怀孕4周后，因没来月经，细心的女性就会知道自己怀孕了。

孕2月

月经延迟，同时出现胸闷、恶心、浑身无力、乳房肿胀、去厕所次数增加等身体变化。月经延迟2周，就有可能是怀孕了，应当去妇产科进行检查。

孕3月

怀孕反应最为强烈的时期，会出现胃口不好、恶心呕吐、食欲缺乏等症状。如果摸一下腹部，就能感觉到下腹部已经隆起。

□□□ 孕中期准妈妈身体变化 ▶

孕4月

这时，痛苦的怀孕反应逐渐减轻，进入安定期。这一时期结束后，胎盘完成。下腹部明显变大。

孕5月

腹部逐渐变得明显，乳腺的发育使得乳房变大，呈现出怀孕体型。从该时期起子宫上移到肚脐部位。

孕6月

几乎所有准妈妈都能感到明显的胎动，并感受到胎儿在腹中的位置。子宫会上移到肚脐上方4～5厘米。

孕7月

子宫的成长防碍下半身血流的通畅，可能导致大腿内侧产生静脉瘤，或是长痔疮，脊背痛和腰痛的人增多。

□□□ 孕晚期准妈妈身体变化 ▶

孕8月

子宫往上长到了心口窝，变大的子宫挤压着胃和心脏，引起食欲不佳和悸动等症状。疲惫会引起腹部的不适，不要勉强工作。

孕9月

腹部变得更大了，压迫着心脏、肺等器官，容易导致食欲不佳、呼吸困难。体重增加量达到最大，胎动感觉明显减少。

孕10月

开始出现规律的阵痛，分娩开始。若腹部频繁不适，子宫反复不规则的收缩，就是即将分娩的信号了。

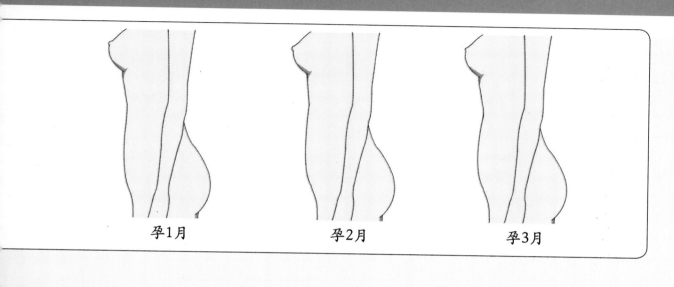

孕1月　　　　　孕2月　　　　　孕3月

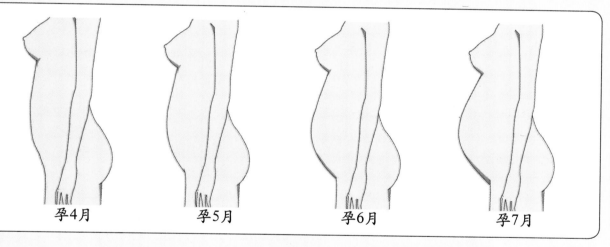

孕4月　　　孕5月　　　孕6月　　　孕7月

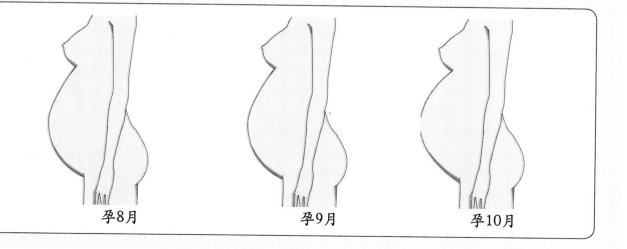

孕8月　　　　　孕9月　　　　　孕10月

营养需求标准

□□□
孕期必知的营养指标 ·····▶

孕妇每日热量需求

时间	内容
孕前	每日需要摄取9205千焦
孕早期	每日需要摄取9414千焦
孕中、晚期	每日需要摄取10460千焦

备注：1千卡=4.184焦耳

孕期蛋白质需求量和来源

序号	内容
1	正常育龄女性每天需要摄取55～70克
2	蛋白质是胎儿生长发育所必需营养素
3	来源于肉类、鱼类、蛋类、奶类、谷类食品

脂肪需求量和来源

序号	内容
1	胎儿各组织器官的形成和完善都离不开脂肪
2	孕期女性每天应在膳食中间，补充20～30克脂肪
3	来源：肉类、乳制品、坚果类和食用油等

孕期体重增加参考指标

序号	内容
1	健康初产妇整个孕期体重增加13千克左右，经产妇略低
2	怀孕13周前无明显变化，以后平均每周增加350克，不应超过500克，但存在个体差异

矿物质需求指标

序号	内容
钙	胎儿生长离不开钙。孕妇每日至少要摄取1.5克，同时注意补充维生素D。牛奶、肉类、豆类、海产品富含钙
铁	孕期孕妇要定时检查血常规。一旦发现贫血，就要及时补铁。辣椒和肉、鱼、禽类富含铁。也可服用一些补铁剂，用量可以遵循医嘱

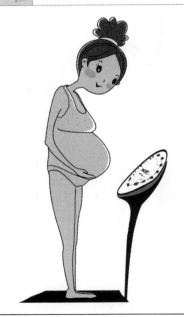

孕早期

主食200～250克，动物类食品（包括水产品）150～200克，粗粮25～50克，蔬菜（绿色蔬菜占2/3）200～400克，蛋类50克，水果50～100克，牛奶250克，植物油20克。

孕中期

主食400～500克，豆类及豆制品50～100克，蛋类50～100克，绿叶蔬菜500克，动物类食品100～150克，水果200克，牛奶250克。

孕晚期

主食400～500克，豆类及豆制品50～100克，蛋类50～100克，绿叶蔬菜500～750克，牛奶250克，动物类食品200克，动物肝脏50克（每周1～2次）水果200克，油脂20克。

□□□
**孕期食物
金字塔**

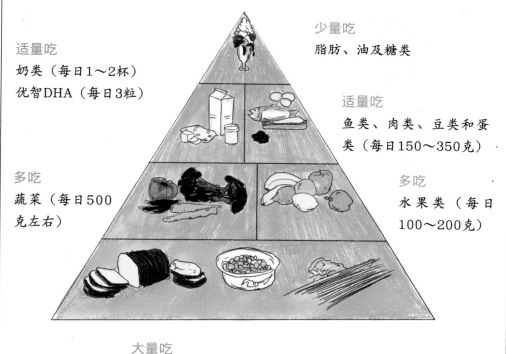

少量吃
脂肪、油及糖类

适量吃
奶类（每日1～2杯）
优智DHA（每日3粒）

适量吃
鱼类、肉类、豆类和蛋类（每日150～350克）

多吃
蔬菜（每日500克左右）

多吃
水果类（每日100～200克）

大量吃
面包、米饭、面条等主食200～500克

营养补充

相关词条：叶酸　多种维生素　脂肪酸和DHA　多种微量元素

□□□
孕期营养补充方案 ········▶

0～8周营养重点：叶酸

饮食方面不用特别留意，只要保持均衡的营养摄入，让体重保持在一个适当的水平就可以了。曾经有过流产史或者存在其他健康问题的准妈妈，建议不要从事剧烈的运动。

> *最重要的营养补充——叶酸*
>
> 莴苣、菠菜、番茄、橘子、草莓、樱桃、动物的肝脏、黄豆、豆制品、核桃、全麦面包。

9～12周营养重点：维生素A

怀孕9～12周这个时期，胎儿的身体正在快速发育，良好的营养更有助于他的发育。

> *最重要的营养补充——维生素A*
>
> 维生素A能保证胎儿皮肤、胃肠道和肺部的健康。怀孕的前3个月，维生素A一定要供应充足。红薯、南瓜、胡萝卜都含有大量的维生素A或胡萝卜素。

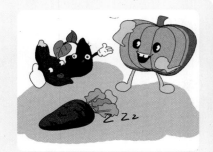

13～16周营养重点：脂肪酸和优智DHA

这个时期，准妈妈会感到孕吐减轻，也有了胃口。买一些和往常不一样的蔬菜和水果，来拓宽准妈妈的营养来源。这期间最重要的营养包括维生素D、脂肪酸、优智DHA，这些对胎儿的大脑和眼睛的发育很重要。鱼类是这些营养最好的来源。

> *最重要的营养补充——脂肪酸和优智DHA*
>
> 鱼类、贝类和海藻等海鲜食品是脂肪酸和DHA最丰富的食物来源。下面这些食物每周至少要吃2次：鳕鱼、紫菜、虾、三文鱼、沙丁鱼、海藻、牡蛎、海带等。尽量不要吃鱼罐头和生鱼片。

17～20周营养重点：维生素D和钙

进入了怀孕第4个月以后，准妈妈不会觉得那么累了，这时饮食要注意多补充钙和维生素D。

最重要的营养补充——维生素D和钙

这时期准妈妈需要充分的维生素D和钙来帮助胎儿的骨骼生长。鱼类是维生素D的主要来源。如果不能吃鱼，鸡蛋里同样含有维生素D，晒太阳也能制造维生素D，准妈妈每天晒半个小时就足够了。

21～24周营养重点：铁

准妈妈现在开始显怀了，能更有效地从食物中吸收营养，因此与往常相比，准妈妈不必吃得太多，以免体重增长过快。这时期应该摄取多种多样的食物，保证蔬菜、水果、面包、坚果的供应。

最重要的营养补充——铁

如果医生说准妈妈贫血，就需要遵医嘱补充铁剂。如果准妈妈不需要补铁剂，那么要保证多吃含铁食物，如猪肝、牛肉、猪肉、鸡肝、猪肾、鸡血、大豆、蛋黄。

25～28周营养重点：膳食纤维

怀孕的第6个月，体内激素分泌增加会让很多女人看起来更性感。不过，不断长大的胎儿会压迫准妈妈的胃，引起胃部灼烧，可能会导致便秘。

最重要的营养补充——膳食纤维

膳食纤维对保证消化系统的健康很重要，也能够减轻便秘。它还有助于维持稳定的血糖水平。膳食纤维分为两种：可溶性纤维和不可溶性纤维。不可溶纤维让食物更快地通过身体，防止便秘，借助排便清除体内废物。不可溶性纤维主要来自水果、根茎类蔬菜和粗粮。

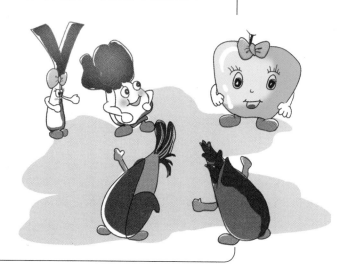

29～32周营养重点：铁和不饱和脂肪酸

本阶段准妈妈感到疲乏也许是贫血的征兆，所以还要吃些含铁食物。此外，这阶段准妈妈你需要重点补充不饱和脂肪酸中的DHA，不饱和脂肪酸中的DHA有助于孩子眼睛、大脑、血液和神经系统的发育。

最重要的营养补充——不饱和脂肪酸

人的一生都需要不饱和脂肪酸，怀孕期间尤其如此。建议准妈妈的食物应该经常包括各种鱼类、坚果和绿叶蔬菜。

33～36周营养重点：增加能量摄取

由于准妈妈所需能量的增加，不要忘了多吃新鲜水果和蔬菜，这对准妈妈和胎儿都至关重要。

留意牙齿问题

准妈妈的饮食习惯也会影响牙齿，如果一天吃好多次，甚至晚上也吃宵夜，准妈妈就应该经常地清洁牙齿。

37～40周营养重点：维生素B_{12}和维生素K

这一阶段，胎儿的神经开始发育出起保护作用的髓鞘，发育过程将持续到他出生以后。髓鞘发育依赖于维生素B_{12}。维生素K对血液凝结很重要，对准备生孩子的女性来说尤其重要。

最重要的营养补充——维生素B_{12}和维生素K

保证吃一些精瘦肉或家禽，吃足够的奶制品。如果准妈妈不喜欢吃肉，建议吃些鱼、蛋、奶制品、紫菜等食物，保证吸收足够的维生素B_{12}。牛肝、鱼肝油、蛋黄、乳酪、菠菜、甘蓝、莴苣、菜花都富含维生素K，对孕妇很有好处。

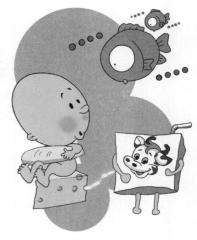

孕1月

胎儿血液循环开始，甲状腺组织、肾脏、眼睛、耳朵形成，四肢，脑部、脊髓、口腔、消化道形成。

宜均衡营养，在均衡饮食的基础上补充钙、铁、维生素A，这些营养元素主要包含在红绿色蔬菜、鱼、蛋、动物肝脏、鱼肝油中。

孕2月

胎儿脑神经出现，肌神经、基本骨架形成，宜增加脂肪、蛋白质、钙、维生素D的摄入。

孕3月

胎儿膀胱形成，手指甲、脚趾甲形成，胎儿肺部出现雏形，甲状腺分泌激素。宜补充维生素A、蛋白质、钙，增加动物肝脏、蛋、奶、乳酪、鱼、黄绿色蔬菜、红绿色蔬菜的摄入。

孕4～5月

胎儿已有呼吸运动，宜补充钙、氟、蛋白质、硫，增加蛋、奶、海产品、豆、鱼、红绿色蔬菜、骨制食品的摄入。

孕6月

胎儿眼睛发育完成，宜补充蛋白质、维生素A，增加饮食中的动物肝、蛋类、牛奶、乳酪、黄绿色蔬菜和鱼的摄入。

孕7～8月

胎儿神经系统逐渐发育，需要补充钙、钾、钠、氯、维生素D、烟碱酸，增加蛋、肉、鱼、奶、绿叶蔬菜、糙米的摄入。

孕9月

胎儿皮脂腺活动旺盛，宜补充蛋白质、脂肪、糖，增加食物中的蛋、肉、鱼、奶、马铃薯、米饭、面条、玉米的摄入。

孕10月

胎儿发育需要补充铁，增加摄入动物肝、蛋黄、牛奶、绿叶蔬菜、豆类等。

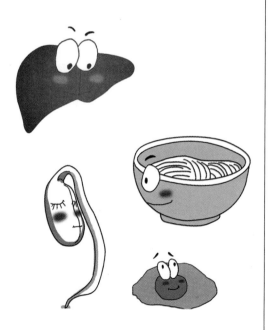

008 饮食禁忌

相关词条：冷饭　咖啡因　药膳

□□□ 杜绝太咸的食物 ▶

　　女性在怀孕后期，神经和内分泌功能改变使小动脉痉挛，会引起组织内水钠潴留，从而造成水肿。如果食物中盐分含量过多，会增加肾脏的负担，引起血压增高、水肿等妊高征，饮食要控制用盐量，保证食物要尽量清淡一些。

□□□ 忌多吃冷饮 ▶

　　女性怀孕后由于内热喜欢吃冷饮，其实这对身体健康极为不利。在怀孕期间，准妈妈的胃肠对冷热的刺激非常敏感。多吃冷饮容易导致胃肠血管突然收缩，胃液分泌减少，消化功能降低，会引起食欲缺乏、消化不良、腹泻，甚至胃部痉挛，出现剧烈腹痛现象。贪食冷饮也会刺激胎儿，使他在子宫内躁动不安，胎动会变得频繁。

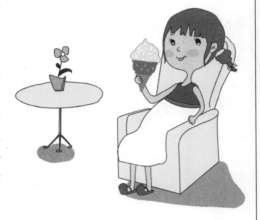

□□□ 少食辣味 ▶

　　也许准妈妈由于没有食欲而依赖于辣椒等刺激性食物，这就要注意了。芥末、山俞菜、辣椒、咖喱等辛辣的食品对孕妇有刺激作用，少量摄取还没什么关系，多了就会刺激肠胃，造成胃肠蠕动加速、胀气，加重痔疮、便秘等，甚至还会影响到胎儿的健康发育。辛辣食品是应控制摄入的食品。

□□□ 忌饮含咖啡因的饮料 ▶

　　咖啡、可乐等含咖啡因的饮料会通过胎盘影响胎儿的心跳及呼吸，同时容易刺激孕妇胃酸分泌、加重肠胃不适症状。且咖啡、烟、酒易导致胎儿畸胎，所以孕妇最好避免，或选择无咖啡因的咖啡，或以牛奶、新鲜果汁来取代这些饮料。

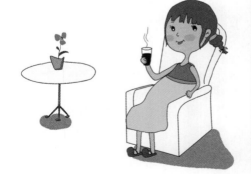

太油腻的食物不易消化，加重怀孕初期肠胃不适、孕吐的症状。刺激性的食物及调味料，容易刺激胃黏膜，加重怀孕末期的胃灼热感。

□□□
忌食过度油腻的食物

◀ ⋯⋯⋯⋯⋯⋯⋯

勿食生鱼片、螺肉等未经加热处理的食物。冷食则应控制在冷藏温度。市场上贩卖的熟食，通常无法得知制作时的流程及时间，如果吃了已遭细菌污染、不新鲜的熟食，发生食物中毒，则将危及准妈妈及胎儿的健康。

□□□
忌食生冷或不新鲜的食物

◀ ⋯⋯⋯⋯⋯⋯⋯

加工食品往往添加了大量的盐和糖。摄取过多的盐分，对患有妊娠期高血压的准妈妈会加重高血压及水肿症状。过多的糖分，例如碳酸饮料、糖果、巧克力等是高热量却只含有少量营养成分的食物，这些食物会使体重快速增加。除此之外，在选购加工食品之前，也应留意食品标示及生产日期、看看有没有危害人体健康的添加物等。

□□□
慎食加工食物

◀ ⋯⋯⋯⋯⋯⋯⋯

准妈妈能广泛的从六大类食物中摄取充足的营养，是不需要喝十全大补汤的。如果想烹调药膳料理的话，药材的选择最好能依中医按个人体质来调配为佳。

□□□
慎选药膳材料

◀ ⋯⋯⋯⋯⋯⋯⋯

大部分女性怀孕后有怀孕反应，而且爱吃酸甜之类的食物。但要注意的是，山楂果及其制品准妈妈以不吃为宜。山楂容易引起女性子宫收缩，如果准妈妈大量食用山楂食品，就会刺激子宫收缩，甚至导致流产。因此，准妈妈多吃山楂是不适宜的。

□□□
少食山楂

◀ ⋯⋯⋯⋯⋯⋯⋯

体重控制

□□□
计算体重的标准

准备要宝宝了，但你了解标准体重吗？如果体重低于或高于标准体重的15%～20%，准妈妈就要注意啦！那如何计算体重标准呢？

常用的标准体重计算公式

男性：标准体重（千克）=（身高厘米数－105）

女性：标准体重（千克）=（身高厘米数－105－2.5）

以实测体重占标准体重的90%～110%为正常范围，大于10%～20%为过重；大于20%为肥胖；小于10%～20%为消瘦；小于20%为明显消瘦。比如说准妈妈身高160厘米，那么标准体重为：160－105－2.5=52.5千克。如果你的体重大于58千克就是过重了，小于47千克就偏瘦，要适当增重。

□□□
适宜生宝宝的体重

女性过胖或过瘦都会影响身体的内分泌功能，不利于受孕。即使怀孕后也易并发妊高征、妊娠期糖尿病等，同时还会增加宝宝出生后第一年患呼吸道疾病和腹泻的概率。

控制正常体重对于准爸爸来说也相当重要，合理的体重确实能提高生育能力。与体重正常的男子相比，超重男子的精子密度降低了24%；更严重的是体重过轻的人，他们的精子密度比正常体重的男子降低了36%。男性肥胖可导致性欲减退和阳痿，影响生育和夫妻性生活的和谐。而且由于体内脂肪大量贮藏，造成阴囊脂肪堆积过多，影响精子生产，影响生育。体重超重的准爸爸一定要注意适当地运动，对你和未来的孩子都是大有裨益的。

□□□
准妈妈要特别注意控制体重

进入孕中期，准妈妈的体重应该每个月增加2千克左右，但是也有体重增加超过3千克的情况。体重的过分增加，会导致难产、胎儿发育停止、妊娠期糖尿病、妊娠期高血压等，所以要特别注意控制体重。

准妈妈在孕中期食欲会变得很旺盛，因此很容易超重，所以这时应该给自己确定分娩前的目标体重，并每天记录体重。如果一周内的体重增加超过0.5千克，就应该注意均衡地摄取所需的营养，同时通过减少碳水化合物的摄取量来控制体重。

相关词条：孕前检查　检查项目　间隔安排

生殖系统

序　号	内　容
项　目	通过白带常规筛查滴虫、霉菌、支原体、衣原体感染、阴道炎症以及淋病、梅毒等性传播性疾病
目　的	检查是否有妇科疾病
时　间	孕前任何时间
对　象	所有育龄女性

脱畸全套

序　号	内　容
项　目	包括风疹、弓形虫、巨细胞病毒3项
目　的	排除致畸危险
时　间	孕前3个月
对　象	所有育龄女性

肝功能

序　号	内　容
项　目	肝功能检查目前有大、小功能2种，大肝功能除了乙肝全套外，还包括血糖、胆汁酸等项目
目　的	如果母亲是肝炎患者，怀孕后会造成胎儿早产等，要做好监控
时　间	孕前3个月
对　象	育龄夫妇

染色体异常

序　号	内　容
项　目	检查遗传性疾病
时　间	孕前3个月
对　象	有遗传病家族史的育龄夫妇

尿常规

序　号	内　容
项　目	有助于肾脏疾病患者的早期诊断，10个月的孕期对准妈妈的肾脏系统是一个巨大的考验，身体的代谢增加，会使肾脏的负担加重
时　间	孕前3个月
对　象	育龄女性

口腔检查

序　号	内　容
项　目	如果牙齿没有其他问题，只需洁牙就可以了，如果牙齿损坏严重，就必须拔牙
目　的	如果孕期牙齿痛起来了，考虑到治疗用药对胎儿的影响，治疗很棘手，受苦的是准妈妈和宝宝
时　间	孕前6个月
对　象	育龄女性根据需要可能进行的检查

妇科内分泌

序　号	内　容
项　目	包括促卵泡激素、黄体生存激素等6个项目
目　的	月经不调等卵巢疾病的诊断
时　间	月经不调、不孕的女性
对　象	孕前

ABO溶血

序　号	内　容
项　目	包括血型和ABO溶血滴度
目　的	避免婴儿发生溶血症
时　间	孕前3个月
对　象	女性血型为O型，丈夫为A型、B型，或者有不明原因的流产史的女性

尿 检

妊娠时间	项 目
12周以内	建立保健手册、常规保健检查、血常规、尿常规、遗传咨询、TORCH感染筛查、乙肝三对、肝功、肾功、血型全套（ABO血型、Rh血型）梅毒、艾滋、丙肝筛查
14～20周	唐氏综合征
18～24周	四维彩超（了解胎儿畸形）染色体检查（依据医生建议）
24～30周	糖尿病筛查
30～36周	复查肝功、甘胆酸（皮肤瘙痒者必须进行）甲状腺功能、抗A或抗B效价（当孕妇为O型、丈夫为A/B/AB）、胎儿电子监护、心电图
34周后	每次检查可做胎心监护
36周后	B超检查、脐血流S/D比值测定、胎盘功能检查、胎儿生物物理评分

□□□
**产前检查
项目**
◀ ·················

010 产检时间表

1. 在正常情况下，整个孕期要求做产检9～13次，整个孕期分为3个阶段，即是孕早期（1～12周）、孕中期（13～28周）、孕晚期（29～40周）。

2. 通常情况下，怀孕12周的时候就应该到医院建卡，进行首次全面检查。

3. 孕中期的检查频率为每4周1次。

4. 孕晚期为每2周1次，在36周以后胎儿变化大，容易出现异常，就应该每周1次，直至分娩。

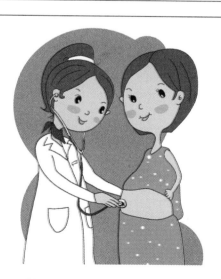

□□□
**孕检时间
间隔安排**
◀ ·················

检查的项目包括常规项目和依照个人不同情况的特殊检查项目。发现孕妇或胎儿有异常情况时，应根据情况入院或增加门诊检查次数。

血常规检查

相关词条：检查目的　读懂化验单

□□□
检查目的

　　主要是判断准妈妈是否贫血。轻度贫血对准妈妈及分娩的影响不大，重度贫血可引起早产、低体重儿等不良后果。

□□□
读懂化验单

　　白细胞在机体内起着消灭病原体，保持健康的作用，正常值是 $(4\sim10)\times10^9$/L，超过这个范围说明有感染的可能，但孕期这个数值可以轻度升高。

　　血小板在止血过程中起重要作用，正常值是（$100\sim300$）$\times10^{12}$/L，如果血小板低于 100×10^{12}/L，则会影响准妈妈的凝血功能。

检验项目	检验结果	参考范围
白细胞(WBC)	5.0×10^9/L	（$4\sim10$）$\times10^9$/L
淋巴细胞百分数(LYM)	30%	20%～40%
单核细胞百分数(MID%)	3%	3%～8%
单核细胞绝对值(MID)	0.1×10^9/L	（$0.2\sim0.8$）$\times10^9$/L
中性粒细胞百分数(GRN%)	60%	50%～70%
中性粒细胞绝对值(GRN)	3.5×10^9/L	（$2\sim8$）$\times10^9$/L
淋巴细胞绝对值(LYM%)	1.7×10^9/L	（$1\sim5$）$\times10^9$/L
红细胞(RBC)	4.0×10^{12}/L	（$3.5\sim5.5$）$\times10^{12}$/L
血红蛋白(HGB)	125g	110～150g
血细胞比容(HCT)	39.3%	37～49%
平均红细胞体积(MCV)	85fL	82～92fL
平均红细胞血红蛋白量(MCH)	31.7Pg	27～31Pg
平均红细胞血红蛋白浓度(MCHC)	335g/L	320～360g/L
红细胞体积分布宽度(RDW)	15%	11.6%～14.8%
血小板(PLT)	275×10^{12}/L	（$100\sim300$）$\times10^{12}$/L
血小板平均体积(MPV)	8.5fL	6.8～13.5fL
血小板体积分布宽度(PDW)	15.7%	15.5～18.1%
血小板压积(PCT)	0.22%	0.108～0.37%

尿常规检查

相关词条：检查目的　读懂化验单

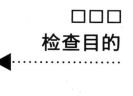

　　主要是判断准妈妈尿液中蛋白、糖及酮体、镜检红细胞和白细胞等指标是否正常。正常情况下，上述指标均为阴性。

　　如果蛋白阳性，提示准妈妈有患妊高征、肾脏疾病的可能。

　　如果糖或酮体阳性，说明有患糖尿病的可能，需进一步检查。

　　如果发现有红细胞和白细胞，则提示有尿路感染的可能，需引起重视，如伴有尿频、尿急等症状，需及时治疗。

检验项目	检验结果	参考范围
尿葡萄糖(Glu)	NEGATIVE	阴性(一)
尿酮体(KET)	NEGATIVE	阴性(一)
尿潜血(BLO)	NEGATIVE	阴性(一)
尿蛋白(PRO)	NEGATIVE	阴性(一)
尿亚硝酸盐(NIT)	NEGATIVE	阴性(一)
BIL(尿胆红素)	NEGATIVE	阴性(一)
尿比重(SG)	1.027	1.015～1.030
尿pH值(pH)	6.2	5.5～8.5
尿胆原(URO)	NORMAL	阴性(一)
尿白细胞(LEU)	NEGATIVE	阴性(一)
高倍视野红细胞(RBC-M)	0.00	0.00～4.50
高倍视野白细胞(WBC-M)	0.00	0.00～4.50
上皮细胞(EC-M)	0.00	0.00～1.80
管型(CAST-M)	3.10	0.00～6.00
细菌(BAST)	100.00	0.00～200.00
结晶(XTAL)	5.00	0.00～10.00
类酵母菌(YLC)	0.00	0.00～10.00
小圆细胞(SRC)	0.00	0.00～3.00

相关词条：检查目的　读懂化验单

□□□ 检查目的

▶ 主要是为了检查准妈妈有无肝炎等疾病。怀孕时肝脏的负担加重，如果有些指标超过正常范围，提示肝功能不正常，怀孕会使准妈妈原来的疾病"雪上加霜"。

□□□ 读懂化验单

▶ 肝功能正常值：谷丙转氨酶0～55U/L；谷草转氨酶0～55U/L。

检验项目	检验结果	参考范围
血糖（GLU）	4.49	3.9～6.10
天门冬氨酸氨基转换酶（AST）	17	5～40
丙氨酸基转换酶（ALT）	12	5～40
碱性磷酸酶（ALP）	47	15～115
γ-谷氨酰基转换酶（GGT）	9	3～60
总蛋白（TP）	65.5	62.0～86.0
白蛋白（ALB）	39.9	35.0～55.0
球蛋白（GLB）	25.6	20.0～35.0
白球比例（A/G）	1.6	1.2～2.5

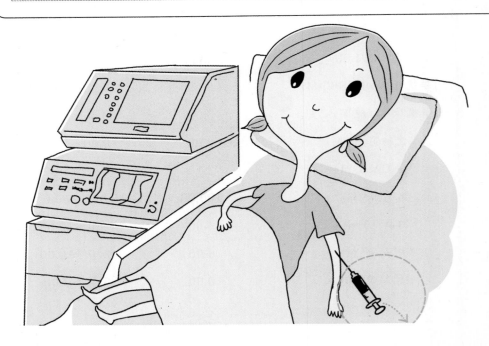

肾功能检查

相关词条：检查目的　读懂化验单

主要是为了检查准妈妈有无肾炎疾病。怀孕时肾脏的负担加重，如果有些指标超过正常范围，提示肾功能不正常，要及时检测并治疗。

肾功能正常值：尿素氮9～20mg/dL；肌酐0.5～1.1mg/dL。

检验项目	检验结果	参考范围
总蛋白(TP)	73	60～80
白蛋白(Alb)	26	35～55
总胆红素(T-Bil)	14	1.70～20.00
直接胆红素(D-Bil)	0.25	0.00～6.00
间接胆红素(I-Bil)	2.5	0.90～17.10
总胆汁酸(TBA)	7	0～10
丙氨酸氨基转移酶(ALT)	26	0～40
门冬氨酸氨基转移酶(AST)	9	0～45
尿素(Urea)	4.9	1.7～8.3
肌酐(Crea)	49	40～110
尿酸(UA)	120	90～340
总胆固醇(TCHO)	3.35	2.84～5.68
三酰甘油(TG)	1.23	0.56～1.70
高密度脂蛋白胆固醇(HDL-C)	1.35	0.82～1.96
低密度脂蛋白胆固醇(LDL-C)	2.62	1.80～3.90
载脂蛋白A1(Apo A1)	1.25	1.00～1.60
载脂蛋白B(Apo B)	0.83	0.55～1.05
乳酸脱氢酶(LDH)	130	110～240
碱性磷酸酶(ALP)	50	40～160
γ-谷氨酰基转换酶(GGT)	22	5～35
肌酸激酶(CK)	37	26～140
白蛋白/球蛋白(A/G)	1.47	1.00～2.50

唐氏筛查

相关词条：唐氏综合征　产前检查

□□□ 检查目的

唐氏筛查是用一种比较经济、简便、对胎儿无损伤的排畸方法。正常夫妇也有生育先天愚型患儿的可能，并且随着准妈妈年龄的增高其发病率亦增高。产前筛查结果以风险率表示，大于1/275为筛查阳性，需进一步做羊水检查。主要检测方法是羊膜腔穿刺。

□□□ 羊膜腔穿刺的检查流程

在正式抽取羊水之前，医生先帮准妈妈做超声波检查，决定胎儿大小、怀孕周数、胎儿位置及胎儿数目。

检查步骤

1. 找出最适合下针的位置。
2. 做皮肤消毒，在准妈妈的肚皮上铺上无菌单。
3. 用20或22号脊椎穿刺针在超声波的引导下，逐步刺入之前选定好的羊膜腔内。
4. 确定脊椎穿刺针已在羊膜腔内，开始以负压将羊水抽出，前面2毫升的羊水必须丢弃（怕引起母源细胞污染）。
5. 抽出大约20毫升的羊水，将穿刺针的内管置回，抽回整支穿刺针。
6. 在肚皮的针孔上贴上绷带，羊水穿刺取样结束。
7. 检查后休息10分钟，无不适再离院。

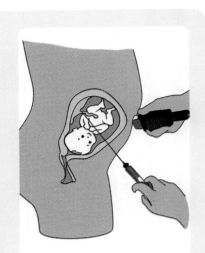

□□□ 注意事项

最好不要在怀孕12周以前做羊水检查。若在接受羊水检查后合并有破水现象，则胎儿足内翻的概率高达15%。所以如果要接受羊水检查，最好不要在怀孕12周以前。

羊水检查是国内目前最常使用的产前检查方法，就大部分的准妈妈而言，羊水检查的并发症概率并不高，但对于多胞胎的准妈妈而言，羊水检查的风险会稍微高一些。任何接受过羊水检查的准妈妈，都应该密切追踪可能发生的并发症。

以下人群需要做羊膜腔穿刺检查。

1. 怀孕年龄满34岁以上者。
2. 本身或曾生育先天缺陷儿者。
3. 习惯性流产者要做羊膜腔穿刺检查。
4. 本人或配偶有遗传性疾病。
5. 本人或配偶有染色体异常。
6. 家族中有遗传性疾病者。
7. 本次怀孕疑似有染色体异常者。
8. 母血筛检唐氏综合征异常者。

羊膜腔检查而导致胎儿死亡的概率约1.5%～3.5%。根据目前最新的研究报告指出，若是单胞胎接受羊膜腔穿刺，胎儿死亡概率为0.6%；若是双胞胎接受羊膜腔穿刺，则概率提高到2.7%。

导致胎儿死亡的可能性极低

有报告指出，穿刺针有无经过胎盘并不会影响胎儿的死亡概率。目前大致的看法是，如果一定要经过胎盘才能抽取羊水时，一定要从胎盘的最薄面下针。以目前的技术而言，羊膜腔穿刺是一项相当安全的检查。

并发症的发生率极低

并发症	内 容
破　水	发生率1%，会在几天内自行愈合
羊膜腔炎	发生率0.1%，会引起下腹痛疼、发热等症状，极容易导致早产
阴道出血	发生率2%～3%，几天内会自行好转
胎儿刺伤	在超声波的引导下绝少发生，偶尔胎儿会突然动一下，医生大多能立即避开，若不慎刺伤也无大碍，会自行愈合
呼吸窘迫	有少数研究发现，接受过羊膜腔穿刺的胎儿，在出生后较易有呼吸窘迫的问题，发生率为1.1%，未接受过羊膜腔穿刺的胎儿则为0.5%

016 B超检查

□□□ 检查目的

通过B超检查可以看到胎儿的躯体，头部、胎心跳动，胎盘、羊水和脐带等。可检测胎儿是否存活，是否为多胎，甚至还能鉴定胎儿是否畸形（如无脑儿、脑腔积液、肾腔积液、连体畸形、先天性心脏病等）。

□□□ 读懂化验单

羊水深度在3～7厘米之间为正常，超过7厘米为羊水增多，少于3厘米则为羊水减少，都对胎儿生长不利。

胎心存在，说明胎儿存活。正常胎心率为120～160次/分，低于或超出这个范围则提示胎儿在子宫内有缺氧的可能。

超声波检查报告详解见本书26～27页。

□□□ B超检查的 重要时机

孕10～14周早期检查目的

了解出血原因；确定宫外孕；评估孕龄；排除葡萄胎、子宫畸形；对盆腔包块进行诊断。

孕18～24周中期检查目的

一般在妊娠18～20周筛选胎儿畸形，同时了解胎儿发育。

> 无脑儿：孕17周可发现。
> 脑腔积液：严重者16周可发现。
> 先天性心脏病监测最佳时间是：孕18～24周。

孕32～36周晚期检查目的

了解羊水情况；有无脐带缠绕；子宫、胎盘及胎儿、胎盘血流参数，提示缺血、缺氧高危妊娠。

孕38周后检查目的

了解胎盘成熟度、羊水情况、有无脐带绕颈，再次排除有无胎儿畸形。

准妈妈检测血型，不仅可以推出胎儿可能是什么血型，还可以避免溶血症，这也是检测血型的目的之一。

□□□
检查目的 ◀

如果准爸爸为A型、B型或AB型血，准妈妈为O型血，生出的小宝宝有ABO溶血的可能。如果母婴Rh血型不合，也有可能发生小宝宝溶血。

如果准妈妈为Rh阴性血，在分娩前医院还要预先备好Rh阴性的血液，一旦分娩时发生意外，就能够及时输血。

□□□
读懂化验单 ◀

父母血型	子女可能血型	子女不可能血型
A×A	A, O	B, AB
A×O	A, O	B, AB
A×B	A, B, AB, O	—
A×AB	A, B, AB	O
B×B	B, O	A, AB
B×O	B, O	A, AB
B×AB	A, B, AB	O
AB×O	A, B	AB, O
AB×AB	A, B, AB	O
O×O	O	A, B, AB

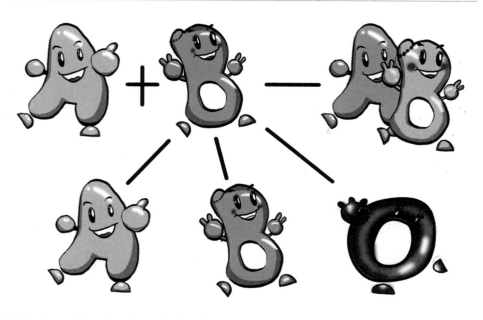

相关词条：妊娠期糖尿病　防治措施

□□□ 检查目的

大多数的准妈妈在妊娠24～28周会接受一次血糖检查。这个测试是用来筛查妊娠期糖尿病的。

□□□ 检查方法

第一阶段：50克葡萄糖筛查试验

在妊娠24～28周时，将50克葡萄糖溶于200毫升水中，5分钟内喝完。喝下葡萄糖水1小时后，抽取静脉血测血糖值。检查结果的准确度为90%～98%。有14%～18%的准妈妈在此筛查项目中会呈阳性反应。若检验结果血液中血糖浓度大于或等于8mmol/L，视为筛查试验阳性，则必须安排1周内进行第二阶段的试验。根据结果确诊。

第二阶段：75克葡萄糖糖耐量试验

禁食8小时后抽血查空腹血糖值。将75克葡萄糖，溶于200毫升水中，5分钟内喝完。喝完后1小时、2小时、3小时分别抽1次血查血糖水平。4次检测的血糖数值中，若有2项或2项以上超过标准，则可诊断为妊娠期糖尿病，即需要治疗和监护；4次检测若仅有1项高于正常值，诊断为糖耐量异常，表明糖代谢有轻度受损，需进行饮食控制；4次检测都正常者，虽然服50克葡萄糖后的血糖不正常，但也无妨，表明准妈妈的糖代谢是正常的。

> 检查结果的准确度为98%～100%。
> 正常值标准为空腹5.6mmol/L、1小时10.3mmol/1～2小时8.6mmol/L，3小时6.7mmol/L

□□□ 患了妊娠期糖尿病怎么办

准妈妈的饮食必须做到平衡地摄入蛋白质、脂肪和碳水化合物，提供适量的维生素、矿物质和能量。为了让血糖水平稳定，准妈妈必须注意不能漏餐，尤其是早餐一定要吃。研究表明适当的运动会帮助准妈妈的身体代谢葡萄糖，使血糖保持在稳定水平。很多患有妊娠期糖尿病的准妈妈在坚持每天30分钟的有氧运动（如走路或游泳）之后，都受益匪浅。但运动并不适合每个准妈妈，所以最好咨询医生，了解一下哪项活动比较适合自己。

绒毛穿刺

相关词条：适合人群　排畸检查时间表

　　用于确诊胎儿是否有染色体异常、神经管缺陷，以及某些能在羊水中反映出来的遗传性代谢疾病。穿刺时用穿刺针穿过孕妇的腹壁刺入宫腔吸出少量绒毛进行检查。手术时间一般在孕11～14周，但由于绒毛穿刺导致流产、畸胎风险高于羊膜腔穿刺，一般在孕16～22周行羊水穿刺更合适。

□□□
检查目的

经阴道取样法

　　受检妇女平卧，双膝屈曲，用足蹬或膝蹬支撑；在超声扫描引导下，医生将导管（一种易弯曲的细管）经阴道、子宫颈送入胎盘绒毛部分，用空针管吸取少量绒毛送检。有子宫颈病变，生殖道感染，如生殖道疱疹、淋病、慢性宫颈炎等，不宜经阴道取样。

经腹取样法

　　腹部皮肤局麻，穿刺针经腹壁进入胎盘绒毛部分，用空针管吸取少量绒毛送检。

□□□
检查方法

　　1.曾生育过先天性缺陷儿，尤其是生育过染色体异常患儿者。

　　2.夫妇一方是染色体异常者或平衡异位的携带者。

　　3.性连锁遗传疾病携带者，于孕中期确定胎儿性别时。

　　4.曾生育过神经管缺陷或此次孕期血清甲胎蛋白值明显高于正常妊娠者。

□□□
哪些人需要做绒毛穿刺检查

　　准妈妈要及时与有关医生咨询进行处理。

怀孕周数	检验项目
10～13周	绒毛穿刺检查，见本页
15～20周	羊膜腔穿刺检查，见本书52页
20～24周	B超检查，见本书54页

□□□
排畸检查时间表

胎心监护

相关词条：胎心　胎动　心电图

□□□ 胎心监护前的注意事项 ▶

　　胎心监护检查是利用超声波的原理对胎儿在子宫内的情况进行监测。准妈妈不要选择饱食后和饥饿时进行胎心监护，因为此时胎儿不喜欢活动，最好在做监护1小时前吃一些食物。进行胎心监护时，最好选择一天当中胎动最为频繁的时间进行，以避免不必要的重复。准妈妈在做胎心监护时，要选择一个舒服的姿势进行。

□□□ 胎心监护的目的 ▶

　　胎心监护是通过信号描述瞬间的胎心变化所形成的监护图形的曲线，可以了解胎动时、宫缩时胎心的反应，以推测子宫内胎儿有无缺氧。准妈妈在做胎心监护时应选取一个最舒服的姿势，比如半卧位或坐位。胎心监护上主要是2条线，上面一条是胎心率，正常情况下波动在120～160；下面一条表示宫内压力，只有在宫缩时会增高，随后会保持在2.67kPa左右。胎心监护一般需要进行20分钟左右。若医生在监护报告的标注上：NST（－），说明胎儿在子宫内非常的健康。若报告的结果是NST（＋），医生会根据你的实际孕周，采取相应的处理方法。

□□□ 胎心监护的方法 ▶

数胎动

　　胎动次数大于12次，为正常；如果12小时胎动次数少于10次，属于胎动减少，就应该仔细查找原因，必要时到医院进行胎心监测。数胎动的方法既简单又方便，准确率也比较高，大多数的医生都会推荐准妈妈使用这种方法。

B超检查

　　B超检查一般是针对有特殊状况的准妈妈，只能在医院进行。

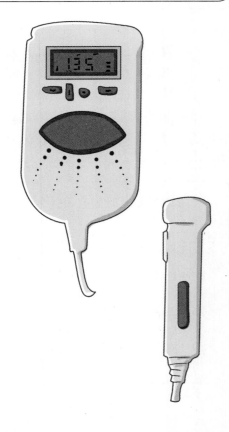

在怀孕的16～20周，大多数准妈妈都会感觉到胎动。既像一种轻柔的敲击，又像是腹内咕噜咕噜地冒气泡。当孕期满24周时，就该数胎动了。准妈妈在心情平稳的情况下仰卧，胎心声是如钟表的"嗒嗒声"，在腹部同一位置，缓慢持续加压。

听胎心数胎动的具体方法

6个月时，以与肚脐平齐为基准，左右上下各15～20厘米转移。

7～8个月时，听胎心的位置先分别取腹部的左下方和右下方，然后左上方和右上方，再左中间和右中间。测得结果若是100～120次/分，则为轻度过缓；160～180次/分，轻度过速。

8～9个月，胎动很重要。上午8～12点，慢而均匀。下午2～3点最少。晚上最多最活跃，此时胎教效果显著。数胎动时应取卧位或坐位，思想集中，可记录在纸上，以免遗漏。若连续胎动或在同一时刻感到多处胎动，算作一次，等胎动完全停止后，再接着数。

一般来说，在正餐后卧床或坐位计数，每日3次，每次1小时。每天将早、中、晚各1小时的胎动次数相加乘以4，就得出12小时的胎动次数。如果12小时胎动数大于30次，说明胎儿状况良好，如果为20～30次应注意次日计数，如果小于20次要告诉医生，做进一步检查。当怀孕满32周后，每次应将胎动数做记录，产前检查时请医生看看，以便及时指导。

当胎儿已接近成熟时，记数胎动尤为重要。如果1小时胎动次数为4次或超过4次，表示胎儿安适；如果1小时胎动次数少于3次，应再数1小时，如仍少于3次，则应立即去妇产科看急诊以了解胎儿情况。

胎儿在子宫内缺氧会导致胎心异常。胎心异常的程度越严重，意味胎儿缺氧也越重。当然，也不是所有的胎心异常都是缺氧引起的，准妈妈健康的情况也会影响胎心的变化，如感冒发热，胎心常常会超过160次/分；甲状腺功能亢进，孕妇本身的心率很快，胎儿的心率也常常超过160次/分。因此在有胎心异常时，需仔细地分析情况，作出正确的判断及处理，如确实有胎儿缺氧的情况存在，应及早分娩。

孕期睡姿

相关词条: 睡姿 睡眠 侧卧

□□□
孕期各阶段
适宜睡姿
▶

准妈妈睡眠的姿势与母子健康关系十分密切,但也不要因为"准妈妈应该采取左侧卧位睡眠",而降低了睡眠质量。其实准妈妈注意一些睡姿细节,保证好睡眠就够了。

时 间	适宜睡姿	内 容	禁忌睡姿
孕早期	随 意	早期孕妇的睡眠姿势可随意,采取舒适的体位即可,如仰卧位、侧卧位	趴着睡觉等不良睡姿应该改掉
孕中期	侧卧或仰卧	此时期应注意保护腹部。若孕妇羊水过多或双胎妊娠,采取侧卧位睡姿较为舒适。若孕妇感觉腿沉重,可采取仰卧位,用松软的枕头稍抬高腿	
孕晚期	左侧卧位	此时期最好采取左侧卧位。下腔静脉位于腹腔脊椎的右侧,若右侧卧,子宫会压迫下腔静脉,血管受到牵拉,从而影响胎儿的正常血液供应	仰卧位时,巨大的子宫压迫下腔静脉,使血流量减缓,会出现头晕、心慌、恶心等症状

□□□
睡姿经验谈
▶

1.当躺下休息时,要尽可能采取左侧卧位。这样可减少增大的子宫对腹主动脉、下腔静脉和输尿管的压迫,增加子宫胎盘血流的灌注量和肾血流量,减轻或预防妊高征的发生。

2.如果醒来时发现自己没有采取左侧卧位,就改成左侧卧位;如果感到不舒服,就采取能让自己舒服的体位。

3.感到舒服的睡眠姿势是最好的姿势,不要因为不能保持左侧卧位而烦恼。每个人都有自我保护能力,准妈妈也一样。如果仰卧位压迫了动脉,回心血量减少导致血供不足,准妈妈会在睡眠中改变体位,或醒过来。

4.使用一些辅助睡眠的用品,如侧卧睡垫和靠垫。孕晚期准妈妈的腰部会承受较大的压力,所以需要特别的保护。舒适靠垫和睡垫,可以贴合准妈妈腰部的曲线,而且可以按摩腰部,减轻腰部压力,缓解腰部不适。

5.不要长时间站立、行走或静坐;坐着时,不要靠在向后倾斜的沙发背或椅背上,最好是坐直身体。长时间站立和行走,会影响下腔静脉和腹主动脉血供,坐直身体可减少腹主动脉受到的压力。

防辐射

相关词条：辐射　防辐射服

□□□
孕期最怕辐射的时间段

怀孕的各个阶段，胎儿有不同的发育状况，对辐射线的敏感度也不同：

怀孕0～4周

细胞分裂期，此时，共有4～8个细胞在进行分裂，万一接触了辐射，可能会伤害1～2个细胞，但是细胞会重新修复，继续进行复制；如果辐射的剂量太大，全部细胞因此死亡，胎儿也就没有了。这时期要重点防辐射。

怀孕5～14周

胚胎期器官逐渐形成，可能会影响胎儿的生长细胞，造成胎儿畸形或死亡。

怀孕14～25周

胎儿期，虽然比较稳定，但若接触到太多的辐射，可能影响胎儿的神经系统的发育，造成小脑症、水脑症、精神发育迟缓等。

□□□
孕期防辐射有高招

要　点	做　法
不要在电脑屏幕后逗留时间太长	尽量别让屏幕的背面朝着有人的地方，因为电脑屏幕辐射最强的是背面，其次为左右两侧，屏幕的正面反而辐射最弱
减少电脑待机时间	当电器暂停使用时，最好不让它们长时间处于待机状态，因为此时可产生较微弱的电磁场，长时间也会产生辐射积累
用电脑后及时洗脸洗手	电脑荧光屏表面存在着大量静电，因此在使用后应及时洗脸洗手
家用电器不要集中摆放	不要把家用电器摆放得过于集中或经常一起使用，特别是电视、电脑、电冰箱不宜集中摆放在卧室里，以免使自己暴露在超剂量辐射的危险中
用手机接电话掌握技巧	手机在接通瞬间及充电时通话，释放的电磁辐射最大，因此最好在手机响过一两秒后接听电话。充电时则不要接听电话
多吃抗辐射食物	多吃些胡萝卜、甘蓝、白菜、豆腐、红枣、橘子以及牛奶、鸡蛋、瘦肉等食物，以补充人体内维生素A和蛋白质

023 怀孕日记

相关词条：怀孕　日记　孕期生活

□□□ 怀孕日记的内容

怀孕日记不仅是准妈妈和胎儿进行心灵沟通的第一步，还是一份宝贵的档案资料，可供医务人员了解准妈妈的妊娠过程是否正常，从而及时采取必要的措施，以保证胎儿的安全和分娩的顺利。

时间	活动事项
末次月经日期	末次经期是判断预产期的主要依据
早孕反应的时间	一般在妊娠第6周开始出现，应记明何时开始，何时消失，以及反应程度
第一次胎动日期	第一次胎动日期加上150天就是大约的预产期
产前检查的日期、相关检查	早期妊娠的相关检查包括停经后做过妇科检查、尿妊娠试验等，均应记录下来，并保管好有关病历和化验单
孕期中所患疾病的记录	孕期中所患疾病记录包括记录疾病的起始日期，医生的诊断处理等，特别是病毒性感染，更应详细记载
孕期用药	孕期应审慎用药，并及时记录药名、用药量和用药天数
孕期并发症	如有发生下肢水肿、阴道流血、头昏、眼花、视力障碍等症状时，应及时询问医生，并记录于妊娠日记上
性生活次数	妊娠中期虽可以进行性生活，但次数不宜过多，并且应做记录，以便控制
胎动记数	有正常胎动说明胎儿存活，若胎动次数每小时少于5次，表示胎儿存在缺氧情况
日常生活变化	包括生活习惯、出外旅行、工作情况等

□□□ 怀孕日记的格式

随笔的形式

可以用自己喜欢的形式写，不必拘泥于各种形式，今天发生了什么事情就写什么事情。虽然可能是准妈妈随笔一写，但也很可能是记录宝宝成长过程的"珍贵史料"。

表格的形式

准妈妈可以做个大大的表格，可以根据自己的实际情况写上自己每天发生的事情。当然准妈妈可以按照喜好设计一个漂亮的表格，就马上行动吧！

相关词条：孕妇装　孕妇裤

如何选择一款适合自己的孕妇装，成了准妈妈们尤为关心的问题。孕妇装的质量一定要好，还要合体、舒适，价格以能接受就可以。

柔软舒适的上衣

用伸缩性好、不刺激肌肤的材料制作成的衣服，在产前产后都适合穿。

连衣裙

穿着连衣裙是很方便的，也便于打理。下身配上合身的西服裤子就更好了。腰部可配上一些装饰品，可以把日益突出的腹部隐藏起来。

七分裹腿裤

孕初期去买孕妇裤，建议长度选稍长一点点的。为了方便运动，准备素色的或带图案的裹腿3～4个就可以了。

短松紧裤

在腹部开始变大后，穿着腰部有松紧力的裤子也是很方便的。

□□□
选择适合的
孕妇装

孕妇装是准妈妈都需要准备的，购买时不仅要考虑美观大方，更要考虑舒适安全。

孕妇装的面料

选择天然面料是购买孕妇装不变的原则。夏季孕妇装以棉、麻织物居多；春秋季以平纹织绒织物、毛织物、混纺织物及针织品为主；冬季则是各种呢绒或带有蓬松性填料的服装。

孕妇装的款式

对于上班时不要求统一制服的孕妇来说，休闲孕妇装则成为了她们的最爱，如宽松的裙装、背带裤等。

职业孕妇装讲究简洁合体，为一些上班时要求穿着正式套装的准妈妈所喜爱。职业孕妇装大多全身同色系，整体端庄，与职业环境相匹配。

□□□
选择孕妇装
的注意事项

孕妇内衣

相关词条：孕妇胸罩　孕妇内裤

□□□ 孕期胸罩

怀孕后，乳房开始增大，乳头也逐渐增大，准妈妈常感到乳头发胀，应使用胸罩来保护乳房。理想的胸罩的"罩"必须深一点儿，既能托住乳房，又不把乳房压扁。胸罩应该选纯棉或真丝制品，不要用化纤制品。

怀孕初期

怀孕初期可以用以前的胸罩，怀孕中晚期就要用尺码加大的胸罩，为乳房的迅速发育留有空间，所以，最好每隔一个月左右测量一次。例如，孕前胸围是75厘米，使用A罩杯胸罩，知道怀孕时可能就接近B罩杯。

怀孕中期以后

从怀孕14周起，要选用不压迫乳房的大号胸罩，并选用肩带宽的，以便有效拉起乳房。选择全罩杯包容性好的款式，最好有侧提，可以将乳房向内侧上方托起，防止外溢和下垂。孕妇的胸罩必须要容易清洗，并耐穿、舒适，面料最好以吸汗、透气佳的纯棉为宜。

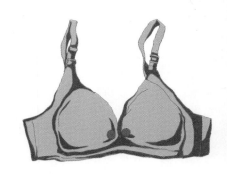

□□□ 孕期内裤

内裤设计最重要

怀孕期间腹部肌肤撑开紧绷，变得较为敏感，加上腹部是与宝宝直接接触的地方，因此内裤的裤头不能过紧。必须与肚皮温柔接触，不会有束缚或压迫之感，如果留下勒痕则表示过紧。

选择透气、抗菌、高弹性的材质

透气吸汗、高弹性的材质，可以让准妈妈感觉较为舒适，另外怀孕期间容易有较多的分泌物，抗菌的材质也能保持个人卫生。准妈妈要多准备几件孕妇内裤来替换。

灵活选择不同裤型

孕妇内裤一般都有低腰、中腰、高腰等不同裤型。低腰及中腰内裤比较适合在怀孕初期至中期穿着，到了后期还是建议以高腰内裤为主，高腰内裤的包覆性更好，更能完整地包覆臀部及腹部。

工作安排

相关词条：孕期工作　产假

准妈妈边工作边孕育着胎儿，并不是一件容易的事情。得到周围人的理解，保持良好的人际关系是很重要的。因为怀孕不知不觉中会给周围人带来麻烦。周围人都在协助你工作，自己更要做好自己的事情，不给大家添麻烦。

工作不规律怎么办

不要进行不规律的工作。尽量不要加班，早些回家。先和上级商量一下今后的工作日程与时间表。

产后什么时候可以工作

应是身体恢复后再工作，进行产后健康检查后，咨询医生。

序　号	产期的工作安排
1	做好产假期间的工作安排
2	与外部情况相关的工作计划要留有余地
3	与后任同事做充分的交接沟通
4	为使产后工作顺利进行，在产假期间也要收集与工作相关的信息，进行学习
5	不要急于复职，和丈夫商量后再慎重决定

产假应从什么时候开始

在产前42天到产后56天内休产假，总共有3个月左右，产前产后具体的休假比例可以自行掌握。

□□□
**怀孕后该
怎么工作**

□□□
**工作期间困
了怎么睡觉**

准妈妈在怀孕初期，容易疲倦，在某个时间特别想睡觉。想睡就睡，没必要坚持清醒，劳逸结合才能更好地工作，这对胎儿和准妈妈的身体也有好处。把准妈妈疲倦嗜睡的情况和上司、同事都讲一讲，尽量得到他们的体谅。如果公司有空闲的小会议室，准妈妈在里面准备一把躺椅，困时就休息一会儿。如果没有，准妈妈可以带上小耳机，在自己的座位上打个盹儿，切忌趴在桌子上睡，因为这样会压到胎儿。

相关词条：用药原则　注意事项　意外服药

□□□
服药期间意外怀孕怎么办

如果女性在服药期间意外怀孕，应立即将用药情况详细告知医生，医生可以根据用药的种类、用药时胚胎发育的阶段，药物用量多少，以及疗程的长短等来综合分析有否终止妊娠的必要，不要立即决定终止妊娠，留下遗憾。

□□□
用药原则

原则	事项
用药遵医嘱	既不能滥用，也不能有病不用，因为疾病本身对孕妇和胎儿会产生不良影响
可用可不用的药尽量不用	非病情必需，尽量避免孕早期用药
用疗效肯定的药	避免用尚未确定对胎儿有无不良影响的新药
用小剂量短疗程的药	用药应尽量用最小有效量，最短有效疗程，避免大剂量，长疗程。坚持合理用药，病情控制后及时停药
避免联合用药	用药应尽量用一种药，当两种以上的药物有相同或相似的疗效时，就考虑选用对胎儿无危害的药物
注意药物说明书	用药前应注意药物说明书中提到"孕妇慎用"、"孕妇禁用"的药，尽量不用
非处方药不要随便用	准妈妈不要随便使用非处方药，一切药物应在咨询医师后方可使用
致畸药物不用	已肯定致畸的药物禁止使用

A类：孕早期用药，经临床对照观察未见对胎儿有损害，其危险性相对低。如多种维生素。

B类：动物试验中未见对胎儿有危害，但尚缺乏临床对照观察资料，或动物实验中观察到对胎儿有损害，但临床对照观察未能证实。孕妇慎用。

C类：动物试验中观察到对胎儿有损害，但尚缺乏临床对照观察资料，或动物实验和临床对照观察资料皆缺。

D类：已有一定临床资料说明药物对胎儿有损害，但临床非常需要，又无替代药物，此时可权衡其危害性和临床适应症的严重程度作出决定。

X类：对动物和人类都有明显的致畸作用，禁忌使用。

原则		事项
抗感染药物	B类	青霉素类、头孢菌素类、红霉素、林可霉素、克林霉素、两性霉素、制霉菌素、克霉唑、黏菌素、乙胺丁醇、咪康唑、阿奇霉素
	B/C类	甲硝唑
	C类	氯霉素、庆大霉素、妥布霉素、竹桃霉素、万古霉素、呋喃唑酮、异烟肼、利福平、阿糖腺苷、伯氨喹
	B/D类	磺胺类药物
	D类	链霉素、卡那霉素、四环素、土霉素、氯喹
解热镇痛药	B类	非那西丁、对乙酰氨基酚
	B/D类	吲哚美辛、布洛芬、可待因、吗啡
	C/D类	阿司匹林、水杨酸钠
激素类	B类	胰岛素、降钙素、泼尼松
	C类	倍他米松、地塞米松
	D类	黄体酮、炔诺酮、雌二醇、雄激素、氯磺丙脲、甲苯磺丁胺、可的松
	X类	己烯雌酚
抗组胺类	B类	西咪替丁、塞庚啶、苯海拉明、美克洛嗪
	C类	异丙嗪、布可利嗪
维生素类药物	A类	叶酸、维生素E、维生素C、维生素B_1、维生素B_2
	C类	维生素D、维生素K
	X类	维生素A

性生活

相关词条：流产　体位　早产

□□□
性生活对胎儿的影响 ▶

一般来说，准妈妈过性生活对胎儿的影响，主要表现在孕早期的前3个月和孕晚期的后3个月。前3个月容易引起准妈妈流产，而后3个月则常常导致准妈妈早产，其余时间过性生活对胎儿的影响不会太大。因此在时间上应该严格掌握，以免发生意外。

□□□
孕早期禁止性生活 ▶

从孕8周开始到妊娠12周以前，准妈妈一定要避免性生活。这时期胚胎和胎盘正处在形成时期，胎盘尚未发育完善，是流产的高发期。如果此时受性活动的刺激，易引起子宫收缩，加上精液中含有的前列腺素，更容易对准妈妈的产道形成刺激，使子宫发生强烈收缩，而且性高潮时强烈的子宫收缩，会对胚胎造成更大的危险。所以准妈妈要避免性生活，特别是有习惯性流产史者，更应绝对禁止。

□□□
孕中期的夫妻性生活 ▶

到了孕中期，胎盘已经完全形成，怀孕进入稳定期，所以夫妻性生活不会受到太大限制。但是，随着子宫的增大，准妈妈腹部会隆起来，因此应该尽量采用腹部不受压迫的体位。即使是处在稳定期，夫妻间的性生活也不能过于频繁，而且还要尽量避免剧烈的动作。

正确的体位

前侧位：腿交错着互相抱着。不进行腹部的压迫，结合较浅，可保证准妈妈腹部安全。

侧卧位：侧卧着，从后面抱住的体位。准妈妈的身体伸展着，不用担心出现压迫腹部的情况。

前坐位：相对坐着的体位。可以依据情况调节的深浅程度，这是对于准妈妈来说更舒适的一种体位方式。

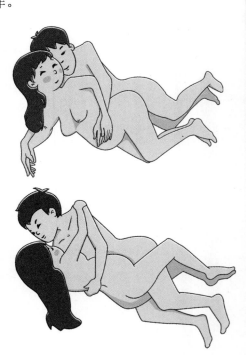

序　号	注意事项
1	慢慢插入，要浅
2	不要采用压迫腹部的体位
3	为防止性感染疾病，要用避孕套
4	在腹部发胀时严禁性行为
5	不要勉强

□□□
**孕期性行为
的五项注意**

在怀孕晚期，由于精神上的疲劳和不安以及胎动、睡眠姿势受限制等因素准妈妈可能经常会失眠。不必为此烦恼，失眠时看一会儿书，心平气和自然能够入睡了。这个时期，为预防胎盘早破、感染和早产，性生活是被严格禁止的。

□□□
**孕晚期不建议
性生活**

性行为会导致流产和早产吗

孕早期和孕晚期进行性生活有可能导致流产或早产。孕中期不进行激烈的爱抚和动作的话是不用担心的。

□□□
**孕期性行为
问答**

什么时候不能进行性行为

发生性生活时，若有腹胀或出血情况，一定要停止性行为。

性生活后出血了，胎儿还健康吗

孕期阴道易充血，因而轻微的刺激都容易造成伤害。所以，性交后出血大多是由插入时对阴道壁造成的轻微伤害引起的。此外，宫颈糜烂也可导致出血。这些情况的出血都不必担心，真正造成问题的是子宫出血，在性交时若子宫出血就要立刻送往医院。

□□□
适度乳房按摩 ▶

从妊娠中期开始，乳腺再发育，乳房明显变得丰满。持续按摩乳房有利于乳房的血液循环，使分娩后排乳通畅。因此，准妈妈最好从大约20周开始进行乳房按摩。每天有规律地按摩1次，也可以在洗澡或睡觉前进行2～3分钟的按摩。动作要有节奏，乳房的上下左右都要照顾到。按摩的力度以不感觉疼痛为宜，一旦在按摩时感到腹部抽搐，应立即停止。方法如下：

乳房按摩的方法

序　号	具体方法
1	环形按摩：双手置于乳房的上、下方，以环形方向按摩整个乳房
2	螺旋形按摩：一手托住乳房，另一手示指和中指以螺旋形向乳头方向按摩
3	指压式按摩：双手张开置于乳房两侧，由乳房向乳头挤压

乳房按摩的注意事项

序　号	注意事项
1	.按摩乳房的动作要轻柔，时间不宜过长，而且有些准妈妈不适宜做乳头按摩，需要得到医生允许
2	有早产、习惯性流产史的准妈妈，不宜做乳头按摩，以免引起流产或早产
3	如果子宫出现频繁收缩，要马上停止按摩

□□□
**乳头陷没
怎么办** ▶

1.可以使用乳头吸引器。
2.用一只手托住乳房，另一只手的示指按压乳头2秒钟，之后将乳头向外拉，进行按摩。

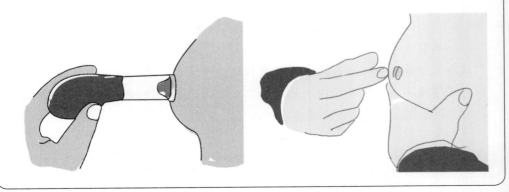

030 洗澡

相关词条：孕期洗浴　淋浴

时间要适度

在浴室内沐浴，准妈妈容易出现头昏、眼花、乏力、胸闷等症状。这是由于浴室内的空气逐渐减少，温度又较高，氧气供应相对不足。加之热水的刺激，会引起全身体表的毛细血管扩张，使准妈妈脑部的供血不足。同时胎儿也会出现缺氧、胎心率加快，严重者还可使胎儿神经系统的发育受到不良影响。因此，准妈妈在进行热水浴时，每次的时间应控制在20分钟以内为佳。

温度适宜

准妈妈洗澡时水温应适中，水温控制在38℃左右，不宜过冷也不宜过热。水温过凉会刺激准妈妈的子宫收缩，造成早产、流产等现象。水温过热使准妈妈体温暂时升高，对胎儿的脑细胞造成危害。脑神经细胞死亡后是不能再生的，只能靠一些胶质细胞来代替。这些胶质细胞缺乏神经细胞的生理机能，因而影响智力和其他脑机能，所以准妈妈洗澡的水温一定要适宜。

淋浴最好

怀孕后，身体的内分泌功能发生了多方面的改变，阴道内具有灭菌作用的酸性分泌物减少，体内的自然防御功能降低，对外来病菌的杀伤力大大降低，泡在水里有可能引起病菌感染，甚至造成早产。因此最好采取淋浴方式，千万不要贪图舒适把自己整个儿泡在浴缸里。

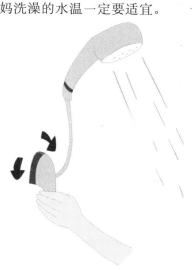

□□□
准妈妈洗澡应注意什么
◀ ·············

□□□
准妈妈不宜去公共浴室洗澡
◀ ·············

公共浴室里往往门窗紧闭、温度较高、人员较多、空气混浊、室内含氧很少。准妈妈不但行动不便，而且需氧量较大，往往会因空气混浊、人员拥挤、氧气不足而晕倒；胎儿也往往会因缺氧而发生意外。特别是在临产前的几个月，更不宜去公共浴室洗澡，因为这时的胎龄已大，耗氧量更多，发生意外的可能性将更大。由此可见，为了准妈妈和胎儿的安全，准妈妈在冬季最好不要去公共浴室洗澡。

环境胎教

相关词条：创造良好气氛　营造美好情调

□□□ 环境胎教的适合月份 ▶

孕1月的胎教最重要的是给胎儿提供一个优良的环境，而胎儿生活的环境包括母亲的身体和父母生活的环境。年轻夫妇在计划怀孕前就要开始学习环境安全知识，以利于优化环境，安心养胎。

好的心理状态也是养胎的关键。在制订妊娠计划时，准妈妈准爸爸就要有心理准备并开始有意识地进行心理调适，让双方的心态都更加平和、更加愉悦。不要大悲、大怒、大喜过望，要保证自己的身体健康和心情愉快，夫妻感情稳定、恩爱，切实保护好孕育初期的胎儿，为日后他的发育开个好头。

□□□ 营造良好环境 ▶

保持空气清新

清新的空气中灰尘较少，并且氧和水分的含量丰富，有助于促进身体内物质的有效循环。女性在怀孕期间多呼吸新鲜的空气，对胎儿的生长发育非常有帮助。人们还应走出那些关于吸氧及喷洒空气清新剂的误区，尽可能让准妈妈和胎儿回归到真正的大自然中。晚上最好能开小窗睡眠，保证室内空气的清新，如果天气太冷可关窗，但应在起床后，打开所有的窗户交换空气。除早晚闲暇时间外，准妈妈在工作的休息时间也应到树木、草坪或喷水池边走走。

创造良好的家庭气氛

夫妻互谅互慰是共同创造温馨家庭的关键。在家庭生活中，夫妻之间相互体谅和抚慰，就可以增进夫妻之间的感情。比如在家务劳动中，适合丈夫去做的事丈夫要主动承担，适合妻子做的活儿妻子也应愉快地承担，只要双方都能主动承担应尽的职责，其家庭生活当然是温馨的。妻子怀孕以后，平日经常干的家务活不能胜任了，丈夫应体谅妻子，主动去承担这些家务，并且还要多给妻子一点抚慰，这样才能使准妈妈安全、顺利地度过妊娠期。总之，丈夫应当多体谅和抚慰怀有身孕的妻子。

给胎儿营造美好情调

准妈妈可以制造浪漫的情调，与准爸爸设想宝宝来临的各种美好情景，把心中对宝宝的憧憬和渴望当做最初的胎教。准备受孕的准妈妈应该多听一些欢快的乐曲，晚上睡觉前听一些舒缓的音乐，让自己摆脱压力，放松身心，期待宝宝的到来。良好的心态、积极的情绪，不但有助于提高受孕质量，对宝宝神经系统的发育也有很大的影响。

卧室的床下

如果双人床是组合式的，那么可以将床体拆卸，做到彻底的清洁。如果床身不易挪动，那么就要用吸尘器将灰尘吸出，然后用比较细薄且轻巧的拖把对床下进行清洁。

沙发靠背与墙壁的间隔处

这个地方不仅容易残留很多灰尘，同时由于主人的疏忽，往往还会遗漏某些日常用品在里面。

阳台门后的地面

特别是门和墙壁接触的地方，由于每次开门时这部分被阻挡在了视线之外，容易造成视觉上的盲点。一旦动手便会发现，这里已经积了不少灰尘，需要做彻底的清洁。

《摇篮曲》

睡吧，睡吧，我亲爱的宝贝，
妈妈的双手轻轻摇着你，
摇篮摇你，快快安睡，
夜已安静，被里多温暖；
睡吧，睡吧，我亲爱的宝贝，
妈妈的手臂永远保护你，
世上一切美好的祝愿，
一切幸福，全都属于你；
睡吧睡吧，我亲爱的宝贝，
妈妈爱你，妈妈喜欢你，
一束百合一束玫瑰，
等你醒来，妈妈都给你。

这首乐曲的旋律舒缓，准妈妈可以在睡觉之前听。随着轻柔的音乐，想象着腹中的胎儿，让胎儿在母爱的温暖下和准妈妈一同进入梦乡，做着天使般的梦。当然，准妈妈在心情烦躁的时候也可以听一听。这首神奇的乐曲不仅能让宝宝安静地入睡，也可以让准妈妈的心情变得平和。

情绪胎教

相关词条：情绪　心态　胎教

□□□ 情绪胎教的适合月份 ▶

情绪胎教在孕早期尤为重要。孕4～12周是胚胎腭部发育的关键时期，但由于受早孕反应的影响，很多准妈妈都会感觉到莫名烦躁，情绪起伏较大。准妈妈长期情绪过度不安或焦虑是导致胚胎发育异常和新生儿腭裂或唇裂的原因之一，因此，保持豁达和轻松的心情，也是保证胎儿健康的关键。

□□□ 不断提高自身修养 ▶

修养包括学识、礼仪、审美、情操等方面。自身的修养是可以不断提高的，准妈妈的修养对胎儿均有某种程度上的影响。尤其是妊娠后期，胎儿已具备了听觉、感知等能力，并能作出一定的反应，因而孕期加强情操、言行修养，是很有必要的。怀孕后，许多准妈妈往往容易变得懒散，什么也不想干，什么也不愿想。殊不知这是非常不利于胎教的。如果准妈妈既不思考，也不学习，胎儿也会深受感染，变得懒惰起来。显然，这对于胎儿的大脑发育极为不利。如果准妈妈过分苛求胎儿的性别及容貌，会给准妈妈造成不必要的心理压力，使她无法保持平静的心态。

□□□ 读一些好书 ▶

哲人说："读一本好书，就像是与一位精神高尚的人在谈话。"书中精辟的见解和分析、丰富的哲理、风趣幽默的谈吐，都会使人精神振奋，耳目一新。准妈妈相对休息时间较多，闲暇时欣赏一本好的文学作品，母子都会受益。医学研究表明：母亲的思维和联想能够产生一种神经递质，这种神经递质经过血液循环进入胎盘传递给胎儿，然后分布到胎儿的大脑及全身，并且给胎儿脑神经细胞的发育创造一个与母体相似的神经递质环境，使胎儿的神经向着优化方向发展。因此，准妈妈阅读有益的书刊，就犹如为子宫中的胎儿服用了"超级维生素"，使胎儿健康发育。

□□□ 看一幅美丽图片 ▶

一幅美丽的图片，足以让人展开丰富的联想了。为了培养胎儿丰富的想象力、独创力及进取精神，最好的教材莫过于幼儿画册。准妈妈可以将画册中每一页展示的幻想世界，用准妈妈富于想象力的大脑放大并传递给胎儿，从而促进胎儿的心灵健康成长。

可选择色彩丰富、富于幻想的内容，或是提倡勇敢、理想、幸福的内容，只要适合胎儿成长的主题都可以采用。利用图片做教材进行胎教时，一定要注意把感情倾注于故事的情节中去，通过语气声调的变化使胎儿了解故事是怎样展开的。一切喜怒哀乐都将通过富有感情的声调传递给胎儿。

《蒙娜丽莎》

　　《蒙娜丽莎》是达·芬奇所作的一幅享有盛誉的肖像画杰作。画中人物坐姿优雅，笑容微妙，画中人物的丰富内心感情和美丽的外形达到巧妙的结合，从而使蒙娜丽莎的微笑具有一种神秘莫测的千古奇韵，那如梦似的妩媚微笑，足以带给人愉悦的恬静氛围。

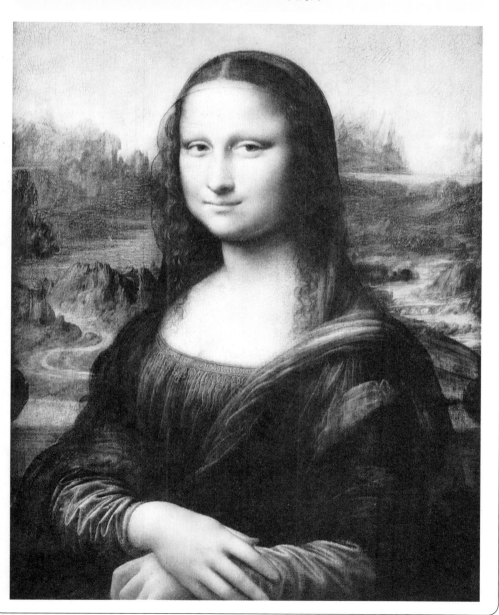

抚摸胎教

相关词条：抚摸

□□□
抚摸胎教的适合月份 ▶

从孕3月开始，准妈妈就可以进行抚摸胎教了。当隔着母体触摸胎儿的头部、臀部和身体的其他部位时，胎儿会做出相应的反应。抚摸胎教是通过触摸腹部轻轻地抚摸胎儿，以刺激胎儿的触觉，从而促进胎儿感觉器官及大脑的发育。

□□□
抚摸胎教方法 ▶

每天睡觉之前准妈妈仰卧在床上，全身放松，将双手放在腹部从上至下、从左至右地抚摸。反复10次后，用示指或中指轻轻抚压胎儿，然后放松。也可以在腹部松弛的情况下，用一根手指轻轻按一下再抬起，来帮助胎儿做"体操"。有时胎儿会立即有轻微胎动以示反应，有时则要过一阵子，甚至做了几天后才有反应。这个抚摸体操适宜在早晨和晚上做，每次时间不要太长，5～10分钟即可。需要注意的是，抚摸胎教须定时进行，开始每天3次，以后逐渐增多。抚摸时动作要轻柔、舒缓，不能用力太强。如果胎儿反应太过强烈，如用力挣脱蹬腿，那是他在"提意见"，应立即停止抚摸。

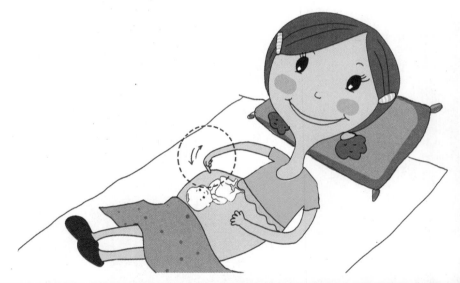

序号	抚摸胎教的注意事项
1	抚摸胎教的时间不宜过长，应每天做2～3次，每次5～10分钟
2	抚摸及触压胎儿的身体时，一定要动作轻柔，不可用力
3	如果遇到胎儿"拳打脚踢"，应马上停止，可能预示着胎儿不舒服了
4	有习惯性流产、早产史、产前出血及早期子宫收缩者，不宜进行抚摸胎教

对话胎教

相关词条：对话　讲故事

孕4月以后，胎儿对声音已相当敏感，胎儿在子宫内就有听觉，能分辨和听到各种不同的声音，并能进行"学习"，形成"记忆"，可影响到出生后的发音和行为。如果坚持跟胎儿对话，不但胎儿会认识你的声音，还能成为培养他语言能力的捷径。

准妈妈可以以愉悦的心情朗读一些笔调清新优美的散文、诗歌，选择一些好听的故事讲给胎儿听，也许将来这些故事会是宝宝出生后最喜欢的呢！科学研究也证明，宝宝在出生后出现哭闹时，给宝宝讲在怀孕时经常讲给宝宝听的故事，宝宝会慢慢的平静下来。每天早上起床时，准妈妈可以问候他："早上好，宝宝。"当然，别忘了多多地赞美他，例如"宝宝好乖呀"、"宝宝真聪明"等语调要温柔富于情感。要多多关爱胎儿，多思考、多学习、多和他说话。在对话、朗诵的同时，如果配上背景音乐，或者给胎儿听旋律轻盈明快、酣畅安详、可使情绪稳定的乐曲。也可以每天哼唱几首自己喜爱的抒情歌曲或优美而富有节奏的小调等给胎儿听进行听觉训练，会起到不错的效果。

准妈妈要以愉悦的心情和胎儿对话，始终保持平和、宁静、愉快和充满爱的心情，让他感觉到幸福安心，是对话胎教的意义所在。

□□□
对话胎教的适合月份

语言讲解要视觉化

在进行语言胎教时，不能只对胎儿念画册上的文字解释，而要把每一页的画面细细地讲给胎儿听，把画的内容视觉化。胎儿虽然不能看到画册上画的形象或外界事物的形象，但准妈妈用眼看到的东西，胎儿用脑"看"也能感受到。准妈妈看东西时受到的视觉刺激，通过生动的语言描述就视觉化了，胎儿也就能感受到。

将形象与声音结合

像看到影视的画面一样，先在头脑中把所讲的内容形象化，然后用动听的声音将头脑中的画面讲给胎儿听。这样的话，就是"画的语言"。准妈妈就和胎儿一起进入准妈妈讲述的世界，准妈妈所要表现的中心内容，也就通过形象和声音"输入"到了胎儿的头脑里。

□□□
怎样进行对话胎教

□□□
故事欣赏：
《豌豆上的公主》
················▶

《豌豆上的公主》

从前有一位王子，他想找一位公主结婚，但是她必须是一位真正的公主。所以他就走遍了全世界，想寻到这样的一位公主。可是无论他到什么地方，他总是碰到一些障碍。公主倒有的是，不过他没有办法断定她们究竟是不是真正的公主。她们总是有些地方不大对劲。结果，他只好回家来，心中很不快乐，因为他是那么渴望娶到一位真正的公主。

有一天晚上，忽然来了一阵可怕的暴风雨。天空在掣电，在打雷，在下着大雨。这真有点使人害怕！这时，有人在敲门，老国王就走过去开门。

站在城门外的是一位公主。可是，天哪！经过了风吹雨打之后，她的样子是多么难看啊！水沿着她的头发和衣服向下面流，流进鞋尖，又从脚跟流出来。她说她是一个真正的公主。

"是的，这点我们马上就可以弄清楚。"老皇后心里想，可是她什么也没说。皇后走进卧房，把所有的被褥都搬开，在床榻上放了一粒豌豆。于是她取出二十来床垫子，把它们压在豌豆上。随后，她又在这些垫子上放了二十床鸭绒被。

这位公主夜里就睡在这些东西上面。

早晨，大家问她昨晚睡得怎样。

"啊，不舒服极了！"公主说，"我差不多整夜没有合上眼！天晓得我床上有件什么东西？有一粒很硬的东西硌着我，弄得我全身发青发紫，这真吓人！"

现在大家就看出来了，她是一位真正的公主，因为压在这二十来床垫子和二十床鸭绒被下面的一粒豌豆，她居然还能感觉得出来。除了真正的公主以外，任何人都不会有这么嫩的皮肤。

因此那位王子就选她为妻子了，因为现在他知道他得到了一位真正的公主。这粒豌豆因此也就被送进了博物馆。如果没有人把它拿走的话，人们现在还可以在那儿看到它呢。

请注意，这是一个真的故事。

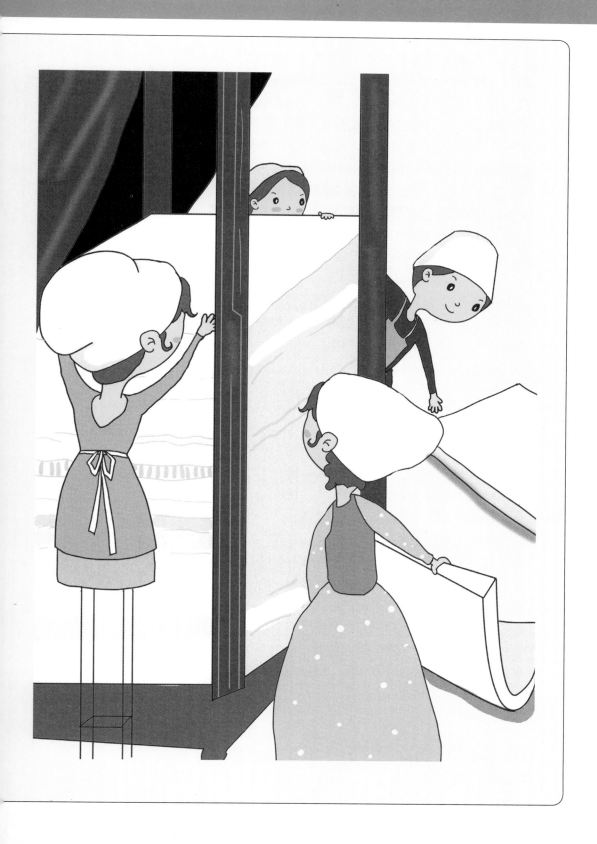

运动胎教

□□□ 运动胎教的适合月份

孕5月胎动比较明显了，每天准妈妈都清楚地感到胎儿在不停地运动，这时是进行运动胎教的最好时机。运动胎教的实质性内容是对胎儿开展积极教育，有计划、有意识地为胎儿提供有益且适当的刺激，促使胎儿对刺激做出相应的反应，从而进一步刺激胎儿大脑功能、躯体运动功能的生长发育。

准妈妈在饭后1~2小时，以最舒服的姿势躺着或坐下，用一只手压住自己腹部的一边，再用另一只手压住腹部的另一边，轻轻挤压，感觉胎儿的反应。反复几次，胎儿可能就感觉到有人触摸他，就会踢脚。此时可轻轻拍打被踢的部位几下。一般在一两分钟以后，胎儿会再踢，这时再轻拍几下。

拍打时，可换换部位，胎儿就会向改变的部位踢，但注意改变的部位不要离上次被踢部位太远，手法须轻柔。这样的活动每次可进行5分钟左右，每天1~2次。

在这个过程中，可以为其准备一首轻松的背景音乐，对活泼好动的胎儿，可多听一些舒缓优美的乐曲，对文静少动的胎儿，则应多听一些明快轻松的音乐。并且不时和胎儿说话，夸奖他几句，观察他的反应。

□□□ 如何进行运动胎教

准妈妈的健康是最好的胎教。准妈妈的健康直接关系着胚胎的成长、发育，如果准妈妈的身体出现疾病、损害，就谈不上胎儿的健康成长了。因此，保持适当舒缓的运动，强身健体、增强身体免疫力，防止被病菌感染，这对于避免孕期并发症的发生都非常有效。适当的锻炼可使全身肌肉得到增强，有助于日后顺利分娩。准妈妈可以根据自身的特点，选择柔韧性和灵活性较强的锻炼方法，如健美操、瑜伽、游泳、慢跑等。运动时听点音乐，可以提高兴趣，将锻炼坚持下去。

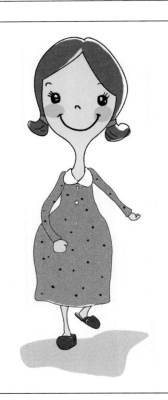

脚腕运动

胎儿体重日益增加，为了能轻松行走，准妈妈需要使自己的脚腕关节变得柔韧有力。另外，此体操还有助于消除怀孕晚期的脚部水肿。

1.仰卧，左右摇摆脚腕10次，左右转动脚腕10次。

2.前后活动脚腕，充分伸展、收缩跟腱10次。

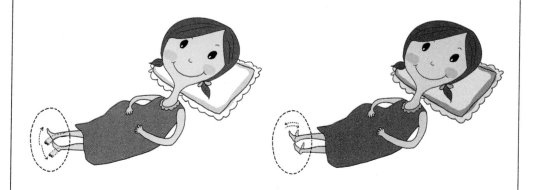

骨盆运动

放松骨盆的关节与肌肉，使其柔韧，利于自然分娩。

1.仰卧位，后背紧贴床面，双膝直立，脚心和手心平放床上。

2.腹部向上突起呈弓形，默数10下左右，再恢复原位。

3.单膝屈起，膝盖慢慢地向外侧放下，左右腿各做10次。

4.双膝屈起，膝盖左右摇摆至床面，慢慢放松，左右各做10次。

5.双腿直立，双膝并拢。

6.右腿膝盖慢慢向左侧倾倒。

7.左脚伸直，右膝直立。

8.双肩紧靠床上，双膝带动大小腿左右摆动，像用双膝在空中画半圆，动作要慢，要有节奏。

9.待膝盖从左侧恢复原位后，再次向左倾倒，反复多次后，再换另一条腿做同样动作。

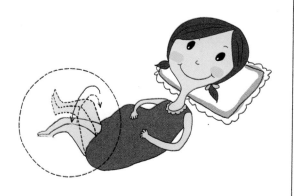

求知胎教

相关词条：动脑　美术欣赏

□□□ 求知胎教的适合月份

孕中期以后是胎儿大脑高速的发育时期，准妈妈一定要以身作则，保持旺盛的求知欲，使胎儿不断接受刺激，促使大脑神经和细胞的发育。准妈妈与胎儿中间有着神奇的信息传递，胎儿能随时感知母亲的思想。如果怀孕时能够感知母亲既不思考，也不学习，对他的大脑发育将极为不利。

准妈妈一定要勤于动脑，读一本好书，看一篇好的文章，使精神上获得净化，还能让人心情开朗，精神振奋。同时，也能对深居腹中的胎儿起到潜移默化的渗透作用。有条件的话，准妈妈可以看一些美术作品，去美术馆也是不错的主意。在准妈妈理解和鉴赏的过程中，美的体验同时也传达给了腹中的宝宝。

□□□ 美文欣赏：《再别康桥》

《再别康桥》
—— 徐志摩

轻轻的我走了，
正如我轻轻的来；
我轻轻的招手，
作别西天的云彩。
那河畔的金柳，
是夕阳中的新娘，
波光里的艳影，
在我的心头荡漾。
软泥生的青荇，
油油的在水底招摇；
在康河的柔波里，
我甘心做一条水草！
那榆阴下的一潭，
不是清泉，是天上虹；
揉碎在浮藻间，
沉淀着彩虹似的梦。

寻梦？撑一支长篙，
向青草更青处漫溯，
满载一船星辉，
在星辉斑斓里放歌。
但我不能放歌，
悄悄是别离的笙箫；
夏虫也为我沉默，
沉默是今晚的康桥！
悄悄的我走了，
正如我悄悄的来；
我挥一挥衣袖，
不带走一片云彩。

永和九年岁在癸丑暮春之初会于会稽山阴之兰亭修禊事也群贤毕至少长咸集此地有崇山峻领茂林修竹又有清流激

光照胎教

相关词条：光照　手电筒

□□□
光照胎教的适合月份

光照胎教法是用手电筒的微光作为光源，通过对胎儿进行刺激，训练胎儿的视觉功能，帮助胎儿形成昼夜周期节律的胎教法。光照胎教法最好从孕6个月开始实施，因为孕6月以后的胎儿初步形成的视觉皮质就能接受通过眼睛传达的信号，能够区分外部的明暗，并能间接体验准妈妈的视觉感受。胎儿的脑神经已经发达起来，具有了思维、感觉和记忆功能。此时，通过外界光照，可以促进胎儿视网膜光感受细胞的功能尽早完善。

□□□
怎样进行光照胎教

光照胎教的工具

可以拿手电筒作为光照胎教的工具。手电筒紧贴准妈妈的腹部，光线透入子宫，羊水因此由暗变红。而红色正是胎儿比较偏爱的颜色，用手电筒进行光照胎教正可谓投其所好。每天选择固定时间，用手电筒通过腹壁照射胎儿的头部。准妈妈应注意把自身的感受详细地记录下来，如胎动的变化是增加还是减少。通过一段时间的训练和记录，准妈妈就可以总结一下胎儿对刺激建立的特定反应了。

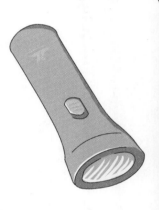

光照胎教开始的时间

在胎儿的感觉功能中，比起听觉和触觉，视觉功能的发育较晚，在准妈妈怀孕6个月时，胎儿的视网膜才具有感光功能，对光有反应。光照胎教可以在准妈妈怀孕6个月以后时开始。

光照胎教的具体步骤

准妈妈每天定时用手电筒微光紧贴腹部反复关闭、开启手电筒数，一闪一灭照射宝宝的头部位置，每次持续5分钟。手电筒的光亮度比较合适，不要用强光照射，而且时间也不宜过长。

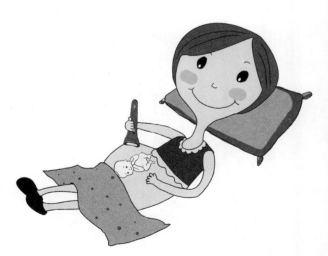

艺术胎教

相关词条： 儿歌　书法　美术

艺术胎教适合孕晚期。到了孕8个月，胎儿初步的意识萌动已经建立，所以，对胎儿心智发展的训练可以用较抽象、较立体的艺术胎教法为主。艺术胎教要求准妈妈通过看、画、听、闻，感受生活中的一切美，将自己的美的感受通过神经传导输送给胎儿。艺术胎教能使胎儿事先拥有朦胧美的意识，出生后一般也较其他婴儿聪慧、活泼、可爱。孩子与母亲的关系会因此而倍感亲密。

准妈妈可以看一些使人精神振奋、情绪良好的书，这会对自身及胎儿身心健康都大有神益。世界名著、伟人自传、优美的诗歌、儿歌，令人神往的童话等，著名的山水和名胜古迹的游记等都可以作为准妈妈的阅读书籍。

画画也是令准妈妈获得美的感受的方式之一。画画不仅能提高人的审美能力，产生美的感受，还能通过笔触和线条，释放内心情感，调节心绪平衡。画画的时候，不要在意自己是否画的好，可以持笔临摹美术作品，也可随心所欲地涂抹，只要感到快乐和满足，你就可以画下去。

□□□
**艺术胎教的
适合月份** ◀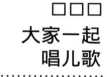

《手指歌》

一根手指，变成毛毛虫，
二根手指，变成小白兔，
三根手指，变成小花猫，
四根手指，变成螃蟹走，
五根手指，变成小鸟飞。

《洋娃娃》

洋娃娃和小熊跳舞，
跳呀跳呀一二一，
他们在跳圆圈舞呀，
跳呀跳呀一二一，
小熊小熊点点头呀，
点点头呀一二一，
小洋娃娃笑起来啦，
笑呀笑呀哈哈哈。

□□□
**大家一起
唱儿歌** ◀

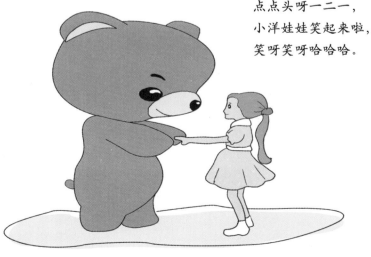

□□□
书法欣赏：
雍正书法
（部分）

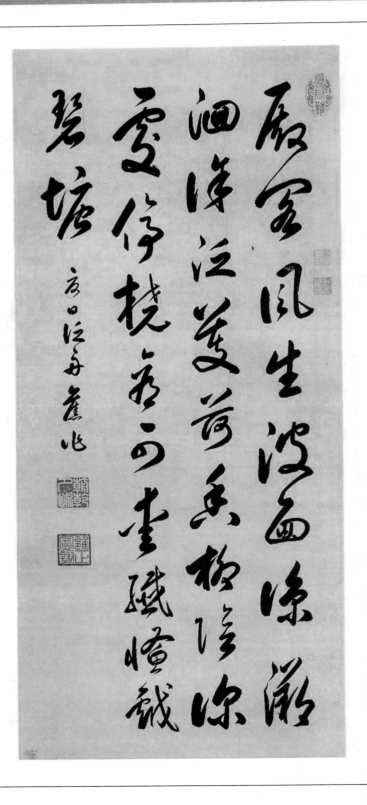

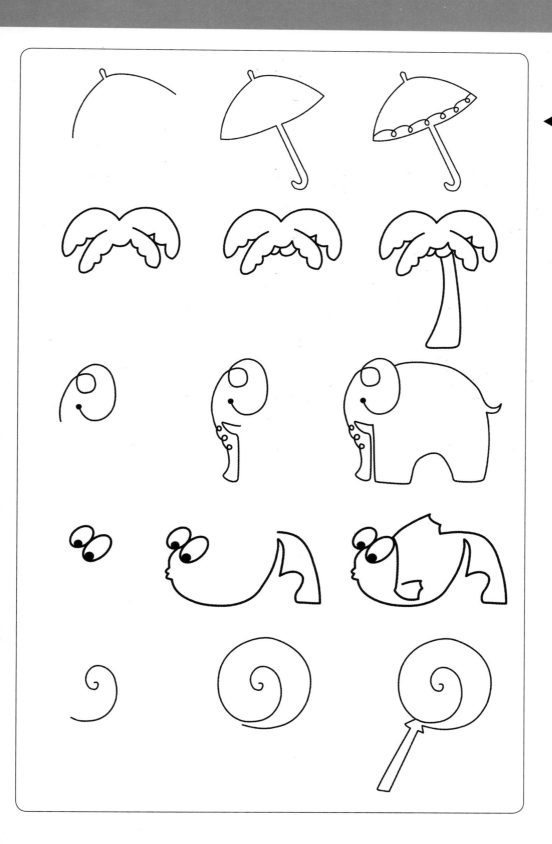

音乐胎教

相关词条：听音乐　哼歌　教唱

□□□
音乐胎教的适合月份

　　怀孕4个月以后胎儿就有了听力，尤其是6个月后，胎儿的听力几乎和成人接近，就可以选择胎教音乐。音乐是给胎儿的另一种语言，让胎儿在准妈妈体内就接受音乐的熏陶，不但可以促进胎儿的大脑发育，可尽早开发他的音乐潜能，对其性格培养也有重要作用。实践证明，受过音乐胎教的胎儿，出生后喜欢音乐，反应灵敏，性格开朗，智商较高。

　　无论在休息时，还是在做家务，准妈妈可以开着音乐，每天多次欣赏音乐名曲，如《春江花月夜》、《平沙落雁》、《雨打芭蕉》等，使自己处于优雅的音乐环境中。在听的过程中，可随着音乐的起伏时而浮想连翩，时而沉浸于一江春水的妙境，时而徜徉在芭蕉绿雨的幽谷，如醉如痴，遐思悠悠。

　　准妈妈还可以每天哼唱几首曲子，最好选择抒情歌曲或轻歌，也可唱些"小宝宝，快睡觉"之类的摇篮曲，唱的时候要保持心情舒畅，富于感情，如同宝宝就在面前，可以充分把心底的愉悦传递给胎儿。经常聆听父母的歌声，会使胎儿精神安定，母与子心音谐振，为出生后形成豁达开朗的性格打下良好的心理基础。

□□□
选择适合的音乐胎教

音乐分类	乐曲名称
欢快明朗的音乐	如《江南好》、《春风得意》等，听着这些曲子，心情自然而然就欢快了起来
平静放松的音乐	如《塞上曲》及琴曲《平沙落雁》、《春江花月夜》等。解除忧郁的音乐《喜洋洋》、《春天来了》及约翰·施特劳斯的《春之声圆舞曲》等
消除疲劳的音乐	如《假日的海滩》、《锦上添花》、《矫健的步伐》及美国作曲家格什温的《蓝色狂想曲》等
催眠的音乐	有些乐曲有着非常好的催眠效果，如二胡曲《二泉映月》、古筝曲《渔舟唱晚》，此外还有《平湖秋月》及德国浪漫主义作曲家门德尔松的《仲夏夜之梦》等
振奋精神的音乐	《娱乐升平》、《步步高》、《狂欢》、《团结就是力量》等
促进食欲的音乐	如果有时候胃口不好，可以听听下面的音乐，如《花好月圆》、《欢乐舞曲》等。这些作品充满生活热情，令人心情愉快，食欲大增

选择节奏快、音量大的乐曲

太快的节奏会使胎儿紧张，太大的音量会令胎儿不舒服。因此，节奏太强烈、音量太大的摇滚乐就不适合作为胎教音乐。此类音乐的音量放得较大，会引起胎儿的躁动不安，长期下去，胎儿体力消耗太大，可能出生时体重过低，有时还出现不良神经系统反应。

给胎儿听音乐的时间过长

有的父母听说音乐胎教好，就从早到晚放音乐，其实这样的做法是不科学的。胎教音乐播放时间不宜过长，5～10分钟的长度较适合，超过这个时间，胎儿的听觉神经和大脑会疲劳，反而起到不好的作用。

□□□
**音乐胎教的
误区** ◀ ·······················

《欢乐颂》

欢乐女神

圣洁美丽

灿烂光芒照大地

我们心中充满热情

来到你的圣殿里

你的力量能使人们消除一切分歧

在你光辉照耀下面人们团结成兄弟

你的力量能使人们消除一切分歧

在你光辉照耀下面人们团结成兄弟

欢乐女神

圣洁美丽

灿烂光芒照大地

我们心中充满热情

来到你的圣殿里

你的力量能使人们消除一切分歧

在你光辉照耀下面人们团结成兄弟

□□□
**音乐欣赏：
《欢乐颂》** ◀ ·······················

联想胎教

相关词条：联想　方法

□□□
**联想胎教的
适合月份**

日渐临近的分娩使准妈妈感到忐忑不安，甚至有些紧张，这时准妈妈可以开始联想胎教。冥想能够提高自己的自信心，并能最大限度地激发胎儿的潜能，对克服妊娠抑郁症也很有效果。摆出舒服的姿势让身体放松，然后想象最令人愉悦和安定的场景。准妈妈沉浸在美好的想像之中，格外珍惜腹中的胎儿，以其博大的母爱关注着胎儿的变化。胎儿通过感官得到这些健康的、积极的、乐观的信息，这就是胎教最好的过程。其实，从受孕开始准妈妈就可以积极设想自己宝宝的形象，把美好的愿望具体化、形象化。

□□□
**用意想塑造
理想中的宝宝**

你想象中宝宝是什么样的

心中美好的愿望，能在我们的言行、举止和生命中表现出来。正因为先有了怀孕的愿望，然后才有了生命生长的实际。从胎教的角度来看，准妈妈的想象也是非同小可的，它能通过意念构成胎教的重要因素，转化渗透在胎儿的身心感受之中，影响着胎儿的成长。因此，准妈妈完全可以强化"我的宝宝应该是这样的"的愿望，盼望着他的到来，用自己的意想塑造理想中的胎儿。联想胎教的方法很多，其中的一项就是，想象腹中的胎儿是什么样的。当我们知道自己怀孕的那一刻，我们就会不厌其烦地在心中描绘着宝宝的形象，他会长得像我，还是会像老公多一些？要知道想象也是一种胎教，所以这时候的想象可不能是胡思乱想了，一定要有益于胎儿的生长发育。

把美好的愿望具体化

想象胎教要求，从怀孕开始，准妈妈就应该设计宝宝的形象，把美好的愿望具体化、形象化，想象着宝宝应具有什么样的面貌，什么样的性格，什么样的气质等。常常看一些准妈妈喜欢的儿童画和照片，仔细观察夫妻双方，以及双方父母的相貌特点，取其长处进行综合，在头脑中形成一个清晰的印象，并反复进行描绘。对于全面综合起来的具体形象，以"就是这样一个宝宝"的坚定信念在心底默默地呼唤，使之与腹内的胎儿同化。久而久之，你所希望的就潜移默化地变成了胎教，为胎儿所接受。

十月怀胎虽然艰辛，但艰辛中藏着欣喜和幸福。尤其是当准妈妈望着自己的宝宝那可爱的脸蛋的那一刻，十月怀胎的辛苦，分娩时的痛苦，都顿时化为乌有，这一切的辛苦与痛苦都是值得的。只有准妈妈才能体会到，在所有的痛苦中，分娩的痛是种令人幸福的痛！

这首分娩的诗歌送给所有的妈妈或者即将做妈妈的女性。

《分娩》

分娩，使生命走向的辉煌
做准妈妈，让女人完整
痛苦与幸福同时存在
降生的那一刻就注定
一切成果一头系在幸福
另一头系在痛苦
——撕心裂肺的痛苦
划破产房里一丝丝的血腥
我听见了，从久远的年代传来
那是一种裂帛的惨叫
伴随着电闪雷鸣，凄风苦雨
每一个稚嫩的生命
都降生在准妈妈无助的痛苦之中
有了准妈妈，出世的那一刻
每一个幼小脆弱的生命
不会躺在泥水里，也不会匍匐冰天雪地
准妈妈会把儿女揽在怀里
尽管准妈妈还在流血，还在痛苦中挣扎……
懵懂的小生命会以笑屑报答准妈妈
尽管还不谙世事，也分辨不清赤橙黄绿青蓝紫
他的梦里却已经有了颜色
准妈妈，是橘黄色的温情，粉红色的呓语
尽管人类从蒙昧的时代走来
分娩却还例行着亘古不变的过程
不管是顺产还是难产，准妈妈要承受一切
体会着那种幸福的痛……

孕期旅游

相关词条：孕期旅行　路线　注意事项

□□□
孕中期可以计划去旅游 ▶

合理日程计划

不要忘了自己的身体状况，那些和没有怀孕的人一样的比较劳累的日程计划还是尽量避免，要选择真正是轻松休息的旅游，逗留期为2～3天的旅行比较理想，要以放松身心为目的。

交通工具

长途旅行最好乘坐飞机，尽量减少长时间的颠簸，短途有条件的可以自驾车出游，避免拥挤碰撞准妈妈的腹部。不论在火车、汽车，还是在飞机上，最好能使准妈妈方便每15分钟站起来走动走动，以促进血液循环。

保持饮食规律

在旅游期间，亦要保持饮食规律，尤其是去长途旅行，或需要坐长途车或飞机的旅程，要记着补充充足的纤维素，如多吃橙子或蔬菜，保证准妈妈多喝水，防止出现脱水、便秘及消化不良等现象。严禁食用不合格或过期食品，不随便饮用、食用没有生产厂家、没有商标、没有生产日期的食品、饮料。

□□□
旅行须注意的事宜 ▶

大部分的妇产科医生不赞成孕妇在怀孕头3个月内旅游，因为这段时间容易流产；也不赞成孕妇在怀孕7个月以后做长途旅行，因为孕妇在7个月以后容易发生早产、胎盘早期剥离、高血压、静脉炎，或在旅途中不慎摔倒，伤害子宫或胎盘。建议选择在第5～6个月内安排最为妥当，因为此时怀孕初期的不适反应及疲劳已渐渐消失，而孕末期的身体沉重及腿肿胀等现象尚未出现，此时出门为最佳时机。

另外，要特别注意防止意外摔跌、腹部挫伤。若发生腹部挫伤，最易伤害的器官就是胎盘。据临床统计，腹部受到挫伤后，导致胎盘分离的概率高达20％～50％。此时会出现剧烈腹痛及严重出血，胎儿死亡率高达72％。对于孕妇究竟应该乘何种工具旅行好，旅行前最好向医生咨询。

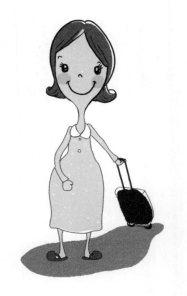

总之，孕妇旅行，要特别注意，以免动了胎气发生意外。

妊娠纹

相关词条: 妊娠纹预防　妊娠纹消除

□□□
妊娠期的皮肤变化

　　由于妊娠期间受激素的影响，皮肤中的毛细血管扩张，血流量增加，皮肤的温度升高，颜色加深。同时皮下组织的液体增多，使皮肤看上去很滋润。但激素也刺激了黑色素细胞，使其产生了更多的黑色，致使出现色素沉着，乳晕、外阴、腋窝、腹中线等处皮肤颜色变黑。

□□□
为何会出现妊娠纹

　　随着胎儿的成长、羊水的增加，准妈妈的子宫也会逐渐地膨大。当腹部在快速膨隆的情形下，超过肚皮肌肤的伸张度，就会导致皮下组织所富含的纤维组织及胶原蛋白纤维因扩张而断裂，产生妊娠纹。

　　因为腹围在妊娠期间，膨隆的比率最大，因此，妊娠纹的形成部位以腹部最多，其他较常见的地方，则有乳房周围、大腿内侧及臀部。这些地方因为组织扩张程度较大而造成妊娠纹。它的分布往往由身体的中央向外放射，呈平行状或放射状。为了不让美丽打折，我们提供一些方法，以预防妊娠纹上身。

□□□
预防妊娠纹的方法

控制体重

　　保持正常的体重增加。营养的摄入只要能满足胎儿的营养就可以，营养过多会导致胎儿发育太快，使腹部弹性纤维断裂，产生妊娠纹。怀孕期间的体重增加控制在12千克的范围内，就会有效防止和减轻妊娠纹。

使用专业的去妊娠纹产品

　　这个是最有效消减妊娠纹的方法了。有条件的准妈妈可以购买适合自己的去妊娠纹霜。从怀孕初期到产后1个月，每天早晚取适量抗妊娠纹霜涂于腹部、髋部、大腿根部和乳房部位，并用手做圆形按摩，使乳液完全被皮肤吸收，可减少皮肤的张力，增加皮肤表层和真皮层的弹性。也可以使用含维生素E的橄榄油进行皮肤按摩。

饮食均衡

　　在怀孕期间应摄取均衡的营养，要避免摄取过多的甜食及油炸食品，这有利于改善皮肤的肤质，帮助皮肤增强弹性。在怀孕期间可以多吃一些含胶原纤维较多的食物，像猪蹄。同时多吃一些含纤维高的果蔬及含维生素C的食物，还可以每天喝一杯牛奶。

胎动

相关词条：胎动　胎动计数

□□□ 什么是胎动

> 怀孕满4个月后，即从第5个月开始，准妈妈可明显感到胎儿的活动，胎儿在子宫内伸手、踢腿、冲击子宫壁，这就是胎动。胎动的次数并非恒定不变，妊娠28～38周是胎动活跃的时期，以后稍减弱，直至分娩。胎动正常，表示子宫和胎盘功能良好，输送给胎儿的氧气充足，胎儿在子宫内健康成长发育。

□□□ 胎动规律和变化

孕　期	抚摸胎教的注意事项	
孕16～20周	胎动运动量	小/动作不激烈
	准妈妈的感觉	比较微弱/不明显
	位置	下腹中央
	孕16～20周是刚刚开始能够感觉胎动的时期。这个时候的胎儿运动量不是很大，动作也不激烈，准妈妈通常觉得这个时候的胎动像鱼在游泳，或是"咕噜咕噜"吐泡泡，跟胀气、肠胃蠕动或饿肚子的感觉有点像，没有经验的准妈妈常常会分不清。此时胎动的位置比较靠近肚脐眼	
孕20～35周	胎动运动量	大/动作最激烈
	准妈妈的感觉	非常明显
	位置	靠近胃部，向两侧扩大
	这个时候的胎儿正处于活泼的时期，而且因为长得还不是很大，子宫内可供活动的空间比较大，所以这是胎儿胎动最激烈的一段时间。准妈妈可以感觉到胎儿拳打脚踢、翻滚等各种大动作，甚至还可以看到肚皮上突出的小手小脚。此时胎儿位置升高，在靠近胃的地方了	
临近分娩	胎动运动量	大/动作不太激烈
	准妈妈的感觉	明显
	位置	遍布整个腹部
	因为临近分娩，胎儿慢慢长大，几乎撑满整个子宫，所以宫内可供活动的空间越来越少，施展不开，而且胎头下降，胎动就会减少一些，没有以前那么频繁。胎动的位置也会随着胎儿的升降而改变	

方　法	事　项
计算10次胎动所需时间	准妈妈早上起床后就开始测量胎动，数胎动时，可以照常地上班、做家务。有些准妈妈1小时就有可能有10次胎动，也有可能到晚上才有10次。如果到了晚上都没有10次胎动的话，建议马上去医院检查
记录每天的胎动次数	每天早上8点开始记录，每感觉到一次胎动，就记录1次，累计10次后，就不再做记录。如果到晚上8点，胎动次数都没有达到10次的话，建议你尽快去医院检查
计算固定时间内的胎动次数	准妈妈每天测试3小时的胎动。分别在早上、中午、晚上各进行1次。将所测得的胎动总数乘以4，作为每天12小时的胎动记录。如果每小时少于3次，则要把测量的时间延长至6小时以上
晚饭后的测量	准妈妈在晚饭后7～11点，测量胎儿的胎动次数，看看出现10次胎动所需要的时间。如果超过3小时，胎动的次数达不到10次的话，就需要尽快去医院检查
累计白天的记录	准妈妈在整个白天，大约上早8点到晚6点，能够有10次胎动的话，就可放心了，这是最简单的方法

□□□
怎样数胎动
◀ ⋯⋯⋯⋯⋯⋯

异常情况	常见原因	处理方法
胎动突然加快	准妈妈受剧烈的外伤，就会引起胎儿剧烈的胎动，甚至造成流产、早产等情况	1.少去人多的地方，以免被撞到 2.减少大运动量的活动
胎动突然加剧，随后很快停止运动	多发生在怀孕的中期以后。症状有阴道出血、腹痛、子宫收缩、严重的休克	1.有高血压的孕妇，要定时去医院做检查，并依据医生的建议安排日常的生活起居 2.避免不必要的外力冲撞和刺激 3.保持良好的心态，放松心情，减轻精神紧张度
急促的胎动后突然停止	脐带绕颈或打结	1.一旦出现异常胎动的情况，要立即就诊，以免耽误时间造成遗憾 2.准妈妈要细心观察每天的胎动，有不良感觉时，马上去医院检查

□□□
胎动异常原因及处理方法
◀ ⋯⋯⋯⋯⋯⋯

水肿

相关词条：水肿　子宫压迫

□□□
警惕孕期水肿
·················▶

孕期哪个阶段最容易发生水肿

进入孕28周以后，有些准妈妈会出现面部、腿、足踝等部水肿现象。这多是由子宫增大压迫下腔静脉，使静脉回流不畅导致的。随着怀孕周数的增加，孕妇的水肿现象会日益明显。若程度较轻，晚间明显，经休息后自行消退者，称为孕期生理性水肿。这种水肿一般休息较长时间后能够消退，早晨轻、晚间重，一般在天气炎热的情况下会更加严重，这是孕期正常反应，不是病理现象。

水肿常见的部位有哪些

由于不同原因，准妈妈在怀孕时在颈部、脚、腿、腹壁、外阴等部位会出现不同程度的水肿，但最容易发生水肿的是孕妇的下半身。使劲用手按压水肿处的皮肤，就会留下一段时间的凹陷。

什么样的肿胀是不正常的

当肿胀部位在脸部及眼周围时；当脚背、脚踝、手指或手背肿胀程度很严重时；当肿胀短时间内形成时；水肿经过6小时以上的休息仍不消退，并逐渐向上蔓延……这些就不正常了。有这些情况时都要立即咨询妇产科医生。

□□□
**缓解水肿
困扰的方法**
·················▶

要 点	内 容
调整生活习惯	调整好工作和生活节奏，不要过于紧张和劳累
适度劳动	不要长久站、坐，一定要避免剧烈或长时间的体力劳动
适时躺下来休息	如果条件不允许躺下，也可以在午饭后将腿举高，放在椅子上，采取半坐卧位
热水泡脚	每晚睡前，你可以准备好温水，浸泡足部和小腿20～30分钟，以加速腿部的血液循环
饮食调节	要注意饮食调节，多吃高蛋白、低碳水化合物的食物及富含维生素B_1的全麦粉、糙米和瘦肉。饮食要清淡，注意限制盐分的摄取
纠正穿衣习惯	为了预防水肿，不要佩戴戒指，不要穿紧身衣或者套头衫、紧身裤、长筒袜或者到小腿的长袜，应当穿宽松的衣服、矮跟舒适的鞋子，保持血液畅通

静脉曲张

相关词条：静脉曲张　预防静脉曲张

静脉曲张的症状

妊娠期盆腔血液回流到下腔静脉的血流量增加，增大的子宫压迫下腔静脉而影响血液回流，致使出现下肢及外阴静脉曲张。轻度静脉曲张不会引起任何症状，当其加重时，会出现沉重感和疲劳感。其症状各有不同，对有些准妈妈，曲张的静脉只是腿部的蓝紫色的斑块。除了夜间外，只有轻微不适或没有任何不适。而另外一些妇女，曲张的静脉会隆起来。

如何缓解

准妈妈应尽量避免长时间站立，多躺卧，将腿抬高。站立时最好经常垫起脚，用脚尖着地，以促进血液回流。

□□□
**什么是
静脉曲张**

◀ ⋯⋯⋯⋯⋯⋯⋯⋯⋯⋯

控制体重

使妊娠期的体重增加控制在正常范围（体重正常的女性在妊娠期间体重会增加11.25～15.25千克）。

适度运动

每天适度的运动，在住家附近或公园散散步，可以帮助血液循环。

避免不良姿势

尽量避免长期采取坐姿、站姿或双腿交叉压迫。长期站立或压迫双腿易造成腿部静脉充血，使血液回流困难。建议睡觉时脚部垫着枕头，将下肢抬高。

注意睡姿

睡觉时尽量左侧卧，因为左侧卧可以避免压迫到腹部下腔静脉，减少双腿静脉的压力，建议可以利用靠枕。

避免长时间站立

在刚发生下肢静脉曲张时，就不要长久站立，也不要久坐不动，而要经常变换体位休息。如果久坐要注意常活动脚部。

适度按摩

准妈妈坐在靠背椅上，两条腿伸直放在凳子上，准爸爸将双手放在准妈妈的小腿两侧，按顺序按摩，脚趾、足背、踝关节、小腿、膝关节、大腿，动作一定要轻柔，每天1～2次。

□□□
预防静脉曲张

◀ ⋯⋯⋯⋯⋯⋯⋯⋯⋯⋯

贫血

相关词条：孕期贫血　铁元素

□□□
贫血的自我检测

序　号	内　容
1	有头晕的情况，尤其是坐着突然站起来的时候，两眼发黑，或是眼冒金星
2	经常感觉疲劳，即使活动不多也会感觉浑身乏力
3	偶尔会感觉头晕
4	脸色苍白
5	指甲变薄，而且容易折断
6	呼吸困难
7	心悸
8	胸口疼痛

□□□
贫血的原因和调理

随着胎儿的生长，所需要的营养也越来越多，容易导致准妈妈贫血。即使准妈妈在怀孕前已经检测没有贫血，到怀孕期也会有贫血症状的出现。为什么会造成这种情况呢？孕期缺乏铁、蛋白质、维生素B_{12}、叶酸等都可造成贫血，而以缺铁性贫血最为常见。孕产期女性的总需铁量约为900毫克，而食物中的铁仅能吸收10%，一般人每日从膳食中摄取的铁尚能基本维持收支平衡，但对准妈妈来说，因胎儿生长发育和自身贮备的需要，需铁量必然增多。每日食物中的需铁量应为30～40毫克，一般饮食不可能达到此量。于是，准妈妈体内贮备的铁被动用，若未能及时补充，或者入不敷出，就会出现贫血。

定期检查

在孕期里应定期检查血红蛋白、红细胞计数，有贫血症状及时发现。

饮食调理

多吃含铁丰富的食物，并保证维生素B_{12}、叶酸的摄入。在准妈妈日常菜单中，多加入一些动物的肝、肉类、蛋类、豆类及豆制品、牛奶、绿叶蔬菜、水果等。补充铁元素。对于中度或重度贫血患者，光靠饮食调节是不够的。可在医生的指导下服用一些铁剂。

服用维生素C

维生素C能够促进铁元素的吸收，多吃含维生素C的蔬菜、水果，或者补充维生素片也是必不可少的。

准妈妈要多摄取铁

铁是身体所必需的营养素之一。铁负责向身体和脑供应营养的血红蛋白的原料，如果铁摄入不足，会导致头晕眼花、疲劳、心悸、气喘等症状。怀孕使得准妈妈胎盘处的血液蓄积，如果不摄取足够的铁，准妈妈很有可能出现贫血症状。即使准妈妈自身的铁不足，血液中的血红蛋白含量少，但还是会首先供给胎儿，这样准妈妈的贫血症状会越来越严重。

因而，为使准妈妈为胎儿供给充足的血液，充分的摄取铁是极其重要的。而要做到这一点，从怀孕初期就应注意在饮食中补充铁。在摄入铁的同时摄入维生素C，可以提高铁的吸收率。此外，生成红血球的蛋白质也是预防贫血的重要营养素，还有维生素B_{12}和叶酸也可以促进红血球的生成。不只是铁，维生素C、蛋白质、维生素B_{12}和叶酸都要充分的摄取。

含有丰富铁元素的食物

食物名称	每100克含量	营养价值
猪 肝	13毫克	除了正价铁，还富含维生素A、维生素B_1、维生素B_2、维生素B_{12}，可以称得上是万能食品
菠 菜	2毫克	含有铁元素等多种营养素，和动物性蛋白质一起摄取效果更好
沙丁鱼干	18毫克	含有丰富钙元素，建议作为小点心之类食用。熟沙丁鱼干比生的含铁量高出18倍
牡 蛎	18毫克	被称为"海洋牛奶"，营养价值极高，含锌丰富。作为正价铁，吸收率也很高

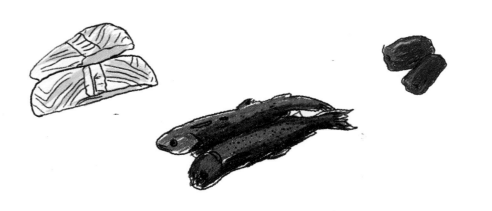

腿部抽筋

相关词条：肌肉痉挛　钙缺乏

□□□
腿部抽筋的原因

　　腿部抽筋是因胎儿骨骼发育需要大量的钙、磷，而准妈妈的钙补充不足或血中钙、磷浓度不平衡，从而发生腿部肌肉痉挛。当体内缺钙时，肌肉的兴奋性增强，容易发生肌肉痉挛。此时的准妈妈腿部肌肉的负担要大于其他部位，因此更容易发生肌肉痉挛。如果日常饮食中钙及维生素D含量不足，或缺乏日照，会加重准妈妈身体中钙含量的缺乏。

□□□
腿部抽筋的预防

　　为了避免腿部抽筋，准妈妈应多吃含钙元素的食物，如牛奶、瘦肉、鱼肉等。谷类、果蔬、奶类、肉类食物都要吃，并合理搭配。比如动物肝脏，除不含维生素C和维生素E外，几乎包含了所有的维生素，而且含铁丰富，搭配富含维生素C和维生素E的黄绿蔬菜一起食用，极为理想，维生素A含量高的食物如胡萝卜，与含动物油脂的荤食一起煮熟后吸收更好。

□□□
腿部抽筋的治疗

　　准妈妈发生小腿抽筋时，要按摩小腿肌肉，或慢慢将腿伸直，可使痉挛慢慢缓解。为了防止夜晚小腿抽筋，可在睡前用热水洗脚，也可以立即站在地面上蹬直患肢；或是坐着，将患肢蹬在墙上，蹬直；或请身边亲友将患肢拉直。总之，使小腿蹬直、肌肉绷紧，再加上局部按摩小腿肌肉，即可以缓解疼痛。

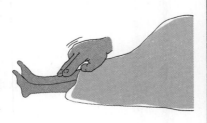

□□□
腿部抽筋的注意事项

序　号	注意事项
1	需注意不要使腿部的肌肉过度疲劳
2	不要穿高跟鞋
3	睡前可对腿和脚进行按摩
4	平时要多摄入一些含钙及维生素D丰富的食品
5	适当进行户外活动，接受日光照射
6	必要时可加服钙剂和维生素D

但需要指出的是，决不能以小腿抽筋作为需要补钙的指标，因为个体对缺钙的耐受值有所差异，所以有些人在钙缺乏时，并没有小腿抽筋的症状。

048 胸闷

相关词条： 心慌　气短

孕期母体血容量比非孕时平均增加1500毫升，血浆增加的比例远超过红细胞的增加，致使血液带氧能力下降；再加上增大的子宫使心脏向上、向左移位，心脏处于不利的条件下工作，上述种种因素都加重了心脏的负荷。机体通过增加心率及心搏出量来完成超额的工作，一般情况下尚不至于出现症状。但遇活动量稍多，氧气需要量增加，再进一步加重心肺负担时，便容易出现心慌及气短现象。准妈妈出现心慌和气短时不要勉强自己，应该多休息。

□□□
胸闷的原因

多休息

如果准妈妈觉得胸闷，可以试着做一下深呼吸，要有意识地放慢工作。如果觉得仍然很难受，就停下来休息一下。如果那样胸闷还不缓解，则可能是贫血、高血压、心脏病等疾病，应该去看医生。

多吃含铁食物

准妈妈贫血也会引起心慌。贫血一般通过血常规检查很容易发现，如果出现贫血，应该多吃富含铁的食物。

注意睡姿

孕期还可能会出现低血压症候群，其发生主要是增大的子宫压迫大静脉，使血液难以回到心脏，结果血压下降。有的准妈妈仰卧时，会出冷汗。这时可以换成侧卧，最好是左侧卧位。

□□□
胸闷怎么办

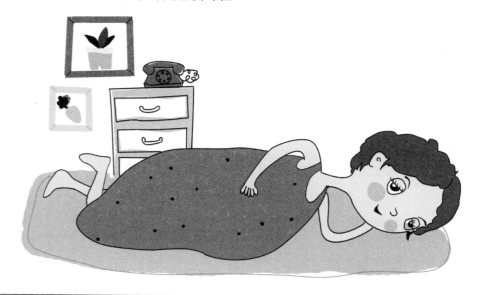

痔疮

相关词条：便秘　肠蠕动减弱

□□□
**为什么孕期
容易患痔疮**
▶

腹部压力增加

怀孕期的准妈妈，随着胎儿在子宫内的不断发育、成长，子宫日益增大，在压迫盆腔的同时，也压迫了直肠静脉血管，造成了血液循环受阻，进而引起淤血或血栓，形成痔疮。还有，女性怀孕后，很容易感到疲劳，活动量大大减少，特别是累了就在沙发上一坐不起，沙发质地软，坐下后，准妈妈的身体淤血程度加重，血液回流困难，更容易诱发或加重痔疮。

最主要原因是便秘

怀孕后由于肠蠕动减弱、全身运动量减少及增大的子宫往往压迫直肠，孕妇易发生便秘，有的孕妇甚至数天不排大便，尤其是在孕晚期便秘更为严重。表现为大便带血或便后滴血，或伴有肛内肿物脱出肛门外，肛门肿痛下坠及肛周瘙痒等不适症状。

□□□
**预防痔疮的
形成**
▶

序号	方　法
1	合理饮食，不要暴饮暴食，以免造成直肠的压力过重，可以少量多餐，避免吃辛辣及酸性等刺激性食物，不要吃过精过细的食物
2	一旦有便意，就尽快去厕所排便。建议有便秘问题的准妈妈每天多喝凉开水或牛奶刺激大肠蠕动，或是早晨起床后马上喝一杯凉开水或牛奶，这都是帮助排便的好方法
3	少量多次地饮水，多吃水果和新鲜的蔬菜，尤其是富含粗纤维的蔬菜、水果。红干椒、胡椒、生姜、大蒜、大葱等刺激性食物尽量少吃
4	多活动可增强胃肠蠕动，另外，睡眠充足、心情愉快、精神压力得到缓解等都是减轻便秘的好方法
5	注意局部清洁。坚持进行局部洗浴，并按摩肛周组织3～4分钟，以加快血液循环
6	孕期避免坐沙发，并避免在电脑前久坐不起
7	练习肛门收缩，每天有意识地进行3～5次提肛，可以加强肛周组织的收缩力，改善淤血状况

相关词条：食管反流

产生胃部灼烧感的原因与食管反流有关，而且，随着怀孕月份的增大，发病率也提高。由于子宫体积逐渐增大，腹腔内压力和胃内压力升高，胃内容物就容易倒流入食道下段，出现食物反流现象。在反流时，带有胃酸的胃内容物刺激和损伤了食道黏膜，从而产生胃部灼烧感觉。

此外，孕中、后期时，由于孕激素分泌增加，可影响食道蠕动，减缓食管对反流物的清除，不利于减轻反流性食管炎的病情。当卧位、咳嗽和用力排便时，腹腔压力升高，也可加重食管反流。如再食酸性或辛辣刺激性食物，会进一步刺激黏膜炎症，使症状加重。

□□□
胃部灼烧的
原因

科学饮食

不要过于饱食，也不要一次喝入大量的水或饮料，特别是不要喝浓茶及含咖啡因、巧克力的饮料，它们都会加重食道肌肉松弛。辛辣性食物、过冷或过热的食物少吃为宜，用餐后不要立即躺下。

在睡眠时将头部垫高

在睡眠时将头部垫高15～20厘米，抬高上身的角度，这样做可有效减少胃液返流。只垫高枕头是不行的，因为那样不可能使整个上身抬高角度。

□□□
胃部灼烧的
缓解方法

缓解胃部灼烧的小妙招	
1	少吃酸味食物，如柚子、橘子、番茄、或醋等
2	少吃辛辣食品，如胡椒粉或红干椒等
3	饭后2～3小时再上床
4	避免喝咖啡、可乐、碳酸饮料，少吃巧克力、薄荷、芥末等
5	每餐不要吃得太饱
6	睡觉以前尽量少吃零食
7	不要穿过紧的衣服，腰带也不要系得太紧
8	保持心情放松，尤其睡前不要有任何压力和刺激

□□□
缓解胃部灼烧
的方法

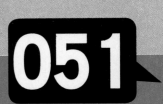 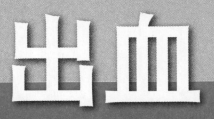

出血

相关词条：下腹疼痛　流产　早产

□□□
孕早期容易出现的出血症状
▶

在怀孕初期，常会有血样的阴道分泌物，或阴道出血，有的还伴有轻微下腹疼痛，这样的情况称之为"先兆性流产"。

早期怀孕，约有1/4的孕妇可能会出现出血，其原因可能是生理性的着床出血或病理性的子宫颈病灶。特别是性行为后出血，更应明确是否有子宫颈息肉或子宫颈出血。大部分的出血会维持数天甚至数星期，医生会嘱咐病人多卧床休息并停止性生活，必要时给予保胎处理。

症状	对于怀孕的影响
不规则出血，腹部没有疼痛感	有被迫流产的可能，立刻向医生咨询，不要慌张
下腹部有阵痛感，出血量增多	有流产的可能，立刻向医生咨询，有可能要尽快动手术
持续流出红黑色的血液，从少量逐渐增多	怀疑是胎盘畸形。这时要进行超声波断层扫描检查，进行去除手术
持续量出血，渐渐伴有下腹部疼痛和贫血	这时要进行超声波断层扫描，进行去除手术
出血量和时间与月经类似。只是少，期间短	孕早期和月经相似的出血症状被称为月经式出血。基本没有什么问题，担心的话可以向医生咨询

□□□
孕中期容易出现的出血症状
▶

孕中期是腹中胎儿生长趋于成熟的重要阶段，一般不常有出血症状。孕中期出血常见的原因主要有宫颈糜烂、前置胎盘和胎盘早期剥离。当没有任何前兆，只有剧痛和出血时，需及时去医院进行诊治。

症状	对于怀孕的影响
孕中期出现糜烂恶化症状，出血也增加	只是宫颈糜烂的话是没有什么特别问题的。如果担心可进行炎症检查
少量的出血，比月经多一些	有子宫颈管息肉的可能性，但没有特别的问题。如果担心可去医院做息肉切除手术，对于生育没有影响
无诱因无痛性反复阴道流血，随着出血的反复发生，出血量越来越多	可能是前置胎盘，需要通过B超检查可以明确胎盘的位置
阴道出血的同时多伴有内出血和持续性腹痛	可能是胎盘早剥，根据病史，结合B超检查可以明确诊断。一旦发生上述情况，应立即到医院进行诊治

产前出血指的是怀孕28周后的阴道出血。主要发生原因有：

1.胎盘异常：前置胎盘、胎盘早期剥离最为常见。

2.子宫颈与阴道疾病：如子宫颈糜烂、子宫息肉或子宫颈癌。另外，阴道外伤或异物置入等，也会造成出血。

3.泌尿道感染造成的血尿。

4.血液科疾病：如凝血功能异常。

产前出血，应尽快就医并找出出血原因。超声波可得知有无前置胎盘，如确定无前置胎盘，则应进一步确诊是否有子宫颈或阴道疾病。

症　状	对于怀孕的影响
没有疼痛感，但是突然有持续的鲜红血液流出	怀疑是胎盘前置，应立刻接受诊治
鲜血持续流出，量逐渐增加，出现贫血症状，下腹部有剧痛	可能是常位胎盘早剥，乘急救车等立刻赶往医院，这种情况基本都需要进行剖宫产
出血量少，但伴有分娩阵痛一样的痛感	有早产的危险。马上向医生咨询，根据症状入院安静调理

是否能马上止住

出血后1～2天内还没有停止，就要尽早去医院检查，看是否是其他的原因引起的。

出血量是否很多

如果比月经出血量多，并且用卫生巾的量比平时多的话，就要马上和医院联系。

是否是黏糊的状态

见红时流出的血混合着黏液，而出血不混合黏液。

是否疼痛

若疼痛十分强烈，可能有特殊情况，马上去医院检查，如果不能动的时候要叫救护车。

多胎妊娠

相关词条：双胞胎 多胞胎

☐☐☐
**双胞胎是
如何形成的**

```
                              受精
                    ┌──────────────┴──────────────┐
                    ↓                              ↓
              二卵性双胞胎      受精卵在72小时      一卵性双胞胎
                               以内分裂
            2个卵子生成2个受精卵        ↑      1个受精卵分离生成2个受精卵

              卵子  卵子                       卵子
            ┌───┘  └───┐                 ┌─────┴─────┐
            ↓          ↓                 ↓           ↓
          卵子        卵子              卵子         卵子

       受精卵植入   受精卵植入        受精后3～8    受精后9～13
       子宫部分近   子宫部分远        天分裂        天分裂
          │          │                 │           │
          ↓          ↓                 ↓           ↓
       二绒毛膜性二羊膜            一绒毛膜性二羊膜   一绒毛膜性一羊膜
       两个胎盘分离的情况，和站在    一个胎盘的羊       只有一个胎
       一起的情况                膜分离的情况      盘，羊膜间没有分
                                               隔界限的情况
```

☐☐☐
**不孕治疗
与多胎**

　　不孕治疗中使用的排卵诱发剂是刺激卵巢，促进排卵的药物。使用的话，一次可以排卵很多，怀孕率会增加4倍，大量的排卵便可能产生多胎怀孕的可能。当然，并不是说不孕治疗等于多胎怀孕，只是应注意这种可能性。

多胎妊娠是指一次生育2个及2个以上婴儿，基本上都是双胞胎，其中分为1个卵子受精的1卵性双胞胎和两个2子分别受精同时成长的二卵性双胞胎两种。与一个胎儿的妊娠相比，多胎妊娠母子身体的负担更大，出现早产和妊高征的可能性也更高。会出现未发育好就出生，或是在怀孕36周之前就要住院等情况。

一卵性双胞胎是受精卵分离时期晚导致胎盘只有1个，2个胎儿共用1个胎盘的一绒毛膜性双胞胎。一绒毛膜性双胞胎时，一个胎儿死亡，会给另一个胎儿带来不良影响。这种情况下，从怀孕初期开始就要慎重。

多胎妊娠中千万不要勉强去做什么事。此外，体重管理也很重要。怀孕后体重增加15千克以上就应引起注意了。控制盐分和糖质的摄入，补充足够的铁、维生素和优良蛋白质。

□□□
同卵双胞胎须特别注意
◄···············

2个胎儿的头都向下，可能进行自然分娩，能够比较顺利的分娩。
2个胎儿头一上一下，可能进行自然分娩。
2个胎儿头均向上的逆产情况，应进行剖宫产。

□□□
双胞胎位置与分娩的关系
◄···············

□□□
双胞胎怀孕问与答
◄···············

听说双胞胎容易早产，是这样吗

子宫的容量最大是5千克。两个胎儿的重量合计接近5千克时，因重力的作用婴儿便会下降，容易早产。10个月时有出现轻微阵痛的倾向。

双胞胎出生时，所花的时间是不是比一胎时多一倍呢

头一个婴儿出生后，过30分钟会再来一次阵痛，第二胎开始出生。第一个胎儿出生后产道便打开了，所以第二个胎儿会比较顺利的出生。并不会因为是双胞胎就花两倍的时间。

双胞胎的情况下，经阴道分娩的可能性有多大呢

先出生的婴儿头向下的话就可能进行自然分娩，但多胎怀孕时不要自己做决定，就分娩方法向主治医生详细咨询。

053 流产

相关词条：先兆流产　过期流产　习惯性流产

□□□ 约有10%的妈妈会经历流产 ▶

孕妇流产相关特征也被称先兆流产。少量出血，伴随着下腹部的疼痛，便是流产的特征了，现在医疗技术有了很大发展，90%以上的女性可以继续怀孕，能够继续生育。孕早期流产的原因，基本上是因为胎儿的染色体异常。尽管这被认为是偶然出现的，但现在还没有预防的方法。

怀孕10周后的流产，便有准妈妈方面的原因了。有的孕妇是因为受心理方面的打击，有的是因为过度劳累。此外子宫内膜息肉，子宫肌瘤等病症也可以导致流产。

总之，当阴部出现流血现象，或是下腹部有生理性的疼痛或剧痛时，不要犹豫，要立刻去医院。

□□□ 流产的三个原因 ▶

准妈妈身体的原因

极度的紧张与疲劳，子宫肌瘤、子宫颈管无力以及准妈妈身体上的原因等。

夫妻双方的原因

若是夫妻双方原因造成的习惯性流产，可以用免疫疗法应对处理。

胎儿的原因

胎儿受精卵的染色体异常和致命性畸形等主要原因。

□□□ 关于流产的问答 ▶

流产后，多长时间才可以进行第二次怀孕？

流产后第三次月经来后，就可以了，比这稍早些也没有关系。也有人因为精神上和肉体上的创伤而在一段时间停止月经。

流产会反复吗？

一次流产并不会导致流产体质。约有10%的孕妇会经历流产。

名称	症状	状态及应对方法
先兆流产	桃红色的血液流出，滴滴答答往下流，下腹部有疼痛感	胎儿在子宫中发育时出现流产征兆。通过超声波断层检查确认胎儿心跳状态，以便确定是否可以继续进行怀孕
过期流产	少量多次阴道流血，色暗，无腹痛	这种情况，胎儿在子宫中已经死亡了。如月份小，可清宫。如月份大，可用催产素引产，使胚胎自行排出
难免流产	出血量多，腹部有阵痛一样的痛感	子宫颈打开，流产处在正在进行的状态之中。应当立刻进行手术或采取必要的处理措施
不全流产	出血及腹部疼痛持续不断	胎儿和胎盘等流出，还有一部分残留在子宫的状态。要采取取出子宫内附属物的处理措施
完全流产	出血并有血块，下腹部有轻微痛感	胎儿和胎盘完全流出的状态。为防止子宫内有残留物，要进行必要处理

□□□
流产种类

水泡状胎块

症状：剧烈的怀孕反应，卵巢肿，有茶色的出血。

状态及应对方法：生成胎盘的绒毛组织异常增殖，子宫内出现葡萄状颗粒的状态。应通过刮除术进行处理。

宫外怀孕

症状：少量出血，下腹部突然疼痛。

状态及应对方法：受精卵没有在子宫壁，而是在卵管、卵巢、腹腔、子宫颈等处植入发育成长的状态。需终止怀孕，卵管破裂的话要进行紧急手术。

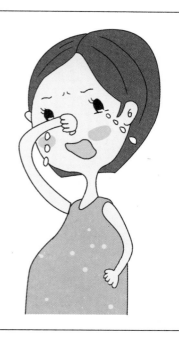

□□□
怀孕必须终止的情况

过期妊娠

□□□
过期妊娠的原因

1. 雌孕激素比例失调。

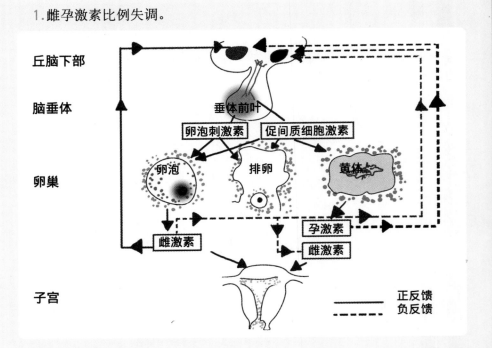

丘脑下部

脑垂体

垂体前叶

卵泡刺激素　促间质细胞激素

卵巢

卵泡　排卵　黄体

雌激素　孕激素　雌激素

子宫

—— 正反馈
---- 负反馈

2. 头盆不称。

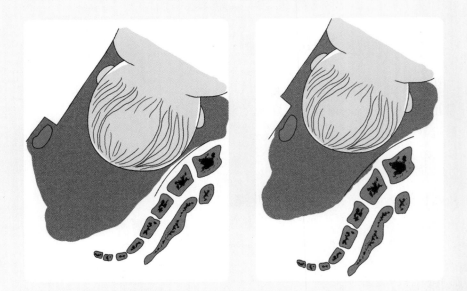

3. 无脑儿畸形合并羊水过多。
4. 遗传因素。

1. 核实预产期

准确核实孕周，确定胎盘的功能是否正常。核实孕周的方法可以通过询问病史，观察平时月经的情况，了解早孕反应的时间、胎动起始的时间，以及通过B超检查等。

2. 判断胎盘功能

名称	内容
胎动记数	每日3次，每次1小时，3次相加乘以4为12小时胎动数 1. 正常>30次/12小时 2. 异常<10次/12 3. 小时或逐日下 4. 降超过50%
E/C比值	1. 比值大于15为正常值 2. 比值小于10为异常值
B超监测	羊水量 胎动 呼吸运动

产前处理

凡妊娠已确定过期的准妈妈，有下列情况之一，应立即终止妊娠：

1. 宫颈条件成熟。
2. 胎儿体重大于4000克或胎儿生长受限。
3. 每12小时胎动计数小于10或NST无反应型，OCT（+）或可疑。
4. 羊水过少或羊水粪染。
5. 有其他并发症。
6. 尿持续低E/C比值。

产时处理

严密监护，发现问题适时剖宫产。

1. 出现胎窘。
2. 头盆不称。
3. 臀先露。
4. 高龄初产；存在妊娠并发症。
5. 破膜后，羊水少；粪染等。

055 早产

相关词条：下腹疼痛　出血

□□□ 早产的症状

早产的典型症状是阴道出血，出血量因人而异。不过，怀孕五个月后的早产往往伴随着下腹疼痛，这是早产的主要特征。这种下腹疼痛跟分娩时的阵痛一样，一阵阵地抽痛。

□□□ 早产的对策

如果有早产的迹象，最好立即住院接受诊察。当然，有早产的迹象不代表孕妇要一直躺着不动，孕妇可以进行读书等简单的活动，所以不用过于着急，此时应该保持平和的心态。医生会根据具体情况使用预防子宫收缩的药物，使胎儿尽量在母体内多停留一段时间。

□□□ 预防方法

早产跟孕妇的健康有着直接的关系。如果孕妇患有糖尿病、高血压、妊高征等疾病，则胎盘不能正常发挥保护胎儿、提供营养的功能，可能会增加早产的危险性。孕妇要经常进行定期检查，及早发现身体的异常，这样才能采取适当的对策，因此孕期定期检查是非常重要的。

虽然是怀孕中期，但是也不能让身体过分疲劳，不要进行过度的运动。尽量不要压迫腹部，也不要提重物。要有充分的睡眠，减少心理压力，防止对腹部的冲击，避免摔倒。经常清洁外阴部，以免阴道感染。总而言之，要注意生活中的各方面。

避免剧烈运动

怀孕中，需要进行运动时，要注意控制运动量，防止身体过度疲劳。如果出现腹部疼痛或僵硬的情况就应该立即停止运动，保持稳定状态。患有妊高征等早产危险疾病的或有早产经历的孕妇最好不要运动。

目前尚未发现完全预防早产的方法，但有研究表明孕妇过于疲劳容易导致早产，所以要避免身体过于疲劳。

怀孕中参加剧烈运动就容易引起子宫收缩并导致早产。如果身体状况不佳，即使获得医生同意可以运动的孕妇也应该多休息。不过像散步或孕妇体操之类的简单运动，既可以改善心情又能增加体力，还是可以经常做。

预防妊高征

为预防妊高征，尽量少吃特别咸的食物。考虑到孕妇和胎儿的健康，要均衡地吸收充足的营养。

难产

相关词条：骨盆异常　胎位异常　难产假

原因	表现
产力异常	子宫收缩乏力或不协调，以致宫口容受或扩张受阻，或在第二产程继发性宫缩乏力
骨盆狭窄	母体骨产道异常
产道异常	软产道异常引起胎儿下降障碍
胎儿异常	胎先露、胎方位或胎儿发育异常

□□□
难产的原因

对准妈妈的影响	对胎儿的影响
感染	巨大产瘤
子宫破裂	头皮血肿
病理性缩复环	颅内出血
瘘道形成	颅骨骨折
盆底损伤	

□□□
对妈妈和胎儿的影响

1. 根据孕妇自述的宫缩频度。
2. 进入产房的时间作为临产的开始（必须制订一些标准：规律宫缩+破膜或见红或宫颈完全容受）

□□□
难产的判断方法

□□□
难产问与答

难产可以休难产假吗

可以休，难产假的认定一般以医院出具的诊断证明为准。

难产与年龄大小有关吗

年龄大小与难产无直接影响。女性在20～33岁时，子宫收缩力无明显异常，产道大小属个体差异，胎儿大小与胎位年龄无关，分娩因素的三个方面是互相配合的。

胎位不正

相关词条：胎位异常　胎位纠正　剖宫产

□□□
什么是胎位不正 ▶

　　胎儿在子宫内的姿势叫做"胎位"，以胎儿出生时先分娩的部分来描述。胎位不正指妊娠8个月后，在检查中确定胎头并不在下腹部。常见的臀位、横位、足位等均称之为胎位不正，其中以臀位的比例最高。

　　怀孕八个月前若发现胎位不正，不必紧张，因这时胎儿小，羊水相对较多，胎儿还在变化之中。如妊娠8个月后胎头仍未向下，应予以矫正。

□□□
胎位不正的危害 ▶

　　产妇羊水过多，经产妇腹部肌肉松弛、子宫肌瘤、内膜息肉、前置胎盘、多胞胎等胎位不正的概率较高；另外，胎儿先天异常，如：先天性髋关节脱位、染色体异常、脑水肿等，臀位的概率比较高。臀位经由阴道分娩的危险性非常高，因为胎儿臀部无法将母亲的骨盆充满，所以分娩时，发生脐带脱垂的概率较高，也比较容易发生胎儿缺氧现象，甚至造成胎儿死亡。另外，胎儿长骨骨折、脊髓受伤或母体产道严重裂伤的概率，也比头产位高出10倍之多。所以，建议胎位不正的产妇选择剖宫产较为安全。

□□□
胎位不正的纠正 ▶

胸膝卧式

　　排尽小便，放松裤带，跪在铺着垫子的硬板床上，双手前臂伸直，胸部尽量与床贴紧，臀部上翘，大腿与小腿呈直角。如此每日2次，开始时每次3～5分钟，以后增至每次10～15分钟。

艾灸法

　　艾灸时放松裤带，腹部宜放松。点燃艾条后，将火端靠近准妈妈的足小指处，趾甲外侧角处（至阴穴），保持不被烫伤的温热感，或用手指甲掐压至阴穴。

注意事项

1.艾灸至阴穴矫正胎位成功率较高，一般超过自然恢复率。艾灸矫正胎位简便、安全，对孕妇、胎儿均无不良影响。

2.灸法应注意治疗时机，妊娠7～8个月（30～32妊娠周）是转胎最佳时机。

3.因子宫畸形、骨盆狭窄、肿瘤，或胎儿本身因素引起的胎位不正，或习惯性早产、妊高征，不宜采用艾灸治疗。

胎盘早剥

相关词条：阴道流血　胎盘异常

血管病变

　　孕妇血管病变会导致胎盘自子宫壁剥离，所以胎盘早剥并发重度妊高征、慢性高血压及慢性肾脏疾病，尤其已有全身血管病变者居多。

机械性因素外伤

　　准妈妈腹部直接受撞击、脐带过短或脐带绕颈、在分娩过程中胎先露部下降，均可能导致胎盘早剥。

子宫静脉压突然升高

　　妊娠晚期或临产后，孕产妇长时间取仰卧位时，可发生仰卧位低血压综合征。

□□□
**胎盘早剥的
原因** ◀ ·················

　　症状较轻者表现为阴道流血，出血量一般较多，呈暗红色，伴有轻度腹痛或腹痛不明显，贫血体征不显著。

　　症状较重者主要表现为持续性腹痛或腰酸、腰痛，其程度因剥离面大小及胎盘后积血多少而不同，积血越多疼痛越剧烈。

□□□
**胎盘早剥的
主要症状** ◀ ·················

　　加强产前检查，积极预防与治疗妊高征；对并发高血压病、慢性肾炎等高危妊娠疾病应加强管理；妊娠晚期避免仰卧位及腹部外伤等。

□□□
**胎盘早剥的
防治** ◀ ·················

胎盘早剥者不能吃哪些食物	
坚硬粗糙及酸性食物	母体身体虚弱，运动量小，如吃硬食或油炸食物，容易造成消化不良
过咸食物	过咸的食物含盐较多，可引起母体内水钠潴留，易造成水肿，并易诱发高血压病
生冷、油腻食物	由于孕妇胃肠蠕动较弱，故过于油腻的食物如肥肉、板油、花生仁等应尽量少食以免引起消化不良
辛辣、刺激性食物	韭菜、大蒜、红干椒、胡椒等可影响孕妇胃肠功能食物也不要吃

脐带绕颈

相关词条：脐带异常　脐带缠绕

□□□ 脐带绕颈的主要原因

胎儿在母体内并不老实，他在空间并不是很大的子宫内翻滚打转，经常活动。每个胎儿的特点不同，有的胎儿动作比较轻柔，有的胎儿动作幅度较大，特别喜爱运动。胎儿在准妈妈的子宫内活动、游戏时有可能会发生脐带缠绕。

□□□ 脐带绕颈的危害

大多数的脐带绕颈往往都是由于脐带本身比较长，而恰巧胎儿又比较活跃，经常有大的翻身活动，这样就有可能使得脐带绕上脖子。当胎儿向脐带绕颈的反方向转回来时，脐带缠绕就会解除。当然，如果脐带绕颈圈数较多，胎儿自己运动出来的概率就比较小一些。一旦脐带缠绕较紧，影响脐带血流的通过，从而影响到胎儿氧气和二氧化碳的代谢，使胎儿出现胎心率减慢，严重者可能出现胎儿缺氧，甚至使胎儿胎死腹中。

□□□ 如何避免脐带绕颈

方　法	表　现
适当饮食	多进食富含营养的食物，避免烟酒及过于辛辣刺激性强的食物，忌生食海鲜、没有熟透及易过敏的食物
适当运动	运动时要选择动作柔和的项目，如散步、游泳、准妈妈体操等，不宜选择剧烈的运动，也应避免过于喧闹的运动环境
适当休息	生活要有规律，不要熬夜，不能太贪玩，避免过于劳累
适当胎教	在进行胎教时要选择曲调优美的乐曲，节奏不宜过强，声音不要过大，时间不能过长，次数必须适当

□□□ 脐带绕颈发生后给准妈妈的建议

序号	建议
1	学会数胎动，胎动过多或过少时，应及时去医院检查
2	羊水过多或过少、胎位不正的要做好产前检查
3	通过胎心监测和超声检查等间接方法，判断脐带的情况
4	不要因惧怕脐带意外而要求剖宫产
5	要注意减少震动，保持睡眠左侧位

头痛

相关词条：头痛原因　偏头疼

□□□
孕期头痛的原因

激素改变

由于激素的变化，头痛在孕早期是很常见的。血压的变化可能会引起紧张型头痛。如果平常就容易出现头痛或偏头痛，在孕早期头痛的次数可能会增多。不过也有许多女性发现，在怀孕的时候，她们的头痛现象反而有所好转。

身体或环境不适

疲劳、饥饿、压力过大、缺乏新鲜空气和运动过量，都可能对孕妇头痛的次数和强度产生影响。

鼻窦充血

鼻窦充血也可能导致集中于颧骨后部的头痛。有时候，在孕期你的视力可能由于眼部周围压力的变化而受到影响，眼疲劳能导致眼内和眼周围或更大范围的头痛。

□□□
孕期头痛怎么办

如果孕期出现头痛，要重视它，不要"硬扛"，这样只会使疼痛加重。到空气新鲜的地方慢慢走一走。如果没有用，就去睡一觉或休息一下，或用一块儿小毛巾泡在温水中，挤出水后敷在疼痛处。

按摩

在反射疗法中，大脚指是与头部对应的区域，所以轻轻按摩大脚指上感觉疼的地方，也许会有帮助。按摩头部时，与头痛同侧的脚指很可能会感到疼，但是只要轻轻按摩一两分钟，脚指上的疼痛就会消失了。你可能会很惊讶的发现自己的头痛也减轻了。用力按压主要的头痛部位也可能会缓解头痛，但并不总是有效。

姿势

发生头痛时，准妈妈首先要查看一下会影响到头痛的姿势和导致头痛的物体，比如工作用的椅子、电脑屏幕和鼠标垫，以及汽车后视镜的位置。在家里，如果床上的枕头过高，可能会导致脖子"落枕"，并引起疼痛。如果床垫使用的时间过长，也会影响到你的背部，不过你不一定感到背部疼痛，而是觉得头痛和脖子疼，把床垫换掉可以缓解症状。

妊娠期糖尿病

相关词条：多饮 多尿 多食 血糖高

□□□
小心妊娠期糖尿病
·····················▶

发病原因

通常情况下，准妈妈的身体会把所吃的食物分解成葡萄糖，并制造胰岛素，用来提取血液里的葡萄糖，然后转运到体内的细胞以此满足胎儿的需求。尤其是在妊娠中期，必须分泌足够的胰岛素以满足体内胎儿生长的需要，如果胰岛素分泌不足，加上准妈妈在怀孕期间进食增多、运动减少、体重增加，2%～7%的准妈妈会发生妊娠期糖尿病，这是怀孕期间最常见的健康问题。研究表明，年龄、种族、肥胖、糖尿病家族史和不良生育史是影响妊娠期糖尿病的主要因素。

如何知道自己患了妊娠糖尿病

如果在妊娠24周以后，出现多饮、多食、多尿、体重减轻的症状，则不排除妊娠糖尿病的可能性。妊娠期糖尿病的诊断要先做专门的测试，然后作诊断。先测试血液然后喝葡萄糖水，再重复测试血液。一般而言，这个诊断在怀孕后26～28周中进行。

妊娠期糖尿病应该做常规检查

1.血糖测定

血糖是指血液中的葡萄糖。食物中的碳水化合物经消化后主要以葡萄糖的形式被小肠吸收，经门静脉进入肝脏。肝脏是调节糖代谢的重要器官。在正常情况下，体内糖的分解与合成保持动态平衡，故血糖的浓度相对稳定。

空腹血糖参考值：非妊娠期为3.9～6.4mmol/L，孕期为3.1～5.6mmol/L。

口服葡萄糖耐量试验（OGTT）参考值：空腹血糖<5.8mmol/L。进食后1小时血糖水平达高峰，一般在7.8～9.0mmol/L，峰值不超过11.1mmol/L；2小时不超过7.8mmol/L；3小时可恢复至空腹血糖水平。各次尿糖均为阴性。

2.糖筛查试验

常规血糖筛查时间定为妊娠24～28周；如本次筛查正常但又有糖尿病高危因素存在，应在妊娠32～34周复查。对有症状者，应在孕早期即进行糖筛查，以便对孕前漏诊的糖尿病患者及早诊断。

3.尿液检查与测定

(1)尿酮体测定：正常人尿液酮体为阴性。

(2)尿液葡萄糖检查。先行尿液葡萄糖定性检查，正常人尿液葡萄糖为阴性，糖尿病时尿糖可为阳性。当尿糖阳性时再行尿糖定量测定。

(3)糖化血红蛋白测定参考值：按GHb占Hb的百分比计算。电泳法为5.6%～7.5%；微柱法为4.1%～6.8%；比色法为（1.41±0.11）nmol/mg。

　　孕期准妈妈的饮食必须做到平衡地摄入蛋白质、脂肪和碳水化合物，以及适量的维生素、矿物质和能量。为了让血糖水平稳定，准妈妈必须注意不能漏餐，尤其是早餐一定要吃。研究表明适当的运动会帮助准妈妈的身体代谢葡萄糖，使血糖保持在稳定水平。很多有妊娠期糖尿病的女性在坚持每天30分钟的有氧运动（如走路或游泳）之后，都受益匪浅。但运动并不适合每个准妈妈，所以最好咨询你的医生，了解一下哪项活动比较适合你。

□□□
患了妊娠糖尿病怎么办

方　法	内　容
严格控制热量	妊娠初期不需要特别增加热量，中、后期必须依照孕前所需的热量，再增加300千焦/天，不要过量饮食
少量多餐	一次进食大量食物会造成血糖快速上升，且母体空腹太久时，容易产生酮体，导致血糖失衡。所以要少食多餐，将每天应摄取的食物分成5～6餐，特别要避免晚餐与隔天早餐的时间相距过长，睡前要补充点心
正确选择糖类	应尽量避免食用加有白糖、果糖、葡萄糖、冰糖、蜂蜜、麦芽糖的含糖饮料及甜食，这样可避免餐后血糖的快速增加。尽量选择纤维含量较高的未精制主食，可更有利于血糖的控制
多摄取纤维质	多摄取高纤维食物，多吃蔬菜、新鲜水果，不要喝果汁等，可延缓血糖的升高，帮助血糖的控制，也比较有饱足感。但千万不可无限量地吃水果
减少油脂摄入	烹调用油以植物油为主，减少油炸、油煎、油酥食物以及动物皮、肥肉等
注重蛋白质摄取	如果在孕前已摄取足够营养，妊娠初期不需增加蛋白质摄取量，妊娠中期、后期每天需增加蛋白质的量各为6克、12克，多吃蛋、牛奶、深红色肉类、鱼类及豆浆、豆腐等黄豆制品。最好每天喝至少两杯牛奶，以获得足够钙元素，但千万不可以把牛奶当水喝，以免血糖过高

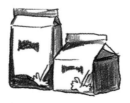
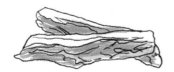

相关词条：先兆子痫　高血压

□□□

哪些准妈妈容易患上妊高征

人群	表现
肥胖或贫血的准妈妈	妊娠前就很胖和妊娠后体重急剧增加的准妈妈，患妊娠高血压的概率是正常女性的3.5倍以上。身体肥胖会加重心脏和肾脏的负担，易导致血压升高。尤其是患有糖尿病的准妈妈，其患上妊娠高血压疾病的概率是健康准妈妈的4倍以上
高龄准妈妈	35岁以后才第一次受孕的准妈妈，随着血管的老化，很容易患上高血压或心脏病
怀双胞胎的准妈妈	怀有双胞胎的准妈妈，各种身体不适会接踵而至。腹部变大，加重对血管的压迫，在这种状况下，准妈妈患上妊娠高血压的危险性就会增加

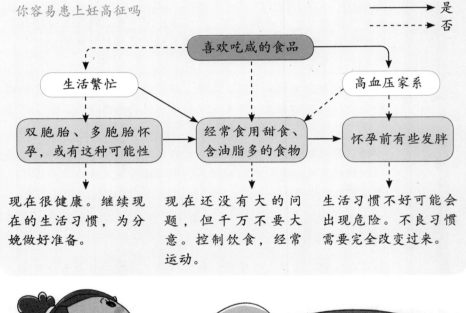

你容易患上妊高征吗　　　　────▶ 是　　- - - -▶ 否

喜欢吃咸的食品

生活繁忙　　　　　　　　　　　高血压家系

双胞胎、多胞胎怀孕，或有这种可能性　　经常食用甜食、含油脂多的食物　　怀孕前有些发胖

现在很健康。继续现在的生活习惯，为分娩做好准备。

现在还没有大的问题，但千万不要大意。控制饮食，经常运动。

生活习惯不好可能会出现危险。不良习惯需要完全改变过来。

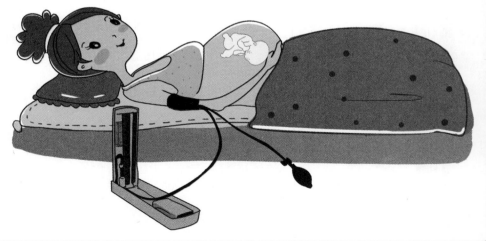

定期检查

定时做产前检查是及早发现妊高征的最好方法。每一次检查，医生都会称体重、测量血压并验尿，还会检查腿部水肿现象。这些是判别妊高征的重要指标，如有异常，医生会及时诊治。

自我检测

准妈妈要经常为自己量血压、称体重，尤其是在妊娠36周以后，每周都应观察血压和体重的变化。

避免过劳

避免过度劳累，保障休息时间，每天的睡眠时间应保证8小时左右，降低妊高征的发生概率。

保证营养

大量摄取优质蛋白质、钙和植物性脂肪，蛋白质不足时会弱化血管，加重病情，同时注意摄取有利于蛋白质吸收的维生素和矿物质。

左侧卧位休息法

治疗妊高征最有效的方法是坚持卧床休息，取左侧卧位，使子宫血液更加流通，增加肾脏血流量，使水分更容易排出。

保持平和的心态

心理压力大的情况也容易患上妊高征。所以不要有精神压力，保持平和的心态也是杜绝妊高征的重要手段。

减少盐分

盐分摄入过多会导致血压升高，影响心脏功能，引发蛋白尿和水肿。因此要严格限制食盐的摄取，每天不要超过7克。

及时就医

如果出现妊高征症状，须用药物治疗，若胎盘功能不全日益严重并接近临产期，医生可能会决定用引产或剖宫产提前结束妊娠。

	预防妊高征的饮食
1	1天最多摄取7～8克盐分
2	控制动物性油脂的食用
3	积极摄取钙元素、铁和叶酸等维生素和矿物质
4	适度运动，像散步、体操等

便秘

相关词条：便秘　肠蠕动　黄体酮

□□□ 准妈妈容易患便秘

孕期便秘的发生，以怀孕后期最为严重，主要是因为孕期分泌大量的黄体酮，它可以使子宫平滑肌松弛，同时也使大肠蠕动减弱。由于子宫不断增大，压迫到大肠，造成血液循环不良，因而减弱了排便的功能，容易造成便秘。另外，准妈妈便秘的发生也与腹痛、运动不足、担心用力排便影响胎儿、饮食习惯不良、精神压力大、睡眠质量问题、体质差异等因素有关。

准妈妈便秘的原因	
1	膨大的子宫体压迫结肠，使肠蠕动减慢，导致不能正常排便
2	准妈妈内分泌水平改变，孕激素增多，降低了胃肠道平滑肌的张力，引起排便困难
3	准妈妈粗粮食用过少，膳食纤维不足，粪便量减少，缺乏对肠壁刺激的推动作用
4	准妈妈孕期的活动量减少，影响结肠的蠕动

□□□ 便秘预防和调理

以预防和调理为主

准妈妈要多吃水果、粗粮和芹菜、韭菜等富含长纤维的食物。早餐一定要吃，避免空腹，并多吃含纤维素多的食物，比如糙米、麦芽、全麦面包、牛奶，还有新鲜蔬菜、新鲜水果，尽量少吃刺激辛辣食品，少喝碳酸饮料。体内水分如补充不足，便秘就会加重，所以，每日至少饮水1000毫升。

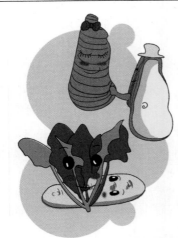

定时排便

准妈妈还要养成定时排便的习惯，保证每天排便一次，不要人为地减少排便次数。最后，在身体条件许可的情况下，准妈妈应当少卧床，多运动。多活动可增强胃肠蠕动。

科学服铁剂

如果便秘是因为服用了铁剂的话，应尽量避免服用。可以咨询医生，是否可以服用铁剂或者有没有其他的替代品。

相关词条：激素变化　尿频　抽筋　睡眠

如果缺乏良好的睡眠，会使准妈妈体力不支，身体免疫功能下降，也会影响胎儿的健康发育，甚至导致早产。此外，持续的睡眠不足，还会提高准妈妈患病的概率，如妊娠糖尿病、妊高征等。那么失眠到底是由什么原因引起的呢？

激素变化

怀孕的女性在心理上都比较敏感，对压力的耐受力也会降低，常会忧郁和失眠，这是由体内激素水平的改变引起的。适度的压力调适以及家人的体贴与关怀，对于稳定准妈妈的情绪十分重要。

饮食习惯的改变

饮食习惯的改变也会影响孕期睡眠质量的好坏。均衡的饮食很重要，必须尽量避免食用影响情绪的食物，例如咖啡、茶、油炸食物等。

尿频影响睡眠

怀孕初期可能有一半的准妈妈尿频，但是到了后期，有将近80%的准妈妈为尿频困扰，晚上会起床跑厕所，严重影响了睡眠质量。

半夜容易抽筋

到了妊娠后期，许多准妈妈常常会抽筋，这也影响到睡眠的质量。抽筋大多与睡觉姿势有关，通常脚掌向下时较容易发生抽筋。如果经常在睡眠中抽筋，就必须调整睡姿，尽可能左侧卧位入睡，并且注意腿部的保暖。

□□□ 引起孕期失眠的原因

平常而自然的心态

造成失眠的因素颇多，前已提及，只要稍加注意，不难发现原因消除，失眠自愈，对因疾病引起的失眠症状，要及时就医。另外，出现失眠不必过分担心，越是紧张，越是强行入睡，结果适得其反。

听舒缓的音乐

聆听平淡而有舒缓的音乐，有助睡眠，可以建立诱导睡眠的条件反射。

喝一杯热牛奶

睡前喝一杯热牛奶，对失眠有很好的帮助。据研究表明，牛奶中含有微量吗啡样式物质，具有镇定安神的作用，从而促使人安稳入睡。

□□□ 改善睡眠的方法

待产包

相关词条：入院物品　妈妈用品　宝宝用品

□□□
入院重要物品

物　品	用　处
入院证件	带好医院就医卡、母子健康手册，便于医生了解准妈妈情况
照相机、摄像机	给宝宝、新妈妈拍照，摄像留念，注意要确保电量够用
手机	住院无聊时，产后痛苦时，都可以用音乐来缓解
银行卡和现金	两者都需要准备，一定要带好现金，买点小东西的时候也方便。如果医院不能用卡支付费用时就更需要现金了，应事先向医院了解清楚支付方式
笔记本、笔	不但可以用来记录阵痛、宫缩时间，还可以写宝宝日记

□□□
妈妈用品

名　称	数　量	用　处
水杯	1个	妈妈用的最好是带有吸管的，顺产的准妈妈进入产房后不方便起来喝水，所以用吸管会方便很多
一次性防溢乳垫	1盒	新妈妈的乳汁分泌很多时，可防止弄湿衣服着凉，另外也能起到美观的作用
一次性防污垫	1大包	防止新妈妈身体分泌物弄脏床单，医院有提供，但是量不够，价格高，自备一些可以省去很多麻烦
卫生巾	1包	分娩后会有恶露，需要垫产妇卫生巾
保温桶	2个	给新妈妈吃饭喝汤或带饭用
微波碗	1个	有的医院提供微波炉，可用来加热食物
塑料盆	2个	新妈妈清洗时用
毛巾	2条	新妈妈清洗时用，可从家里带
香皂	1块	洗手用，可从家里带
梳子	1把	梳理头发用，可从家里带
帽子	1个	防止新妈妈产后受风
抽纸或者纸巾	2份	清洁用
哺乳内衣	2～3件	方便哺乳
束腹带	1条	恢复身材，备用。上床后可以取下，以利于伤口恢复

□□□
宝宝用品

○ 名　称	数　量	用　处
奶瓶	150毫升的1个 250毫升的1个	喂配方奶用（有条件的家庭希望攒多后一次清洗消毒可以准备10个）
饮水用奶瓶	100毫升的1个	宝宝喝水专用
凉开水用奶瓶	250毫升的1个	用于凉开水的，方便准备冲奶备用水
奶粉	2罐	尽量选择好的奶粉，初次选择很重要，后面不宜更换品牌。1罐带产院一罐留家备用
软小匙	1把（可选）	刚出生宝宝不会吮吸奶瓶时用来喂水
奶嘴	S型号（小号）3～4个	一般奶瓶上原装的奶嘴都不好，需要买好的奶嘴换上去
吸奶器	1个	妈妈的乳汁宝宝吃不完时可以吸出来放在冰箱里冷冻保存。也可以用于吸通乳腺、促进乳汁分泌用
奶瓶刷	1个	清洗奶瓶
纯棉手帕方巾	20～30条	20条只少不多。用于给宝宝哺乳、喂水时放在脖子上接奶接水用
隔尿垫	2包	在床上给宝宝换尿布时防止弄脏床单和衣服。1包带到产院，1包放在家里备用
纸尿裤	1袋	接宝宝排便
毛巾被	2条	夏天用
婴儿包被	2条	轻而不滑。可以只带1条去医院，宝宝弄脏后换着用
毛毯	1条	要选择质量好、不容易掉毛的，否则宝宝大些了会把毛毛揪出来放进嘴里吃
湿纸巾	2～6包	给宝宝擦屁股。去产院带1包即可
小塑料盆	2个	1个脸盆，1个便便盆
长袖纯棉内衣	3～5套	哺乳、喂水时不小心弄湿后换着用
新生儿帽子	1顶	保暖
小袜子	3双	保暖

临产征兆

□□□
规律性宫缩

宫缩的特征

1.子宫的收缩有规律，并逐渐加强。宫缩初期大概每隔10分钟宫缩1次，且强度较轻微。

2.宫缩强度逐渐加深，宫缩频率加快，每隔3～5分钟宫缩1次，每次宫缩持续时间变长，可持续50～60秒钟。

3.疼痛大部分出现在腹部下方，但是会扩散到背部下方。

4.宫缩会引起腹痛，腹痛一阵紧似一阵，就预示着快临产了。宫缩从不舒服的压力到绷紧、拉扯的痛。

5.有少数孕妇会出现腰酸症状。

6.宫缩发生时通常情况下会见红。

出现宫缩怎么办

1.走动可能会使腹痛更严重，你可以卧床躺着休息，并做深呼吸。

2.用垫子或椅子做支撑，找到一种最适合的姿势减轻疼痛。

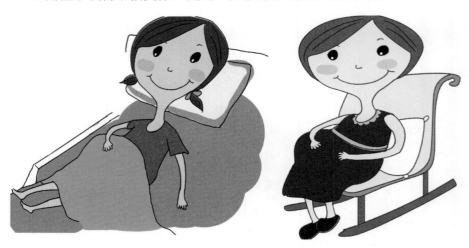

3.不要做剧烈运动，可以做散步这样轻微的活动。

4.最好有家人的陪伴，防止有突然情况发生。

5.如果宫缩不规律或是形成规律但间隔很长，说明离分娩还有一段时间，可以在家休息，等阵痛达到每10分钟1次的时候再入院待产。

需要注意的情况

临产前的宫缩是由不规律的假性宫缩逐渐成为规律性宫缩的，准妈妈应该区分真假宫缩，根据阵痛的间隔时间做好不同的准备工作。

见红的特征

1. 见红的颜色一般为茶褐色、粉红色、鲜红色。
2. 出血量一般比月经的出血量少。
3. 混合黏液流出，质地黏稠。
4. 见红大多发生在分娩临近，阵痛发生前24小时。但个体是有差异的，也有的孕妇在分娩1周前或更早就出现见红的情况。

出现见红怎么办

1. 如果只是出现了淡淡的血丝，量也不多，准妈妈可以留在家里观察。
2. 平时注意不要太过操劳，避免剧烈运动。
3. 如果见红后出现阵痛和破水，就应该立即在家人的陪同下去医院。

需要注意的情况

胎盘剥离引起血管破裂也会造成出血，这种情况非常危险，需立即去医院。如果发现出血量超过月经流量或大量涌出，呈鲜红色时就要立刻赶往医院。

破水的特征

1. 流出的羊水无色透明，可能含有胎脂等漂浮物。
2. 感觉到热的液体从阴道流出。
3. 准妈妈无意识，不能像控制尿液一样控制羊水流出。
4. 破水具有持续性。

破水后该怎么办

1. 不管在什么场合，都应立即仰卧，防止羊水流出。
2. 破水后，可以垫些护垫，需要干净的内裤和卫生护垫。
3. 破水可能导致宫内感染，所以一旦发生破水就应立即去医院。

需要注意的情况

破水会导致羊水大量流出，脐带可能会随压力变化或因为重力作用而导致脱垂。一旦脐带脱垂就可能导致胎儿缺氧、组织器官坏死甚至胎儿死亡。破水后如果6～12个小时内没有分娩迹象，为防止细菌感染，医生会使用催产素来帮助准妈妈进入产程，开始分娩。

分娩呼吸法

□□□
拉梅兹呼吸法
·····················▶

什么是拉梅兹呼吸法

拉梅兹分娩呼吸法，也被称为心理预防式的分娩准备法。这种分娩呼吸方法，从怀孕早期开始一直到分娩，通过对神经肌肉控制、产前体操及呼吸技巧训练的学习过程，有效地让产妇在分娩时将注意力集中在对自己的呼吸控制上，从而转移疼痛，适度放松肌肉，能够充满信心。

拉梅兹呼吸法步骤

名　称	具体做法
胸部呼吸法	此方法应用在分娩开始的时候，此时宫颈开3厘米左右，所采用的呼吸方式是缓慢的胸式呼吸。准妈妈可以感觉到子宫每5～20分钟收缩1次，每次收缩长30～60秒钟。准妈妈学习由鼻子深深吸一口气，随着子宫收缩就开始吸气、吐气，反复进行，直到阵痛停止才恢复正常呼吸
嘻嘻式轻浅呼吸法	当宫颈开至3～7厘米，子宫每2～4分钟收缩1次，每次持续45～60秒钟时，采用嘻嘻式轻浅呼吸法，收缩开始减缓时恢复深呼吸。首先让自己的身体完全放松，眼睛注视着同一点。准妈妈用嘴吸入一小口空气，保持轻浅呼吸，让吸入及吐出的气量相等，呼吸时完全用嘴呼吸，保持呼吸高位在喉咙，就像发出"嘻嘻"的声音。当子宫收缩强烈时，需要加快呼吸，反之就减慢
喘息呼吸法	当子宫开至7～10厘米时，子宫每60～90秒钟收缩1次，胎儿马上就要临盆时，准妈妈先将空气排出后，深吸一口气，接着快速做4～6次的短呼气，感觉就像在吹气球，比嘻嘻轻浅式呼吸还要更浅，也可以根据子宫收缩的程度调解速度
哈气运动	进入第二产程的最后阶段，产妇想用力将婴儿从产道送出，但是此时医生要求不要用力，以免发生阴道撕裂，等待胎儿自己挤出来，准妈妈此时就可以用哈气法呼吸。阵痛开始，准妈妈先深吸一口气，接着短而有力地哈气，如浅吐1、2、3、4，接着大大地吐出所有的"气"
用力推	此时宫颈全开了，助产士也要求产妇在即将看到胎儿头部时，用力将胎儿娩出。准妈妈此时要长长吸一口气，然后憋气，马上用力。准妈妈下巴紧缩，略抬头，用力使肺部的空气压向下腹部，完全放松骨盆肌肉。需要换气时，保持原有姿势，马上把气呼出，同时马上吸满一口气，继续憋气和用力，直到宝宝娩出。当胎头已娩出产道时，准妈妈可使用短促的呼吸来减缓疼痛。每次练习时，至少要持续60秒钟用力

以深呼吸为主

感觉到宫缩时，就开始吸气，并放松双肩，做缓慢而深长的呼吸。呼气的过程是一个持续缓解紧张情绪的过程，时间比较长。在吸入新鲜空气前，尽量将体内的空气呼出体外。

千万不要屏气

人在疼痛和紧张时，屏气或者浅快的呼吸都会引起周身的紧张，减少母体和胎儿的供氧量，导致能量供应的下降，以及疼痛感、恐惧感的加剧。

避免呼吸急促

呼吸过于急促及通气过度，会导致产妇身体虚弱，引起恐惧感、头重脚轻和嘴唇麻木感，产妇还可能出现肌无力和难以控制的肌颤。如果发生这种状况，产妇可以通过减慢呼吸来缓解症状。

不要提前用力

第一产程时主要保持稳定的呼吸，因为宫颈还没有完全打开，所以此时不能用力。如果有些产妇在宫颈没有完全扩张之前就有用力的冲动，可以在子宫收缩期间把呼吸动作放轻，同时缓慢而微微地喘气，这时可能需要丈夫或导乐陪同一起做喘气呼吸，因为一下子从深呼吸转成喘气是不太容易的。

呼吸配合用力

产妇此时会本能地做深长呼吸，并调动膈肌和腹肌的肌肉努力向下使劲。用力时要屏住呼吸，努力向下使劲，每次屏气用力时间最好控制在15～25秒钟之间，然后把气体呼出。再吸气、屏气、用力，如此周而复始。

及时放松调整

进入宫缩间歇期后，产妇会本能地做急促呼吸，这样其实不妥，应该放缓呼吸，放松全身，让体力慢慢恢复。在每次宫缩来临之前，尽量做平静而深长的呼吸。

胎儿娩出前不宜用力过度

胎头着冠后，在胎儿快要娩出前，医务人员会要求产妇做浅快的呼吸，或者用喘气代替深长呼吸。这样有利于子宫的收缩，防止产妇用力过度，避免胎儿娩出太快而使会阴部撕伤等情况发生。

准爸爸陪产

相关词条：产前辅导班　帮妻子放松　入院准备　解决突发问题

□□□
了解相关知识

参加产前辅导班

临产时不该是准爸爸匆忙翻阅孕期书籍或查阅分娩课程笔记的时候，这些事你应当在宝宝出生前早早做好准备。如果条件允许，你应该带着开放、接受的心态去和妻子一起参加产前辅导班，在那里你可以了解到有关分娩的基础知识。

了解分娩的全过程

了解分娩的全过程可以使准爸爸不至于因为妻子的惨状而在宝宝来临的那天惊惶失措，甚至落荒而逃。同时，当他们了解分娩的全过程后，还可以有意识地想好自己怎么做才能最大程度地帮助妻子减轻疼痛，让分娩变得顺利。

通过看书和上网获取经验

当然，准爸爸也可以通过看书、上网获得这些知识。去学习和了解别人是怎样度过这个重要时刻的。

□□□
**帮妻子
放松身体**

帮妻子按摩

在妻子需要的时候，帮助她采取各种减痛措施，别忘了运用那些在产前辅导课中或书本上所学到的知识。比如，建议妻子换个姿势，或帮助她寻找一种宫缩时能让她转移注意力的方法；比如和她一起调整呼吸，说些安慰的话，或通过对产妇不同身体部位的按摩，达到缓解疼痛的效果，比如脚部按摩、背部按摩、腰部按摩，还有腹两侧按摩。当她觉得痛楚难熬时，你就重复这些办法帮她坚持下去。

在精神上鼓励妻子

不论你现在的真实感受是什么，都要做出对一切充满信心和镇定自若的样子，要能对妻子说出："你做得真棒"、"一切都进展顺利"这样鼓励的话，并一再对她表露真挚的情感。

在阵痛间隙，可以和准妈妈一起畅想即将诞生的宝宝的模样，将来怎么培养他，调侃宝宝会有彼此的缺点，描绘将来的精彩生活，也可以回忆以前两人之间的有趣生活，总而言之，准爸爸这时必须竭尽全力地营造轻松的气氛，以帮助妻子减轻疼痛，并使分娩顺利进行。

准备入院手续

大多数准妈妈在进入医院之前，产程就已经开始几个小时了。有些医院也会等到准妈妈宫缩变得有规律，即差不多每5分钟一次的时候，才为她办理入院手续。这时，你可以想办法帮助准妈妈放松心情。

准备充足的食物和水

要准备好充足的水、点心或者准妈妈平时最爱吃的小零食，最好还有巧克力，以便随时准备给她补充能量，这非常重要。准妈妈在分娩过程中体力消耗巨大，汗水淋漓，虽然没有胃口，但需要喝水，对于产程较长的准妈妈，准爸爸有时需要强迫她进食，保证她在关键时刻充满力量。

为自己准备陪护用品

准爸爸也有可能需要在医院过夜，陪伴妻子，所以，别忘了给自己准备一些要用的东西，比如你应该带上干净的衣服、舒适的鞋等。

帮妻子解决随时可能出现的问题

只有你和你的爱人最清楚你们自己的需要，但你的妻子此刻显然不适合作出决策，因此，准爸爸要随时做好一切准备。

你可能要去叫医生护士来查看妻子的情况，要去办理各种手续，或者去打壶开水。另外，如果你的妻子打算进行母乳喂食，你还需要和医生、护士确认，是否宝宝一出生就可以哺乳。最后，要确保有人能帮助妻子解决随时可能出现的问题。多提问、弄清楚自己的能力以及能做的事情。

准爸爸随时与医生沟通

按道理，医生们应该向准爸爸准妈妈解释他们在做什么，以及这么做的原因。但并不是所有的医生都会解释，因此，不管是关于医疗方案方面的问题，还是关于如何使准妈妈更加舒服的方法，你都不要因为不好意思而不去问医生，特别是有的准妈妈在这时候很不想自己提问，你就更需要主动了。

产房是个紧张忙碌的地方，如果能够进入产房陪产，准爸爸要很清楚哪些是自己能做的，哪些是应该让医护人员去处理的。不要大惊小怪，也不要随便乱说乱动，放心让医护人员做他们的工作，你只需要集中精力安抚准妈妈的情绪就好了。

缓解阵痛

相关词条：轻柔按摩　一起走动　腰部放松　趴伏晃动　环抱抚摩

步骤1

在子宫收缩间歇时准妈妈分开脚站立，抱住准爸爸的颈部，头靠在其肩头，身体斜靠在其身上；准爸爸支撑准妈妈的身体，双手环绕住准妈妈的腰部，给准妈妈的背部下方进行轻柔的按摩。

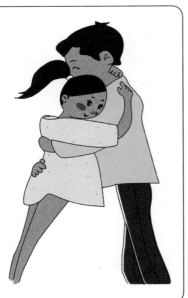

步骤2

在子宫收缩时准妈妈分开脚站立，将自己的身体背靠在准爸爸的怀里，头部靠在其肩上，双手托住下腹部；准爸爸的双手环绕住准妈妈的腹部，在鼓励准妈妈的同时，不断地与其身体一起晃动或一起走动。

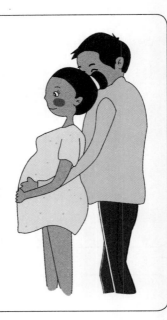

步骤3

1.在床上或地板上放几个松软的垫子，准妈妈跪趴在垫子上。准爸爸在床的一边，用双手不断地抚摩准妈妈的后背，可以减轻产痛引起的腰背疼痛，使准妈妈感到舒适一些，特别是在胎儿的面部朝向准妈妈腹部时。

2.找一把舒适柔软的座椅，准妈妈面向椅背而坐，胸腹部靠在有柔软靠垫的椅背上，头部放松地搭在椅背上；准爸爸在妻子身后，一条腿跪蹲下去，并不断地用手按压准妈妈的腰部，这样可以缓解准妈妈腰部的疼痛。

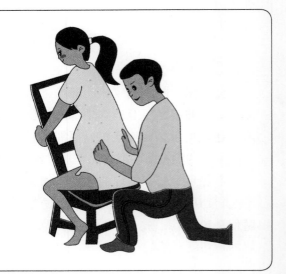

🔲🔲🔲
步骤4

▶

准妈妈趴伏在床上，双手着于床上的一个垫子上，使自己的臀部低于肩膀，并且将双腿分开一些，左右晃动臀部，有助于减轻准妈妈的腰背部疼痛。

在子宫收缩间歇准妈妈可以采取直坐的姿势坐在床上，后背贴在有靠垫或枕头的床背上，双腿屈起，双手放松地放在膝头上。这样可使腹部及腰部得到放松，还可将胎儿的头向子宫颈推进。

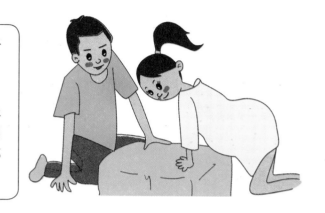

🔲🔲🔲
步骤5

▶

准爸爸坐在床上或椅子上，准妈妈趴伏在其大腿上，双手环绕抱着准爸爸的腰臀部，让其托住自己的身体，给予一些支持；准爸爸轻柔地上下抚摩产妇的腰背部。

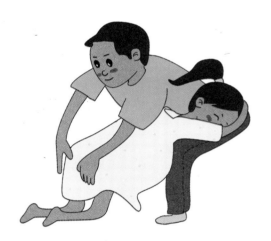

🔲🔲🔲
步骤6

▶

从第一产程向第二产程进入时，准妈妈可以在床上采取蹲坐的姿势，准爸爸及其他陪护者分别站在床的两旁，准妈妈把自己的双臂搭靠在丈夫及其他陪护者的颈肩上。这种由别人支撑的趴跪姿势，可以使准妈妈感到舒服一些，而且由于胎儿的重力还可以促进骨盆扩张。

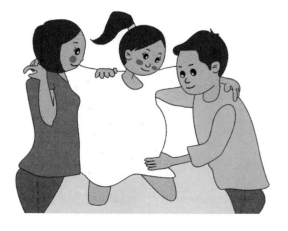

顺产

相关词条：顺产条件　顺产适合范围　顺产过程　顺产优缺点

□□□ 什么是顺产 ▶

顺产即自然阴道分娩，胎儿经阴道自然娩出。虽然分娩方式日益更新，但自然分娩仍被认为是最理想、最安全的分娩方式，也是医生对健康孕妇最常推荐的分娩方式。

□□□ 具备哪些条件可以安心顺产 ▶

产道条件

骨产道：8～9厘米，椭圆形弯曲管道，中间还有两个路障（坐骨棘）——固定不变。

软产道：由子宫下段、子宫颈、阴道及盆底组织构成的弯曲管道——有脂肪。

胎儿条件

胎儿头颈：足月的胎儿头颈（双顶径）平均为91～93毫米。妈妈骨盆中最窄的一条经线宽度约为100毫米，所以能够顺利通过。

胎位正常：正常胎位为胎头的枕骨靠近产妇骨盆的前半部，是最能顺利分娩的头位正常姿势。臀位、横位、头位不正等都属胎位异常。

产力

指子宫收缩力、腹肌收缩力、提肛肌收缩力。

孕晚期会出现一些假性宫缩，一般为20～30秒，临产时，最长的也只有45秒钟到1分钟。宫缩时间过长，可能造成宫内缺氧。

心态

产前具备良好的心态非常关键，分娩之前就应做好顺产的心理准备。

□□□ 顺产的全过程 ▶

分娩总共分为三个阶段。而第一个阶段是准妈妈最痛苦和最难度过的阶段。

阶　段	子宫口打开情况
第一阶段	阵痛开始到子宫口打开4厘米左右
第二阶段	子宫口打开到7厘米以上，感觉有便意
第三阶段	子宫口开全，有点像排便的感觉

□□□
什么情况下
不适合顺产 ◀ ⋯⋯⋯⋯⋯⋯

胎儿巨大

胎儿体重达到或超过4千克以及胎头双顶径大于95毫米者称为巨大儿。胎儿大，手术助产的概率增加，若进行顺产则可引起胎儿臂丛神经损伤、锁骨骨折、颅内出血、肩难产、新生儿窒息甚至死亡。对准妈妈而言，严重的软产道裂伤，甚至子宫破裂，尾骨骨折、尿漏、粪漏等，增加手术助产概率，易导致感染。子宫收缩乏力、产程延长、易导致产后出血。由于盆底组织损伤，产后可导致子宫脱垂。

胎位异常

一般指妊娠30周后，胎儿在子宫内的位置不正，较常见于腹壁松弛的准妈妈和经产妇。胎位异常包括臀位、横位、枕后位、颜面位等。以臀位多见，

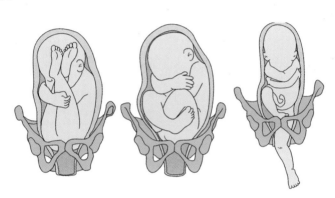

而横位对准妈妈和胎儿的危害最大。胎位异常导致继发宫缩乏力，使产程延长，常需手术助产，容易发生软产道损伤，增加产后出血及感染概率，若胎头长时间压迫软产道，可发生缺血坏死脱落，形成生殖道瘘。发生梗阻性难产，若不及时处理，造成子宫破裂，危及准妈妈生命。第二产程延长和手术助产概率增多，由于胎儿头部受压过久，可引起颅内出血、新生儿窘迫、新生儿窒息。胎儿面部受压变形，颜面皮肤青紫、肿胀，尤以口唇为著，从而影响吮吸，严重时可发生喉头水肿，影响吞咽及呼吸。

准妈妈骨盆狭窄或倾斜

骨盆狭窄或倾斜就是骨盆径线过短或形态异常，致使骨盆腔小于胎先露部可通过的限度，阻碍胎先露部下降，从而影响产程顺利进展。若为骨盆入口平面狭窄，容易发生胎位异常，常引起继发性宫缩乏力，导致产程延长或停滞。若为中骨盆平面狭窄，影响胎头内旋转，胎头长时间嵌于产道内，压迫软组织引起局部缺血、水肿、坏死、脱落，于产后形成生殖道瘘；胎膜早破及手术助产增加感染概率。严重梗阻性难产若不及时处理，可导致先兆子宫破裂，甚至子宫破裂，危及准妈妈生命。对胎儿而言，导致胎儿窘迫，甚至死亡；因产程延长、胎头受压、缺血缺氧容易发生颅内出血；产道狭窄则会使手术助产概率增多，容易发生新生儿产伤及感染。

□□□
顺产的优点

序 号	优 点
1	产后恢复快，分娩当天就可以下床走动。一般3～5天可以出院，花费较少
2	产后可立即进食，可喂哺母乳
3	仅有会阴部位伤口
4	并发症少
5	对婴儿来说，从产道出来肺功能得到锻炼，皮肤神经末梢经刺激得到按摩，其神经、感觉系统发育较好，整个身体各项功能的发展也较好
6	产后腹部恢复快，可很快恢复原来的平坦
7	不会因为麻醉剂而使孩子的神经受到伤害

□□□
顺产的缺点

序 号	缺 点
1	产前阵痛
2	阴道分娩过程中容易出现突发状况
3	阴道会变得松弛，但可以通过产后运动改善
4	骨盆腔子宫膀胱脱垂的后遗症
5	阴道分娩会伤害会阴组织，甚至造成感染或外阴部血肿等
6	产后会因子宫收缩不好而出血，若产后出血无法控制，需紧急进行剖宫处理。严重者需切除子宫，甚至危及生命
7	产后感染或产褥热发生；尤其是早期破水，产程延长者
8	会发生急产（产程不到两小时）。尤其是经产妇及子宫颈松弛的患者
9	胎儿难产或母体精力耗尽，需以产钳或真空吸引，协助分娩时，会引起胎儿头部肿大
10	胎儿过重，易造成肩难产，会导致新生儿锁骨骨折或臂神经丛损伤
11	羊水中产生胎便，导致新生儿胎便吸入症候群
12	胎儿在子宫内发生意外，如脐带绕颈、打结或脱垂等现象
13	羊水栓塞，毫无预警地发生，即使是剖宫产也无法避免

选择适合的年龄分娩

大多数医学专家认为，女性生育的最佳年龄是25～29岁，处于这一年龄段的女性顺产的可能性较大。随着年龄的增长，妊娠与分娩的危险系数逐渐升高。首先，年龄过大，产道、会阴、骨盆的关节变硬，不易扩张，子宫的收缩力和阴道的伸张力也较差，以至于分娩时间延长，容易发生难产。其次孕妇年龄越大，发生高血压、糖尿病、心脏病等孕期并发症的机会越多，需要剖宫产干预的概率也越大。

孕期合理营养，控制体重

胎儿的体重超过4千克（医学上称为巨大儿），孕妇的难产率会大大增加。巨大儿的产生与孕妇营养补充过多、脂肪摄入过多、身体锻炼偏少有关。孕妇患有糖尿病，也会导致胎儿长得大而肥胖。理想的怀孕体重在怀孕三个月以内增加2千克，怀孕3～6个月和怀孕7～9个月各增加5千克，前后共增加12千克左右为宜。如果整个孕期孕妇体重增加20千克以上，就有可能使胎儿长得过大。

孕期体操

孕期体操不但有利于控制孕妇体重，还有利于顺产，这是因为体操锻炼可以增加孕妇的腹肌、腰背肌和骨盆底肌的张力和弹性，使关节、韧带松弛柔软，有助于分娩时肌肉放松，减少产道阻力，使胎儿较快地通过产道。另外，孕期体操还可缓解孕妇的疲劳和压力，增强顺产的信心。

当然，孕妇在练体操时要注意运动时间、运动量，做好热身准备，防止过度疲劳，避免宫缩。

定时做产前检查

孕妇定期做产前检查的规定，是按照胎儿发育和母体生理变化特点制订的，其目的是为了查看胎儿发育和孕妇健康情况，便于发现问题，及早纠正和治疗，使孕妇和胎儿能顺利地度过妊娠期。

矫正胎位

通常在孕七个月前发现的胎位不正，只要加强观察即可。因为在妊娠30周前，胎儿相对子宫来说还小，而且母亲宫内羊水较多，胎儿有活动的余地，会自行纠正胎位。若在妊娠30～34周还是胎位不正，就需要矫正了。可以采用胸膝卧位法矫正胎位。

分娩姿势

相关词条：仰卧式　侧卧式　坐式　半坐式　站立式　蹲坐式

□□□
仰卧位分娩法
·······················▶

优　点
对产科处理（如器械助产）及新生儿处理方便，适合医务人员的需要
便于保护准妈妈的会阴
疲劳度相对较小
便于助产士观察胎儿情况
可以帮助胎儿转换胎位，便于分娩

缺　点
胎儿的重力优势没有体现，导致产程延长，继发宫缩乏力
增大的子宫压迫下腔静脉，使回心血量减少，其结果可诱发胎儿宫内窘迫和产后出血增多
骨盆的可塑性受到限制，骶尾关节难以扩张，产道较狭窄，从而增加难产的概率
外阴更容易发生撕裂，侧切的概率会相对高些

□□□
侧卧位分娩法
·······················▶

优　点
能使会阴放松，降低会阴撕裂及外阴切开术的概率
胎儿的供氧充足
对高血压产妇有帮助
产妇可以选择硬膜外麻醉
使子宫收缩更有力
减少下腔静脉受压
可以加速分娩的进程
在第二产程中，两次阵痛之间可以让产妇好好休息
能够缓解急产

缺　点
无法借助重力的作用
如果产妇躺的方向和胎儿背朝的方向一致，则无法进行胎心检测
如果膝盖以下没有人帮助产妇支撑着腿，产妇必须自己努力支撑

□□□
坐位分娩法

优 点
可以借助重力优势，使子宫收缩强而有力，有效地缩短第二产程
有利于分娩旋转的顺利进行，胎儿重力与产道方向一致，宫缩能使胎头在产道中旋转得顺利
改善胎儿的血液循环，减少新生儿窒息的危险

缺 点
产妇久坐可能导致会阴部发生水肿
有急产倾向及进程较快的产妇不宜采取坐式产椅分娩

□□□
半坐位分娩法

优 点
对于产妇来说较为舒服
可以借助重力优势
分娩在产床上可以顺利进行
分娩的时候，方便产妇与陪产的人交流
便于进行胎心检测

缺 点
不利于会阴的保护
压力作用在会阴，不能做外阴切开术
尾骨的灵活性减弱

□□□
前倾跪式分娩法

优 点
可借助重力作用
可以降低阴道撕裂及会阴切开术的概率

缺 点
产妇会比较累

□□□ 站立分娩法

优 点
直立姿势，可发挥重力作用
宫缩强而有力，有效地缩短第二产程，提高分娩速度

缺 点
产妇久站会比较劳累

□□□ 蹲坐分娩法

优 点
可以将力量集中，提高分娩的速度
可以借助重力的作用
可以加速胎头旋转
可以自由地变换重心，让产妇感觉舒服
不用向下使太大的力气
产妇以蹲式骨产道宽度最大，当产妇从平卧位改为蹲式时，骨产道横断面的面积可增加30%，蹲位时出口前后径可增大0.5～2.0厘米

缺 点
产妇久蹲容易疲劳
有时很难听到胎心

□□□ 斜躺分娩法

优 点
可以帮助胎头旋转
可以借助重力的作用
宫缩有力，并不那么疼
胎儿可以顺利地通过产道
减轻背痛
比站立姿势更利于休息

缺 点
分娩时陪产人员很难帮上忙

相关词条：潜伏期　活跃期　过渡期

□□□
潜伏期 ◀ ⋯⋯⋯⋯

　　潜伏期又称预先分娩，子宫颈扩张3～4厘米。每次宫缩持续时间在20～40秒钟，间歇时间在20分钟左右。这个阶段的宫缩强度相对比较温和，但也不是所有的产妇都一样，有些经产妇在分娩前子宫颈就开始扩张了。

　　潜伏期通常持续6～8小时，如果没有医学上的指征，这个阶段待在家中会比较舒适。如果第一次宫缩发生在夜间，可以继续休息；如无法休息，可做一些能分散注意力又不太剧烈的运动，有需要的话也可以吃些夜宵，为分娩补充体力。

□□□
活跃期 ◀ ⋯⋯⋯⋯

　　活跃期时宫缩频率越来越高，此时宫颈每小时至少扩张1厘米，最后扩张至8厘米。这个阶段每次宫缩一般持续40～60秒钟，强度会越来越大，间歇时间5～7分钟，通常是分娩过程中宫缩强度最大的一个阶段。但也不是每个产妇都完全一样的。

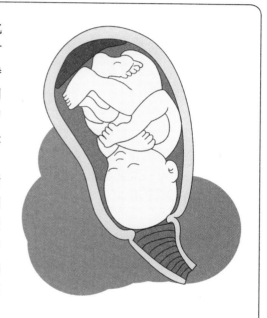

　　在宫缩强度持续增加及时间不断延长情况下，产妇要抓紧宫缩间歇期调整放松。这时产妇一般不愿与人交谈，注意力完全集中在自己身上，产妇甚至会出现"分娩毫无尽头"的感觉。此时如有疑惑或者不便，可向医生或导乐咨询。

□□□
过渡期 ◀ ⋯⋯⋯⋯

　　过渡期子宫颈由8厘米扩张到10厘米，持续时间为1～2小时。每次宫缩持续60～90秒钟，间歇时间为2～3分钟。这个阶段是分娩过程中最困难也是对产妇要求最高的时期，她们身体要承受巨大的疼痛，而且多数会忍不住吼叫出来，神经十分脆弱，有些甚至希望中途放弃，多数人的情绪会失控。

　　当胎儿下降到骨盆时，产妇会感到下背部或会阴部有一种巨大的压力，而且会有一种急于向下用力排便的感觉。许多产妇会以喊叫、哭泣、咒骂等方式宣泄无助感，但要记住只有尽量放松才能有效地保持体力，这样有助于下一个产程更顺利的进行。

第二产程

相关词条：屏气用力　胎头着冠　宝宝出生

屏气用力

进入第二产程，每次宫缩都会有下坠感，这个阶段要把注意力放在控制呼吸和屏气用力上，而不是大喊大叫或者不断呻吟。每次宫缩都要配合呼吸，然后屏气在阴道处用力，根据医生和助产士的提示，进行正确的呼吸与用力。如果医生没有提示要用力，千万不可自行用力。

在屏气用力时，最好要放松阴道和会阴部的肌肉，如果这两处太过紧张，会让使劲后的效果大打折扣。用力的时间没有特别限制，一般持续5～6秒钟即可，这样也可以让更多的氧气进入血液。

有些产妇害怕当众排便，或者害怕发生撕裂而使劲憋住粪便，致使骨盆腔底、肛门和阴道的肌肉收缩变紧，减少了分娩时胎儿可利用的空间，产道体积变小，也意味着要花更大的力气、更多的时间才能将胎儿娩出。

如果产妇实在疲惫，甚至产生"根本生不出来"的消极想法，可以休息几个宫缩周期，让精力有所恢复后再重新进入战斗。如果想哭、想叫时，也尽管将情绪发泄出来，不必有所顾忌，这样有助于消除影响分娩的不良因素。

胎头着冠

此时在阴道口已经能看到胎儿的头部，一般再过1～2个宫缩时间，胎儿就可以完全娩出了。

在胎儿娩出的最后关头，产妇会被要求做短慢的呼吸，或者用口喘气，并且不要使劲，主要是为了让会阴部有足够的时间慢慢伸展开，防止会

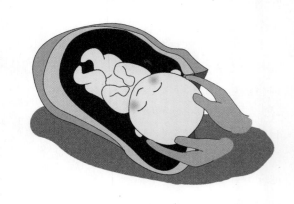

阴撕裂。在子宫再次发生收缩时，胎儿前肩先下，然后是另一侧肩膀，最后再一次用力，宝宝就出生了。

宝宝出生

宝宝终于出生了。医生会立即观察宝宝是否一切正常，会不会哭闹、皮肤是否红润等，几秒钟后宝宝开始呼吸，并且感受到别人的肌肤抚摸。

如果产妇还有体力，可以将宝宝抱到她怀里，感受彼此抚摸和呼吸，这不仅能让宝宝产生安全感，产妇的母爱也会被一瞬间激发出来，九个多月的辛苦一下子得到了全然的满足。

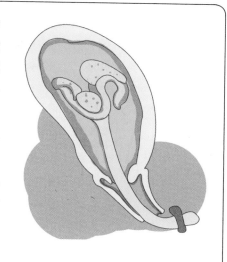

胎盘娩出在胎儿自然娩出后5～15分钟内，子宫会继续收缩，但此时的强度比之前要小很多。如果是经产妇，这种差别可能不是很大。胎盘娩出的时间一般在15～30分钟内。

多数医院会建议主动处理第三产程，以预防产后大出血。

常规使用合成宫缩素，能缩短第三产程的时间，接生人员只要轻轻拉扯脐带，5分钟内胎盘就可以分娩下来。但要注意的是，注射宫缩素时或之前，要把脐带夹住，防止药物进入胎儿的血液循环系统。

胎盘娩出后，医生会检查是否有脱落的胎盘组织残留在子宫内，如发生这种情况，医生需将手伸入子宫，取出胎盘，这种手术需施行硬膜外麻醉，以缓解疼痛。

□□□
胎盘娩出

宝宝刚出生时，虽然呼吸反射已经建立，但在剪断脐带前，脐动脉还会继续搏动，还在传输能量和氧气。医务人员会通过触摸脐带的搏动情况来迅速判断宝宝的健康状况。

宝宝的肺脏扩张后，体内分泌出前列腺素，促进脐动脉收缩，血流量渐渐减少，脐带也逐渐变白、变软。此时脐带不再有传输营养和氧气的功用，可以用钳子夹住，在距离宝宝身体2～3厘米处剪断。

因为脐带上并没有神经末梢的分布，因此剪切不会引起宝宝的疼痛，脐带头在10天后会自然愈合并脱落，留下的痕迹就是肚脐眼。

□□□
剪断脐带

剪断脐带后，医务人员会检查产妇的阴道和会阴部有没有撕裂伤，如果有损伤就先进行局部麻醉，然后迅速将伤口缝合好。目前国内医院都有会阴切开术，所以一定会有个缝合手术。相比之前分娩的疼痛感，此时的小手术就显得微不足道了。

等一切处理完毕，产妇会被送到产房，如果体力允许，这时应该尽快开奶并为宝宝哺乳，为后期分泌丰富的乳汁做准备。

□□□
分娩结束

胎盘

相关词条：前置胎盘　胎盘早剥

什么是胎盘

胎盘是妊娠期间由胚胎的胚膜和母体子宫内膜联合长成的母子间交换物质的过渡性器官。胎儿在子宫中发育，依靠胎盘从母体获取营养，而双方保持相当的独立性。胎盘还产生多种维持妊娠的激素，是一个重要的内分泌器官。

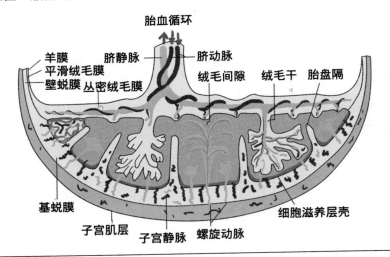

前置胎盘

正常情况下胎盘应附着在子宫的前、后及侧壁上。但某种情况下，胎盘像小帽子那样附着在子宫颈内口的上方，恰好戴在胎儿的头上或臀部，这种情况称为前置胎盘。根据前置胎盘的位置，可分为三种类型：子宫颈内口全部被胎盘组织所遮盖，称为完全性前置胎盘；子宫颈内口仅一部分被胎盘遮盖，称为部分性前置胎盘；胎盘下缘恰恰在子宫颈内口边缘处，称为边缘性前置胎盘。

胎盘早剥

正常位置的胎盘，在胎儿还没出生以前，是紧贴子宫壁的。如果在这个时期他"闹情绪"，部分或全部从子宫壁剥离，称为胎盘早剥。胎盘早剥和胎盘前置都是妊娠晚期流血的主要原因之一。一旦险情发生，原则上应争分夺秒地让胎儿产出，只有在胎儿产出，胎盘跟着排出后，子宫才能迅速收缩而止血。如果初产妇轻度胎盘早剥，宫口已开大，估计短时间内可迅速分娩，可在医生的严密监护下人工破膜后自阴道分娩。切忌拖拖拉拉，延误急救时机。

胎盘可以吃吗

很早以前中医就将晒干的胎盘入药了，药名叫做紫河车，所以，健康的胎盘是可以吃的。胎盘虽然有丰富的营养，但注意食用胎盘一定要吃健康的胎盘，如果吃了带有病毒的胎盘就会被感染，所以食用胎盘一定要谨慎。

脐带血

相关词条：脐带血价值　采集方式　保存方法

脐带血是宝宝出生后，脐带结扎并离断后残留在胎盘和脐带中的血液。

在过去脐带血是直接被丢弃的，但现代科学研究发现，脐带血含有可以重建人体造血和免疫系统的造血干细胞，可以治疗多种疾病。

脐带血是造血干细胞的重要来源，可用于造血干细胞移植，是非常宝贵的人类生物资源。随着科学的发展，干细胞在神经系统的治疗和器官脏器的修复等方面都会取得突破，将来干细胞能治疗更多的疾病。由于脐带血中所含干细胞的免疫功能尚未发育完全，所以在配型上相对容易许多，尤其在家人中间概率更高。

□□□
什么是脐带血 ◀

脐带血中的造血干细胞可以治疗的疾病：

1. 白血病、淋巴瘤、骨髓异常增殖综合征、多发性骨髓瘤等。
2. 海洋性贫血、再生障碍性贫血等。
3. 先天性代谢性疾病、先天性免疫缺陷疾患、自身免疫性疾患等。
4. 小细胞肺癌、神经母细胞瘤、卵巢癌等。

□□□
脐带血的价值 ◀

脐带血是在胎盘结扎处进行抽取的，不会抽到胎儿的血液，也不会抽到产妇的血液，对妈妈和宝宝来说都是没有任何伤害的。

□□□
脐带血的采集 ◀

脐带血是保存在脐带血造血干细胞库里。

保存的医学工序需要经过脐带血的检测、分离、制备等，将脐带血冷冻在零下196℃的深低温液氮中，通常能保存20年。

脐带血保存的血库也分为两种：

1. 公共脐血库。

公共的脐血库，一般接受公众捐赠的脐带血并免费保存，用于任何配型合适的病人。捐赠者在今后取用配型脐带血时可享受优先权和费用优惠。

2. 自体脐血库。

是用来保存胎儿本人的脐带血，为将来本人或亲属的造血干细胞移植做储备，是需要付费的。

□□□
**脐带血的保存
方法** ◀

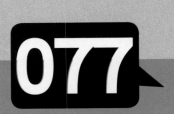

早产

相关词条：早产儿　早产征兆　早产影响　处理早产　护理早产儿

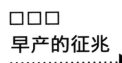

早产儿

胎龄在28～37周之间的活产婴儿，称为早产儿。

早产的征兆

如果在孕中期、孕晚期（37周以前）出现以下症状，一定要立即到医院就诊，有些症状在正常怀孕时也会出现，极容易混淆，所以要格外小心。

1.阴道分泌物增多，或者阴道分泌物的性状发生改变，变成水样、黏液状或带血色。

2.出现阴道流血或点滴出血。

3.腹部疼痛，类似月经期那样的痛。

4.宫缩加强，如果每15分钟出现2次以上的宫缩，那很可能是要早产了。

5.盆底部位有逐渐增加的压迫感，因为胎儿在往下压迫。

6.腰背部疼痛，特别是以前没有腰背部疼痛史的。

7.下腹部变硬。如果下腹部反复变软、变硬而且肌肉也有变硬、发胀的感觉，并且每10分钟有1次宫缩持续30秒钟以上。

早产对宝宝的影响

早产会引起宝宝的健康问题，宝宝在出生时发育得越成熟，存活的可能性就越大，分娩时间越提前，宝宝的危险就越大。

如果宝宝的身体不能很好地适应外界环境，早产会威胁到宝宝的健康。国内早产儿的死亡率为12.7%～20.8%。

如何预防早产

1.不要碰撞腹部，不要到人多的地方去，以免拥挤，防止跌倒，不要拿重的或高处的东西。

2.不要刺激腹部，养成良好的排便习惯，防止发生便秘和腹泻，以免刺激子宫收缩，夫妻性生活要适度。

3.要注意休息，避免精神紧张、烦躁和疲劳。

4.应尽量避免长时间持续站立或下蹲，这会使腹压升高子宫受压，也可以引起早产。

5.积极治疗子宫畸形和缺陷，如纵膈子宫可于孕前纠正，子宫颈口松可于孕13～16周进行宫颈内口环扎术。

6.积极治疗慢性疾病，如心脏病、肾病、高血压等。

如果早产的症状发生在孕34周前

如果胎儿不到34周，心跳也很好，而且准妈妈没有子宫内感染或其他问题，那么，医生会设法让你晚些分娩，他会采取以下措施：

1.密切监护母体和胎儿的情况，给孕妇静脉注射抗分娩药物以减轻子宫收缩的强度。现在的医学技术可以把分娩时间延迟24～48小时，甚至更长。

2.使用皮质激素，促进胎儿肺部、肠道和大脑的发育。

如果早产的症状发生在孕34～37周

如果孕37周前破水，但没出现宫缩，医生可能会等待孕妇自然临产，或者尝试延缓临产的时间。如果孕妇已经出现感染症状，或者胎儿已处于窘迫状态，医生会立即让孕妇分娩，通常是采取剖宫产手术。

34～37周出生的宝宝，一般能够健康存活，但仍然需要在监护室里待一段时间，以保持体温和血糖水平恒定。

注意保暖

室内温度要保持在24℃～28℃，室内相对湿度55%～65%，宝宝的体温应保持在36℃～37℃。

精心和科学地喂养

早产儿两岁前是弥补先天不足的宝贵时间，只要科学地喂养，在两周岁以前早产儿的体质赶上正常儿是完全可能的。这样的早产儿，体力、智力都不会比正常人差。另外为早产儿服用一些优智DHA，乳尔牛初乳冻干粉，对早产儿的智力、视力的发育和免疫力的提高，都有一定的积极促进作用。

防止感染

除专门照看孩子的人外，最好不要让其他人走进早产儿的房间，专门照看孩子的人，在给孩子哺乳或做其他事情时，要换上干净清洁的衣服，洗净双手。母亲患感冒时应戴口罩哺乳，哺乳前应用肥皂及热水洗手，避免交叉感染。

多抚触宝宝

抚触可以促进宝宝智力的发育，可以让他减少哭闹，更好地睡眠。而腹部的按摩，可以让宝宝的消化吸收功能增强。

相关词条：催产原因　催产方法　药物催产

□□□
催产原因
与时间

一般说来，妊娠期超过42周就属于过期妊娠，胎盘和脐带就有老化"罢工"的危险，对孕妇和胎儿的健康都不利，会增加难产和胎儿宫内缺氧的风险。如果孕妇的身体条件也不是很好的话，甚至会使孕妇发生生命危险。

到预产期还没生，就应定期到医院做产前检查，医生会根据胎动、胎心监护、羊水量决定催产时机，原则上尽量不超过42周。孕妇在39周时可以自己通过运动、饮食或刺激乳头等方法预防延期。

□□□
自然催产方法

饮食催产

近几年蓖麻油炒鸡蛋作为过期妊娠催产的方法之一，已应用于许多医院妇产科。方法是：在30毫升蓖麻油中加入2个生鸡蛋，充分搅拌后，加热成凝固状就可以食用了。

这种方法能促进子宫收缩，可使子宫颈变软并成熟，从而起到催产的作用。这种催产方法虽然简单可靠，但并不是每位孕妇都可以随便应用的。通常，医生会建议怀孕39周以后的孕妇使用此法，并在使用前对孕妇及胎儿情况进行仔细检查。如果检查后认为可以使用，那么医生必须在孕妇服用后，严密观察宫缩情况，以及产程进展情况，以保证母婴安全。

产前运动

每天上午和下午，在空气清新的户外快速行走，每次行走30分钟左右，之后可以逐渐增加行走次数，以不感觉疲劳为宜。

每天晚上临睡前做慢下蹲运动，刚开始时每次做5下，每天做2次即可，之后可以逐渐增加到每晚做4次下蹲运动，即20下。但要注意下蹲时一定动作要慢，不用完全下蹲，可以扶床做到半蹲，然后再慢慢起来。

温水沐浴法

在沐浴的时候，用温水淋浴，反复地从肚皮上部冲刷隆起的腹部，一边冲洗，一边用手掌温柔地轻抚腹部，并配合与胎儿对话。把浴室温度调整到周身舒适，可适当把沐浴次数增加到每天2～3次，每次15分钟为宜。

乳头刺激法

可在妊娠39周开始进行，方法是每天早、中、晚用温湿毛巾轻轻刺激乳头和乳晕一个小时（不宜过力，防止搓破乳头），每侧15分钟交替进行。出现宫缩时要暂停，宫缩消失再刺激。

催产针的不良反应

催产针的确有催生作用，有时能够避免剖宫产；但若使用不当，对产妇和胎儿都会产生不良影响，严重时还可能会威胁到生命。所以催产针不可以随便注射。

催产素可引起子宫破裂。如果在胎位不正或者盆骨狭窄等情况下使用催产素，由于子宫收缩加剧，而盆骨小胎位不正，胎儿还是无法通过产道，最后将导致子宫破裂。

催产素会使子宫收缩过强或者不协调，使胎儿在子宫内缺氧窒息。由于收缩的不协调，不但不能加快分娩，反而会使分娩停顿。

如何使用催产针

用很少剂量的催产剂加于葡萄糖内稀释，一般为2.5单位加葡萄糖500毫升，从静脉缓慢滴注。在滴注过程中，医务人员要时刻守着产妇，观察子宫收缩、胎心及用药后分娩进展情况。

使用催产针的注意事项

使用催产素前，一定要检查清楚盆骨的大小和胎位情况，用B超测定胎盘成熟度、胎儿大小、羊水状况以及产妇的宫颈条件与胎儿的入盆情况等，保证一切正常，只是单纯因为子宫收缩无力而使用催产素。

使用催产素应该适量，切不可为了让胎儿早点出生就滥用催产素。催产素如果大剂量使用，就可能引起血压升高、脉搏加速及出现水钠潴留等现象。

使用催产素后，宫缩和分娩不会立即开始，经常是用药数小时后临产才开始。有些催产素也可能根本没起作用，仍然无法自然分娩，此时如果没有其他危险就只能通过剖宫产来解决了。

要在正规医院进行催产，非正规医院医务人员催产素应用监护不规范，一旦发生危险，抢救措施不及时或不恰当会导致胎儿和产妇的生命危险。

哪些产妇不宜用催产素

若有下列情况就应该禁用，以防子宫破裂：

1. 明显头盆不称。
2. 胎位不正，如横位。
3. 有剖宫产史及做过肌瘤剔除术的产妇。

难产

相关词条：软产道异常　胎盘异常　凝血障碍　产后出血

□□□ 宫缩乏力

原因

1.宫缩乏力发生在分娩的不同阶段，有的是一开始就宫缩乏力，有的是分娩过程中宫缩乏力。

2.在分娩过程中宫缩变弱的，多是由于产程过长或用力方法不当。

3.另外，分娩过程过多使用镇静剂、麻醉剂也可能导致宫缩乏力。

应对方法

1.分娩过程中宫缩变弱的，医生多会使用促进宫缩增强的药物，如催产素。

2.如果宫缩不是太弱，医生会给产妇打一针睡觉的药，让产妇休息一会儿，解除疲劳后再分娩。

3.如果不能使宫缩恢复或发生其他情况，比较严重时，会采用剖宫产。

□□□ 宫缩过强

引起宫缩过强的原因有不恰当地使用促进宫缩的药物、早破水等。

宫缩过强会引发剧烈疼痛，产妇大都不能忍受。能够忍受的产妇，并且产道和胎儿没有异常的话，多能急速分娩，但是可能会发生产道裂伤或产后出血，胎儿头部也可能会受到伤害。

□□□ 软产道坚韧

软产道坚韧大多发生在高龄产妇，医生会使用能使子宫颈软化的药物，使产道变得柔软，易于胎儿娩出。

高龄产妇并不是一定要实施剖宫产，除非是年龄大于40岁。现代人从生理上普遍比过去年轻，40岁以下的高龄初产妇，经产道顺利分娩的可能性也是很大的。如果您是30多岁的孕妇，不要放弃自然分娩的机会，只要没有阴道分娩的禁忌情况，在医生和助产士的帮助下一样可以顺产。

□□□ 软产道裂伤

软产道包括子宫下段、宫颈、阴道及外阴。宫缩过强、胎儿过大、急产或产力比较大时，可能会发生软产道裂伤（子宫颈管裂伤、阴道裂伤等）。

有经验的助产士或医生会在产妇娩出胎儿后，对产妇的产道和宫颈进行检查，如果发现有裂伤会及时缝合，但有时并不能及时发现。如果产后宫缩很好，阴道和外阴也没有伤口，但却有鲜血流出，这时医生会考虑是否有宫颈裂伤的可能，如果是，就会马上进行缝合术。

□□□
胎头旋转异常

胎儿在产道中通过时，为了适应产道曲线，会不断转换方向，这些都是自然进行的，一般无需协助。但有时会发生胎头旋转异常，给胎儿的顺利娩出设置障碍。如遇这种情况，医生可能会协助胎儿改变不正常的位置。

□□□
胎盘早剥

正常情况下，胎盘是在胎儿娩出后才开始剥离娩出的。当胎儿还没娩出时，胎盘就开始剥落，会发生阴道出血现象。这种情况医生会立即进行剖宫产。

□□□
胎盘滞留

胎盘多在胎儿娩出后15分钟内娩出，若胎儿娩出后30分钟，胎盘尚未娩出者称胎盘滞留，是产后出血的重要原因。发生这种情况时，医生应适时实行人工剥离胎盘术等处理方法。情况严重时需要切除子宫。

□□□
胎盘植入

胎盘植入是指胎盘绒毛因子宫蜕膜发育不良等原因而植入子宫肌层，临床上较少见。根据胎盘植入面积又可分为完全性与部分性两类。

胎盘的植入部分不能自行剥离，人工剥离时会损伤子宫肌层。可能导致病人大出血、休克、子宫穿孔、继发感染甚至死亡，如不及时、果断处理，会危及产妇生命。

□□□
凝血功能障碍

凝血功能障碍为产后出血较少见的原因。如血液病多在孕前已存在，为妊娠禁忌证。重症肝炎、宫内死胎滞留过久、胎盘早剥、重度妊高征和羊水栓塞等，皆可影响凝血或导致弥漫性血管内凝血，引起血凝障碍，不易止血。

□□□
产后出血

宝宝出生后24小时内阴道流血量超过500毫升，称为产后出血。以上几种情况均可能导致产后出血。

产后出血问题是医生很重视的，也是医生对产妇产后进行观察和监护的主要项目，一旦发生产后出血医生会立即进行处理。

剖宫产

相关词条：剖宫产适用范围　剖宫产优、缺点

□□□ 什么是剖宫产 ▶

剖宫产就是经腹部切开子宫，将胎儿取出的分娩方式。这主要适用于胎儿过大，母亲的骨盆无法容纳胎头，母亲骨盆狭窄或畸形，分娩过程中，胎儿出现缺氧，短时间内无法通过阴道顺利分娩，母亲患有严重的妊高征等疾病无法承受自然分娩的，可行剖宫产。剖宫产是处理难产的主要手段，但不被认为是最理想的分娩方式。

□□□ 哪些准妈妈 适合剖宫产 ▶

胎位不正

初产妇胎位不正时，应以剖宫产为宜。一般而言，初产妇若在足月时已经确认胎位不正，可事先安排剖宫产的时间；但如果是阵痛开始后才发现胎位不正，可能要直接安排紧急手术。不过，若是属于臀位的胎位不正，并且产妇本身有自然分娩的意愿，仍然可以利用各种助产方法尝试，但臀位阴道分娩还是具有较高的危险性，因此要和主治医师讨论其优缺点才可实行。

胎儿窘迫

胎儿窘迫可以发生在妊娠的各个时期，特别是后期及阵痛之后。胎儿窘迫的原因很多，例如脐带绕颈、胎盘功能不良、吸入胎便，或是产妇本身有高血压、糖尿病、子痫前症等并发症。大部分胎儿窘迫可通过胎儿监视器看到胎儿心跳不好，或是在超声波下显示胎儿血流有不良变化，如果经紧急处理后仍未改善，则应该施行剖宫产迅速将胎儿取出，防止发生生命危险。

骨盆狭窄或胎头与骨盆腔不对称

产妇如果有骨盆结构上的异常，比如小儿麻痹症患者、有骨盆骨折病史、身材过于娇小或侏儒症患者，由于骨盆出口异常无法让胎儿顺利通过，故应该采取剖宫产。胎头与骨盆腔不对称是相对性的，也就是说即使产妇本身的骨盆腔无异常也不狭窄，但因为胎儿的头太大，无法顺利通过产道，也必须实行剖宫产。

产程迟滞

产程迟滞是指产程延长，在产科学上有很明确的定义及分类。通常宫颈扩张的时间因人而异，但初产妇的宫颈扩张时间平均比经产妇长，需14～16小时，超过20小时称为产程迟滞。遇到这种情况的产妇最辛苦，因为阵痛已经持续了一段时间，才不得已改为剖宫产，等于是产前阵痛和术后疼痛都必须经历。

序 号	优 点
1	剖宫产的手术指征明确，麻醉和手术一般都很顺利
2	如果施行选择性剖宫产，在宫缩尚未开始前就已施行手术，可以免去母亲遭受阵痛之苦
3	腹腔内如有其他疾病时，也可一并处理，如合并卵巢肿瘤或浆膜下子宫肌瘤，均可同时切除
4	做结扎手术也很方便
5	对已有不宜保留子宫的情况，如严重感染，不全子宫破裂，多发性子宫肌瘤等，亦可同时切除子宫
6	由于近年剖宫产术安全性的提高，许多妊娠并发症和妊娠并发症的中止妊娠，临床医生选择了剖宫产术，减少了并发症和并发症对母婴的影响

□□□
剖宫产有
哪些优点

序 号	缺 点
1	剖宫手术对母体精神和肉体都有创伤。很多人觉得剖宫产不必经过产道扩张，会很轻松，希望选择这种方式分娩。事实上剖宫产已经是一种手术，有相应的危险性，最好谨慎选择
2	手术时麻醉意外虽然极少发生，但有可能发生
3	手术时可能发生大出血及副损伤，损伤腹内其他器官，术后也可能发生泌尿、心血管、呼吸等系统的并发症
4	手术中即使平安无事，但术后有可能发生子宫切口愈合不良，晚期产后流血，腹壁窦道形成，切口长期不愈合，肠粘连或子宫内膜异位症等
5	术后子宫及全身的恢复都比自然分娩慢
6	再次妊娠和分娩时有可能从原子宫切口处裂开，而发生子宫破裂，如果原切口愈合不良，分娩时亦需再次剖宫，可能造成深远的不良影响
7	剖宫产的新生儿，有可能发生呼吸窘迫综合征
8	剖宫产的新生儿由于没有经过产道的挤压和产道细菌，直接接触外界，天生免疫力会较顺产的婴儿差

□□□
剖宫产有
哪些缺点

080 剖宫产

□□□
如果头胎剖宫产，二胎就一定剖宫产吗
▶

　　第一胎为剖宫产的妈妈，如果孕期一切正常，第二胎能进行顺产。但首先要了解第一胎做剖宫产的原因。

　　如果是因为孕妇本身的产道异常（包括骨盆异常和软产道异常），如骨盆狭窄、畸形骨盆、宫颈坚韧、宫颈肿物、阴道肿物等不能使胎儿顺利通过产道分娩，那么第二胎应再次进行剖宫产。如果第一胎是因为其他原因如脐带缠绕、巨大儿、胎儿窘迫等原因而剖宫产，若此次妊娠已无上述不良因素者可经阴道生产。专家建议，剖宫产后至少2年以上再次怀孕比较安全。

□□□
剖宫产是横切口好还是竖切口好
▶

横切口

　　现在绝大多数剖宫产的子宫切口都是子宫下段的横切口。对于健康的女性，这样的切口通常都恢复得不错，并且被认为能在分娩三个月后完全愈合。

　　如果你采用的是横切口，未来再生宝宝，你还可以采用顺产的方式，且在顺产的过程中，子宫破裂的风险低于1%。横切口的疤痕比较小，相对美观，只是在愈合过程中，伤口可能会感到痒。

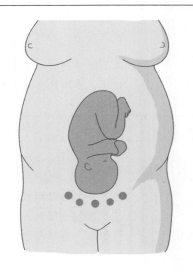

竖切口

　　在少数紧急情况下，医生需要选择做纵切口，比如孕妇或胎儿出现生命危险，胎儿是横位或胎儿分娩时间提前很多。用这种方式，可以很快地将宝宝娩出。特别需要注意的是，如果你采用了纵切口，以后再生孩子也必须是剖宫产。如果你想尝试顺产，在分娩过程中发生子宫破裂的风险会较高。

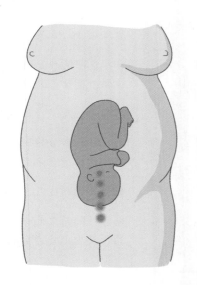

081 剖宫产过程

相关词条：硬膜外麻醉　切开腹壁　切开子宫　拉出胎儿　缝合子宫

在紧急情况下，全身麻醉有助于手术的快速进行，减少意外情况的发生。非紧急情况下，区域性麻醉一般作为手术的首选。

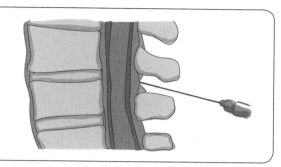

□□□
硬膜外麻醉

术者按常规清洗、剃毛、消毒、麻醉后，首先做一弧形切口，然后依次分层切开皮肌，腹外斜肌、腹内斜肌、腹横肌及其筋膜，再剪开腹膜，然后将中指或示指伸入破口，在左手的引导下剪开腹膜至适当长度。

□□□
切开腹壁

腹膜切开后，术者将手臂伸入腹腔检查子宫、胎儿及附近器官，查明有无破裂及粘连情况。随后让助手将瘤胃往前移，暴露子宫。将子宫托出至切口之外。确定子宫角大弯后，避开子宫阜，一刀切透子宫壁。将子宫壁切口的出血点充分结扎后，仔细分离切口附近胎膜。如膜内胎水充盈，则先切一小口放出胎水。

□□□
切开子宫

医生一只手进入宫腔托起胎儿的头部，另一只手在子宫底加压将胎儿推出。胎儿娩出后，断开脐带，使胎儿和母体分离。

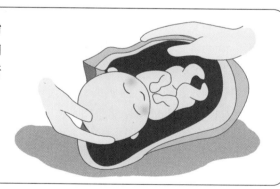

□□□
拉出胎儿

在缝合子宫前，子宫内应均匀撒布消炎粉。子宫的封闭通常进行2次缝合，第一次全层连续缝合，第二次缝合浆膜肌层包埋缝合。为了加速子宫恢复和止血，有利于排出恶露，缝合前可在子宫腔内注入垂体后叶素5～10单位。缝合腹壁前应洗净腹腔。首先缝合腹膜，而后逐层连续缝合肌肉，最后用结节缝合皮肤。

□□□
缝合子宫
和腹壁

会阴侧切

相关词条：会阴侧切　适用范围　避免侧切　会阴侧切过程

□□□ 什么是会阴侧切

会阴侧切手术是指在第二产程期间，当宫缩时，胎儿的头露出2～4厘米时，在阴道周围（即会阴）做的一个切口。这是为了当出现产程延长或胎儿窘迫征兆时加快分娩，在有必要使用产钳或胎头吸引术（真空抽取法）以及胎儿是臀位时，使分娩更容易。如果胎儿早产，你也需要接受侧切术，因为那样能让胎儿头部受到的损伤减到最小。

□□□ 什么情况下要做会阴侧切手术

序号	所处情况
1	产妇的会阴部弹性较差，阴道狭小或其会阴部有炎症、水肿等情况时，需做会阴侧切术
2	胎儿较大、胎头位置不正或产妇产力不足等情况时，会使胎头在产妇的会阴处受阻而无法娩出。此时，需做会阴侧切术
3	35岁以上的高龄初产妇，或者有心脏病、妊高征的产妇分娩时，为了减少产妇的体力消耗，缩短产程，确保母婴安全，当胎头下降到产妇的会阴部时，便应做会阴侧切术
4	当产妇的子宫颈口已开全，胎头位置也较低，但胎儿却出现了胎心过快、过慢，羊水混浊不清等缺氧症状。此时，产妇需做会阴侧切术
5	当产妇临产时出现异常、需要实施产钳助产或胎头吸引器助产时，必须按常规实行会阴侧切术

□□□ 怎样才能避免顺产时侧切

孕期进行会阴锻炼

绷紧阴道和肛门的肌肉，每天做200次左右，每次持续8～10秒钟。也可以试着在小便的时候收缩肌肉。

怀孕期间控制饮食

怀孕期间只要稍加控制饮食、避免胎儿过大，并养成运动的好习惯，不但可以使产程较为顺利，也可以减少会阴侧切的概率。准妈妈怀孕5～6个月时要少吃淀粉类食物，并增加蛋白质的摄取，可以减慢体重增加的速度，避免胎儿过大。

多散步、爬楼梯和练习拉梅兹呼吸法

多散步、爬楼梯和练习拉梅兹呼吸法等，都可以加强肌力，帮助分娩。

第一步：麻醉

取膀胱截石位，采用双侧阴部神经阻滞麻醉。较小的会阴切开，局部浸润即可。

手术者以一只手的示、中二指在阴道内触摸坐骨棘，另一只手持20～22号长针，由坐骨结节与肛门线中位处刺入，先做一皮丘。然后向坐骨棘方向进针，直达其内下方，注入0.5%～1%奴夫卡因溶液10毫升，再向切口周围皮肤、皮下组织及肌层做扇形浸润麻醉。必要时可从阴道内进针，较易达到坐骨棘。

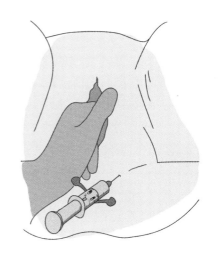

第二步：切开

切开的时间应选择在胎儿头部露出会阴部约5～6厘米直径时进行。如切开过早会造成不必要的失血，过晚又会失去切开的意义。手术者用左手示指、中二指插入胎儿先露部与阴道壁之间，二指略微展开，使会阴稍隆起，然后用绷带剪（或普通剪）剪开。剪开后用纱布压迫止血，必要时需结扎止血。

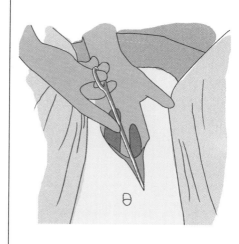

第三步：缝合

用左手两指分开阴道，找到切口创缘的顶端上约0.5厘米处开始缝合。先将阴道黏膜及黏膜下组织以0号铬制肠线做连续"锁边"缝合或间断缝合至阴道口（以处女膜为标志），然后将深部组织作2～3层间断缝合，最后用丝线缝皮或用肠线在皮内连续缝合。缝合时注意将组织对齐，不要过紧但不能留有死腔，以免出血或形成血肿。

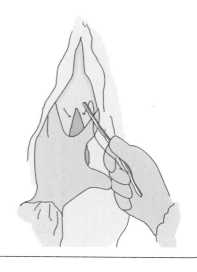

无痛分娩

□□□ 什么是无痛分娩

我们通常所说的"无痛分娩"，在医学上其实叫做"分娩镇痛"。是用各种方法使分娩时的疼痛减轻甚至使之消失。目前通常使用的分娩镇痛方法有两种：

一种方法是药物性的，是应用麻醉药或镇痛药来达到镇痛效果，这种就是我们现在所说的无痛分娩。

另一种方法是非药物性的，是通过产前训练、指导子宫收缩时的呼吸等来减轻产痛；分娩时按摩疼痛部位或利用中医针灸等方法，也能在不同程度上缓解分娩时的疼痛，这属于非药物性分娩镇痛。

□□□ 无痛分娩的优点和缺点

无痛分娩在国外已经是常规的分娩形式，它让产妇不再经历疼痛的折磨，减少分娩时的恐惧和产后的疲倦。它让产妇在时间最长的第一产程得到休息，当宫口开全该用力时，因积攒了体力而有足够力量完成分娩。

优点

无痛分娩是由医生和产妇共同制订计划并一起参与的，这有利于医生和产妇的沟通，还能够使医生及护理人员更多关注产妇的变化。如果产妇或胎儿一旦发生异常，就可以及早发现从而得到及时治疗。熟练的麻醉科医生只要约10分钟即可完成麻醉操作过程。分娩的整个过程产妇一直处于清醒的状态，有条件的甚至能够下床走动，产妇可以比较舒适、清晰地感受新生命到来的喜悦。

缺点

后遗症是因人而异，绝大部分人都不会发生任何后遗症。无痛分娩一般采用的是硬膜外麻醉，这种麻醉总体来说是安全的。有极少数人可能会感觉腰疼、头疼或下肢异常等，而且这些不适都不会很严重，短时间内就可以自然消失，并不会对身体造成太大的影响。

□□□ 五种情况下产妇不适合无痛分娩

大多数产妇都适合于无痛分娩，但如果有阴道分娩禁忌证、麻醉禁忌证、凝血功能异常的产妇就不可以采用此方法。有妊娠并发心脏病、药物过敏、腰部有外伤史的孕妇则应向医生咨询，由医生来决定是否可以进行无痛分娩。

在分娩的第一产程，产妇头脑清醒的情况下，由麻醉师在产妇背后大约腰部的高度，插入一支注射针至一定的深度，然后经由此针头，将一条非常精细且柔软的导管置入产妇的硬膜外腔，在脊椎的硬膜外腔注射麻醉药，阻断产妇腰部以下的痛觉神经传导，很大程度上减轻产痛，产妇可以正常活动，轻松愉悦地度过分娩过程。

一般来说这个过程约需10分钟来完成，药物注射至硬膜外腔也需要10～15分钟才能发挥作用。接着采用持续性滴注的方式，至分娩完成，一切稳定后再移除导管。

□□□
无痛分娩的流程

硬膜外镇痛和麻醉对产妇和胎儿都是安全的。无痛分娩时用药剂量极低，只是剖宫产手术的1/20～1/10，因此进入母体血液、通过胎盘的概率微乎其微，对胎儿也不会造成影响。有资料显示，当人体感到严重疼痛的时候，会释放一种叫儿茶酚胺的物质，这种物质对产妇和胎儿都有不利的影响，新生儿的血液和氧气供应都可能受到影响。所以，无痛分娩还能减少胎儿缺氧的危险。

□□□
镇痛麻醉药对婴儿有影响吗

实施无痛分娩时可能会发生一些不良反应，例如：暂时性的发抖、低血压、呕吐等。头痛、腰酸、背痛、感染、抽筋等。药物过敏或麻醉止痛不全等情况。

□□□
无痛分娩有副作用吗

每个人对疼痛的感觉都不同。最佳的无痛分娩状态应该是在无痛的情况下，保留轻微的子宫收缩感觉。据统计，85%的产妇做无痛分娩时完全不痛，12%的产妇感觉疼痛得到适当程度的缓解，但是有3%的产妇阵痛麻醉失败。

□□□
无痛分娩是否一点不痛

分娩分三个产程：第一产程是指从规律宫缩到宫口开全，这个过程又分为潜伏期和活跃期；第二产程指从宫口开全到胎儿娩出；第三产程指从胎儿娩出到胎盘娩出。通常第一产程潜伏期疼痛不明显，整个产程中以活跃期疼痛最剧烈，也是无痛分娩大显身手的时期。现在国内外的一般方法是在第一产程活跃期实施镇痛麻醉，通常数分钟内起效，持续至宫口开全，进入第二产程后调整剂量或停止。

□□□
如何选择分娩镇痛时机

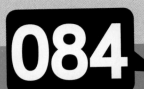

□□□ 什么是恶露 ▶

产后，随着子宫内膜脱落，子宫分泌的黏液等也随之从阴道内流出，这就是恶露。正常的恶露有些血腥味，但是不臭，总量大约为500～1 000毫升。一般情况下，恶露大约在产后3周左右就排净了。

产后第一周，恶露的量较多，颜色鲜红，含有大量的血液、小血块和坏死的蜕膜组织，称为红色恶露。

产后第二周，恶露中的血液量减少，较多的是坏死的蜕膜、宫颈黏液、阴道分泌物及细菌，使得恶露变为浅红色的浆液，此时的恶露称为浆性恶露。

产后第三周，恶露中不再含有血液了，但含大量白细胞、退化蜕膜、表皮细胞和细菌，使恶露变得黏稠，色泽较白，所以称为白色恶露。

□□□ 如何判断恶露是否异常 ▶

1.如果产后2周后，恶露仍然为血性，量多，伴有恶臭味，有时排出烂肉样的东西，或者胎膜样物，这时应考虑子宫内可能残留有胎盘或胎膜，随时有可能出现大出血，应立即去医院诊治。

2.产后发生产褥感染时，会引起子宫内膜炎或子宫肌炎。这时，产妇有发热、下腹疼痛、恶露增多并有臭味等症状。这时的恶露，不仅有臭味，而且颜色也不是正常的血性或浆液性，而呈混浊、污秽的土褐色。

提醒新妈妈，要学会观察自己的恶露情况，发现其中有问题时，就要早些与医生联系解决。

□□□ 产后恶露的注意事项 ▶

1.恶露多者要注意阴道卫生，每天用温开水或1∶5000高锰酸钾液清洗外阴部。选用柔软消毒卫生纸，经常换月经垫和内裤，减少细菌侵入机会。

2.卧床休息静养，避免情绪激动，保持心情舒畅。

3.保持室内空气流通，注意保暖，避免受寒。

4.恶露减少，身体趋向恢复时，可鼓励产妇适当起床活动，有助于气血运行和胞宫余浊的排出。

5.产后未满50天绝对禁止房事。

6.加强营养，饮食宜清淡，忌生冷、辛辣、油腻、不易消化的食物。

产后从子宫里排出的恶露一般3周左右干净，但如果一直排出不断就被称为"恶露不尽"。遇到这种情况除了要去医生那里进行诊治外，采用一些食疗方法也有助于改善恶露不尽的症状。

山楂红糖饮	
原料	新鲜山楂30克，红糖30克
做法	先将山楂清洗干净，然后切成薄片，晾干备用；在锅里加入适量清水，放在火上，用旺火将山楂煮至烂熟；再加入红糖稍微煮一下，出锅后即可给产妇食用，每天最好食用2次
营养功效	山楂不仅能够帮助产妇增进食欲，促进消化，还可以散淤血，加之红糖补血益血的功效，可以促进恶露不尽的产妇尽快化淤，排尽恶露

藕汁饮	
原料	取新鲜白嫩的藕1根，白糖20克
做法	先将新鲜白嫩的藕清洗干净，然后用榨汁机榨取藕汁，冷藏后备用；可以将白糖兑入新鲜的藕汁中给产妇饮用
营养功效	藕汁具有清热凉血，活血止血的作用，适合产后恶露不尽的产妇饮用，可以帮助改善症状

小米鸡蛋红糖粥	
原料	新鲜小米100克，鸡蛋3个，红糖适量
做法	先将小米清洗干净，然后在锅里加足清水，烧开后加入小米；待煮沸后改成小火熬煮，直至煮成烂粥；再在烂粥里打散鸡蛋、搅匀，稍稍煮煮放入红糖后即可
营养功效	小米营养丰富，是产后补养的佳品。与鸡蛋、红糖一起食用，可补脾胃，益气血，活血脉，适用于产后虚弱、口干口渴、恶露不尽等

鸡蛋羹	
原料	鸡蛋3个，阿胶30克，米酒100克，盐1克
做法	先将鸡蛋打散；再把阿胶打碎放在锅里浸泡，加入米酒和清水用小火炖煮；阿胶煮化后倒入鸡蛋液，加盐调味，稍煮片刻后即可盛出食用
营养功效	阿胶具有补血、止血的功效，对子宫出血具有辅助治疗作用。此食疗方既可养身又可止血，对产后阴血不足、血虚生热、热迫血溢引起的恶露有治疗作用

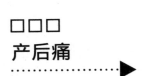

085 产后疼痛

相关词条：产后痛　会阴部疼痛　乳房不适

□□□ 产后痛

　　宝宝出生后，产妇会立即感到腹部有与痛经类似的剧烈疼痛，这种痛称为产后痛或产后子宫痉挛，类似于产前的阵痛，我们也称之为"后阵痛"。后阵痛对子宫的恢复起到促进作用，在分娩当天或翌日到达高潮。之后，会慢慢地缓解下来，一般会持续3～4天。

　　同时子宫在慢慢缩小，如果母乳喂养宝宝，子宫会缩小得更快一些，因为在哺乳期间会释放较多的催产素。产后第一周末，子宫顶部将降至肚脐与耻骨联合上缘连线中点处，两周后产妇将感觉不到。分娩后的子宫虽不会恢复到怀孕前的大小，一旦腹部肌肉恢复了正常肌张力，从外观上就完全看不出来了。

　　产后子宫收缩引起的不舒服感觉会逐渐减轻，如果感到疼痛时可服用药物来减轻痛苦。洗温水澡也有助于缓解疼痛，但产妇等到出血减少再洗热水澡会感到更加舒服。

□□□ 会阴部疼痛和肿胀

　　分娩后，产妇会阴（阴道与肛门之间）将会出现肿胀、疼痛和紧张等状况。如果经历了漫长的难产、会阴切开和缝合，会阴部会有更多的疼痛和不适。因此分娩后产妇应尽可能早地进行盆底肌锻炼，这有助于恢复会阴部肌肉的张力，并加强此区域的血液循环，促进愈合并缓解不适。

　　由于分娩中的过度拉伸，尿道附近可能有些擦伤，但一般很快就会自行愈合。会阴切开或者撕裂后，常常需要缝合，伤口较小、撕裂较整齐的伤口采用羊肠线缝合，缝线不用拆除几周后就会溶解并被吸收，当尿液通过时，此部位常有刺痛感。如果采用丝线缝合需拆线，会阴伤口3～5天能愈合。

□□□ 乳房不适

　　不管是否选择母乳喂养，宝宝出生后2～4天内，产妇的乳房将会变得又大又硬，会因充满乳汁而涨痛，即涨奶。戴合适的支持性乳罩会使产妇感到很舒适，哺乳前洗个热水澡或者热敷乳房会使输乳管扩张，宝宝吃奶时乳汁的流动会更通畅，涨痛会很快缓解。

　　如果不准备母乳哺育，可冷敷或者服用止痛药止痛，不要刺激乳房或者挤奶，这样会使乳汁产生得更多。涨奶大约持续2～5天，缺少宝宝的吮吸刺激，乳汁的分泌会逐渐减少。对健康的乳房，仅用刺激性小的肥皂清洗然后冲洗干净即可，不用特殊护理。

乳腺疾病

相关词条：乳腺管阻塞　乳腺炎　乳头皲裂

乳汁淤积的产妇易于发生乳腺管阻塞，可能乳汁分泌过多或者宝宝不愿意吃奶同时妈妈也不喂的话情况下导致乳房没有排空。

☐☐☐
乳腺管阻塞 ◀·············

乳腺管阻塞	
症状	触摸乳房会感到疼痛；乳房发红或伴有发热；乳房有肿块，按摩或哺乳后肿块减小
治疗	用一块热毛巾，拧干后放在患病部位，记得每次哺乳前轻轻地按摩来帮助减轻症状。要经常哺乳以保证乳汁排空，如果需要的话可使用吸奶器

在多数情况下，通过皲裂的乳头细菌入侵乳腺管，引起乳汁感染，导致乳腺管炎症，这就是通常所说的乳腺炎。乳腺的外上部经常充血、紧张不变换哺乳方式的产妇易于患上乳腺炎。

☐☐☐
乳腺炎 ◀·············

乳腺炎	
症状	乳房红肿疼痛；感染部位看上去又红又亮；出现发热、伴有流感一样的肌肉疼痛；感到恶心难受
治疗	乳腺炎要用到抗生素、止痛剂，也可以采用辅助疗法。新妈妈要注意，服用的药物不应影响哺乳，最好向医生寻求帮助，防止乳房脓肿

在产后最初几天的哺乳中，乳头敏感和疼痛是很正常的。婴儿吸吮力量过大，不正确的哺乳姿势以及乳头中残存乳汁等这些情况都会导致乳头皲裂，破裂后乳头疼痛且容易发生感染。

☐☐☐
乳头皲裂 ◀·············

乳头皲裂	
症状	乳头上有裂口，可伴有出血；哺乳时有尖锐的疼痛感
治疗	新妈妈在哺乳时，应确保哺乳姿势正确，这样有助于乳汁排空。如果哺乳后仍感肿胀，可使用吸奶器吸空乳房。用普通温水经常清洗乳头，不要使用肥皂水或消毒剂，洗后轻轻擦干即可

阴道松弛

相关词条：产生原因　收缩运动　提肛运动

□□□
阴道松弛是顺产造成的吗 ▶

顺产不会造成阴道松弛

阴道是一个扩张性很强的筒状器官，胎儿能顺利通过，产后阴道的解剖结构也能正常恢复。一些产妇恢复性生活后，感觉阴道松弛许多，这是由于孕育期间体内激素的变化，尤其是孕激素的增多，使全身肌肉松弛，以利于胎儿的顺利娩出造成的。随着年龄的增大，女性阴道松弛的现象也是一种生理现象，并不会因为生育一胎、二胎而加重的。

顺产后仍然可以"性"福

性学专家说，就性生活质量来讲，达到美满程度的最大因素实际上不是自然状态下的阴道宽度，而是阴道在高潮时收缩的强度，这主要取决于盆底肌肉的收缩力。剖宫产虽然使阴道空隙保持较小状态，但如果没有紧缩力，同样难以达到"性"福美满，顺产就提供了这么一个自然锻炼的过程。女性通过顺产，使阴道肌肉通过扩张再通过收缩，自然就锻炼得更加坚强。真正影响夫妻产后性生活的原因，是情绪低落以及极度困倦。

□□□
阴道怎样才能快速恢复 ▶

屏住排尿

在排尿的过程中，有意识地屏住排尿几秒钟，中断排尿，稍停后再继续排尿。如此反复，经过一段时间的锻炼后，可以提高阴道周围肌肉的张力。

收缩运动

仰卧，放松身体，将一个手指轻轻插入阴道，后收缩阴道，夹紧阴道，持续3秒钟，后放松，反复重复几次。时间可以逐渐加长。

提肛运动

在有便意的时候，屏住排便，并做提肛运动。经常反复，可以很好地锻炼盆腔肌肉。

其他运动

走路时，有意识地绷紧大腿内侧及会阴部肌肉，后放松，重复练习，比如学走模特步。

产后性生活

相关词条：何时开始 产后避孕

事实上，在哺乳期内月经的恢复时间存在很大差异。这是因为受到了下列因素的影响：是否母乳喂养、哺乳起止时间、哺乳次数、哺乳量、新妈妈的年龄、分娩次数、营养状况、妊娠分娩期间的疲劳程度、婴儿的健康状态等。

研究表明，有半数新妈妈恢复月经的时间，在不进行母乳喂养的情况下需要2～3个月，在喂食母乳的情况下需要5～6个月。但现实中，有的妈妈尽管是母乳喂养，在产后1个月就恢复月经了，而有的妈妈尽管是给孩子吃配方奶，产后1年才恢复月经。

□□□ 何时恢复月经

正常的女性，在产后4～6周内应避免性生活。丈夫也应了解这一点，暂时克制自己。即使子宫和阴道壁经过4～6周已复原完好，产后的性生活也应像新婚初夜那样谨慎小心。最好在开始使用避孕药膏或油脂等润滑剂来润滑阴道，以顺利进行性生活。

女性在产褥期过后进入哺乳期，一般可以恢复正常的性生活，但因哺乳期母亲要给婴儿哺乳，大量营养物质通过乳汁喂给婴儿，能量消耗很大，理应好好休息。所以，为了母亲的身体健康及婴儿的生长发育，性生活不要过频。一般情况下，每周过性生活2～3次，或者每周过性生活1～2次更适宜。

□□□ 何时可以开始性生活

每次过性生活的时间不宜太长，以免影响妻子休息及消耗过多精力。每次性生活以20～30分钟为宜，要多施爱抚行为。

过性生活时，丈夫不可行动过猛，否则会伤害妻子刚刚恢复的阴道。

丈夫在过性生活时要注意保护妻子的乳房。因为这时的乳房经常充盈大量奶水，如果受压，会导致乳房疾病。

□□□ 丈夫应特别注意

产妇在产后第一次月经来之前就会排卵，如果不采取避孕措施，有可能导致第二次怀孕。如果不用母乳哺育，可在产后的2～3周服用避孕药丸进行避孕。如果正在母乳哺育，含有雌激素的避孕药丸会影响乳汁的分泌，可服用只含孕酮的避孕药丸。如果进行了子宫的缝合或者宫颈尚未恢复的话，应避免栓性避孕剂，细节可咨询医生。

□□□ 产后避孕

产后护理

相关词条：常规护理　排尿护理　排便护理　产后感染

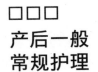

产后一般常规护理

1.注意阴道流血，产后24小时内密切观察。

2.指导产妇及时补充水分，产后2～4小时鼓励产妇自行下床排尿。

3.产后要卧床休息，24小时后鼓励产妇下床活动及做产后保健操。

4.饮食方面忌食生冷、刺激性食物，食物中应含有足够的蛋白质和维生素，少食多餐，多吃水果、蔬菜，防止便秘。

5.协助产妇进行生活护理，如梳头、刷牙、淋浴或床上擦浴等。

6.指导产妇尽早母乳喂食。

7.观察体温变化，如产妇体温超过38℃，应通知医生及时处理。

产后会阴护理

1.保持外阴清洁，协助和指导产妇更换消毒纸垫。

2.正常产妇产后24小时内，会阴伤口拆线前、剖宫产术后5日内，每日用1：1000新洁尔灭棉球擦洗外阴2次，用95%酒精纱布外敷侧切伤口。

3.擦洗会阴时，观察伤口愈合情况，发现红、肿、硬结者以通知医师及时处理，可用50%硫酸镁热敷或红外线照射理疗。

4.有侧切伤口者，最好侧卧于无会阴伤口的一侧，以保持伤口清洁干燥。

产后排尿不顺

产后排尿不顺的原因

正常情况下，产妇在分娩后2～4小时会排尿。如果4小时候后仍没有排尿，就必须请医护人员协助解决，因为尿液滞留会提高泌尿道感染的概率，且胀满的膀胱也可能使子宫移位，影响子宫收缩，甚至造成子宫出血。产后排尿不顺的原因主要有两种：一是因为膀胱、尿道因分娩而受伤、水肿，产妇无法感觉膀胱满了；另一个原因则是会阴伤口疼痛及腹内压减少，造成产后排尿困难或有解不干净的感觉。

护理方法

1.为了刺激排尿以及避免使用导管，应该每15～20分钟收缩和放松盆骨肌肉5次。

2.下床排尿前，要先吃点东西恢复体力，以免昏倒在厕所。

3.上厕所的时间如果较长，站起来的时候动作要慢，不要突然站起来。

4.如果使用尿道管，产褥垫要经常更换，3～4小时要更换一次，同时清洗会阴部。

5.适量喝水，多吃蔬菜、水果等高纤维食物。

产后排便不顺的原因

产妇应该在产后2～3天内排便，但是由于黄体素导致肠肌松弛，或是腹内压力减小，很多人产后第一次排便的时间往往会延后，尤其是因为准备分娩而没有正常饮食时，更容易造成排便不顺。

护理方法

1. 为了避免排便时用力过度，应该适量喝水，吃新鲜水果，有条件的话，吃全麦或糙米食品。
2. 常下床行走可帮助肠胃蠕动，促进排便。
3. 避免忍便，或延迟排便的时间，以免导致便秘。
4. 避免咖啡、茶、辣椒、酒等刺激性食物；避免油腻的食物。
5. 如果有便秘情况，可按医生指示使用口服轻泻或软便剂。
6. 排便之后，使用清水将肛门由前往后清洗干净。

顺产产后感染的原因

产后感染的原因除了母体产前贫血、营养不良或先天体质虚弱等因素外，主要还是在分娩过程当中，产道、会阴伤口受到感染以及失血所导致，也有可能是泌尿道或乳腺发炎等，非分娩直接造成的发热感染。如果是会阴、阴道感染，患者除了会发冷或发热之外，患部会有红肿、热痛，会阴缝合处可能出现脓性分泌物。

如果是子宫内膜炎，患者除了会有子宫压迫所造成之疼痛感外，还会持续出现血性恶露和分泌物。如果产妇感染泌尿道炎、肾盂肾炎，常会因为伤口疼痛而引起排尿疼痛、频尿、血尿等不适。

护理方法

1. 注意伤口清洁，清洗会阴部时，可以在水中加碘。
2. 产后24小时即可以用热水坐浴，帮助血液循环。方法是准备一个洗澡盆，放半盆水，坐泡在水中，每天3～4次，一次10～15分钟，泡至伤口愈合为止；浸泡前要清洗会阴。
3. 如果有感染的话，要以沐浴的方式洗澡。

第一次哺乳

相关词条：哺乳时间　哺乳体位　哺乳方法

□□□ 第一次哺乳时间

　　宝宝出生后30分钟，就可以开始初乳的喂食，新妈妈的第一次哺乳就此揭开序幕。无论是在家还是医院，应尽可能地创造一个安静的环境，以便尽可能放松自己。

□□□ 舒适的体位

　　新妈妈可以尝试不同的体位。一般来说，哺乳都是直立坐在椅子上，双腿抬高，大腿上放一个枕头。如果感到疲劳或因会阴切开采用坐位感到不舒服时，可采用侧卧位，背后放枕头作支撑用。如果采用坐位哺乳，妈妈可用前臂或手托着宝宝的头或肩，使宝宝头与妈妈乳头平齐，宝宝能非常容易地靠近妈妈的乳房。

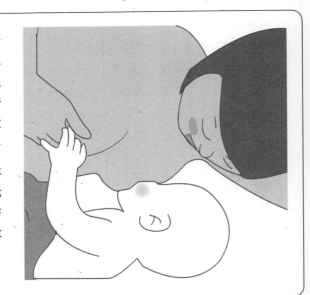

□□□ 进行哺乳

　　妈妈用手掌托住乳房下部，而后手指握成杯状，或将手指放在乳房下面托着，以协助哺乳。不要两个手指像剪刀样夹住乳头，这会妨碍宝宝正确吸吮。也不必按压乳房，要使其离开宝宝的鼻子，宝宝的鼻孔可使吮吸和呼吸同时进行。

□□□ 检查宝宝口含乳房的部位

　　如果宝宝口含乳房的位置恰当，乳房将充满宝宝的嘴，包括妈妈的乳头和大部分乳晕都被含在嘴里，他的下唇应该向后翻卷，口周围的肌肉会有节律的收缩。

　　如果宝宝脸颊部位的肌肉吮吸时呈凹陷状，表明他含住乳房的部位不正确，要暂时终止宝宝的吮吸动作，并予以纠正。

初乳

相关词条：不要丢弃初乳　初乳的效用

□□□
什么是初乳

产后，母亲的体内激素水平发生变化，乳房开始分泌乳汁。但泌乳有一个质与量的变化过程，一般把产后4～5天以内的乳汁称做初乳，产后6～10天分泌的乳汁称做过渡乳，产后11天到9个月分泌的乳汁称做成熟乳，10个月以后的乳汁叫晚乳。母乳的这种质与量的变化，正好是适应了新生儿的消化吸收以及身体需要。初乳中除了含有由于吞噬作用所摄取的脂肪淋巴细胞外，还含有乳腺细胞和来自导管的细胞断片以及核等。因初乳中磷酸钙、氯化钙等盐类的含量较多，所以有轻泻作用，初乳比成乳的热量高。母体在分娩后，当胎盘的卵泡激素作用消失时，催乳素的作用即行开始，于是开始分泌成乳。

初乳中由于含有β—胡萝卜素，故色黄、感观不佳、有异臭、味苦、黏度大、热稳定性差。

□□□
母亲哺乳时不要把初乳挤掉

有些人受旧观念的影响，认为分娩后最初分泌的乳汁是"脏"的，或认为初乳没有营养价值，挤掉丢弃了，这很可惜。初乳不仅不"脏"，反而最富有营养物质，它们能增强新生儿机体免疫力，可预防新生儿感染。另外，初乳中含的脂肪量没有成熟乳高，这正好和刚出生的宝宝胃肠道对脂肪的消化和吸收能力差相适应。初乳中锌的含量也很高，据测定分娩后1～2天的初乳中含有大量锌，平均浓度为血清锌的4～7倍，此后母乳含锌量迅速下降。锌对促进婴儿生长发育大有好处。初乳虽然量少、稀淡，但对新生儿是极为重要的。喂母乳的孩子在出生后半年内很少生病，就是接受了母乳中抗体的缘故，这其中也有初乳的功劳，因此，初乳决不要随便遗弃。

□□□
初乳有什么效用

初乳成分浓稠，量少，微黄，含有特别多的抗体，有助于胎便的排出，防止新生儿发生严重的下痢，并且可增强新生儿对疾病的抵抗力。通常在刚开始的时候，新生儿不太习惯吮吸母亲的乳头，此时母亲要有耐性，绝不可放弃。经过几天后，初乳会渐渐变稀，最后变成普通的乳汁。

母亲应该尽量用母乳来哺育自己的孩子，如果因为种种的原因不能哺育母乳，也应该把宝贵的初乳哺育给宝宝。

相关词条：少食多餐　干稀搭配　避免偏食　清淡适宜

□□□
刚生完宝宝的饮食注意事项
▶

分娩后数小时不要吃整个的鸡蛋

分娩后数小时内产妇最好不要吃整个的鸡蛋。因为在分娩过程中产妇体力消耗较大，体液不足，消化能力也会下降。若分娩后立即吃鸡蛋就很难消化，这会增加胃肠负担。因此在分娩后数小时内，应吃半流质或流质食物。

产后应喝蔬菜汤

很多产妇产后马上喝全汤催奶，导致乳腺导管堵塞，乳房胀痛加剧，不利于下奶。产后进补要根据身体状况，多数产妇并不缺乏营养，最好先喝些清淡的蔬菜汤，5天以后再喝全汤。

另外，产后最初几天，产妇几乎都有便秘的困扰。这是由于肠道和腹部肌肉松弛的缘故。所以，顺产的产妇从分娩当天就可多补充液体并吃些青菜、水果来加以改善。

产后3天内可以喝清淡鱼粥

产妇在分娩后三天内最好吃流质或半流质的食物。另外，小米粥、大米粥、鸡蛋汤、挂面都是很好的选择。2～3天后，胃口渐增，才适合进食其他滋补品。但胃口差时不要吃得太油腻，根据个人身体状况，每天吃1～2个鸡蛋，然后慢慢再加鸡、鱼、虾、肉等，蔬菜与肉类要平均分配，均衡补充铁、钙、蛋白质等营养素和纤维质，除了恢复体力外亦有助于乳汁的分泌。产后一周内忌食牛奶、豆浆、大量蔗糖等胀气食品。

□□□
产后1～2周不宜大补特补
▶

产后1～2周的主要目标是"利水消肿"，使恶露排净，因此绝对不能大补特补。

产后第一周的重点是开胃而不是滋补，胃口好，才会食之有味，吸收也好。可以吃香油猪肝或猪肝、山药排骨汤、红枣银耳汤，帮助子宫排出恶露与其他废物；可以喝一点蛋汤、鱼汤等较为清淡的汤；还可以吃些清淡的荤食，如瘦牛肉、鸡肉、鱼等，配上新鲜蔬菜一起炒，口味清爽营养均衡。适量的橙子、柚子、猕猴桃等水果也有开胃的作用。

产后第二周则以香油猪腰、花生炖猪脚、鱼汤等活化血液循环，预防腰酸背痛为重点。另外，每天补充2000～2500毫升水分。等到第三、四周，恶露将净，进入进补期，做菜时适当加米酒，以促进血液循环，帮助恢复体力。

奶水充足的产妇不必额外喝大量肉汤，奶水不足可以喝一些肉汤，但也不必持续一个月。摄入脂肪过多，不仅体形不好恢复，而且会导致宝宝腹泻，这是因为产妇喝肉汤后奶水中也会含有大量脂肪颗粒，宝宝吃后难以吸收。

□□□
喝肉汤不必持续一个月
◀ ……………………

□□□
产后合理膳食
◀ ……………………

少食多餐

每日餐次应较一般人多，以5～6次为宜。产后胃肠功能减弱，蠕动减慢，如一次进食过多过饱，反而增加胃肠负担，从而减弱胃肠功能。

食物应干稀搭配

每餐食物应做干稀搭配。干者可保证营养的供给，稀者则可提供足够的水分。乳母喂食需要水分来补充，从而有利于乳汁的分泌。产后失血伤津，也需要水分来促进母体的康复，还可防止产后便秘。

荤素搭配，避免偏食

从月子营养角度来看，不同食物所含的营养成分、种类及数量均不同，而人体需要的营养则是多方面的，过于偏食会导致某些营养素缺乏。

产后身体恢复及哺乳，食用高热量的肉类食物是必需的，但蛋白质、脂肪及糖类的代谢必须有其他营养素的参与，过于偏食肉类食物反而会导致其他营养素的不足。因此荤素搭配，广摄各类食物既有利于营养摄入，又可促进食欲，还可防止疾病发生。

清淡适宜

月子里的饮食应清淡适宜，即在调味料上，如葱、姜、大蒜、花椒、红干椒、酒等应少于一般人的量。

食盐的用量亦根据情况而定，如果产妇水肿明显，产后最初几天以少放食盐为宜。

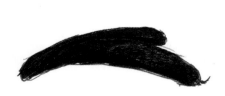
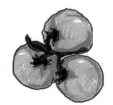
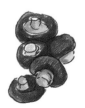

月子护理

相关词条：温度适宜　适度劳动与休息　保持清洁　避免焦虑

□□□
要充分安静休养30～40天 ▶

　　产后最重要的一件事即为休息。在坐月子这段时间，家人应同心协力照顾产妇，保证她能充分的安静休养，不论贫富或第几次分娩，甚至是小产，都要同样重视。自然分娩须休养30天，剖宫产、自然流产或人工流产，更须延长休养至40天以上。

□□□
保证适宜的室温 ▶

　　要及时调整居住环境的温、湿度变化，室内温度最好保持在25℃～26℃，湿度50%～60%，产妇应避免着凉、感冒，防止风寒的入侵。

□□□
适度地劳动与休息 ▶

　　适度的劳动与休息，对于产后恶露的排出、筋骨及身材的恢复都很有帮助。产后初始，产妇觉得虚弱、头晕、乏力时，必须多卧床休息，活动的时间不要超过半小时，等体力逐渐恢复就可以将活动时间稍稍拉长些，还是以1～2小时为限，避免因长时间站立或坐姿，导致腰酸、背痛、腿酸、膝踝关节的疼痛。

　　坐月子期间，为了自己和宝宝的健康，应保持心情愉快，特别是避免流眼泪。因此家人也应注意不要提及悲伤之事使产妇流泪，那样会造成日后眼睛提早老化或形成白内障。

□□□
使用腹带和及时运动 ▶

　　爱美的产妇注意了，分娩过后一定要绑腹带，最好连睡觉也不例外。这样不但可以帮助身材恢复，还能预防内脏下垂、皮肤松弛、消除妊娠纹。不过，要使用产后专用的腹带，产后专用腹带是一条长条状的带子，可以自由绑腹，由下往上沿着身体曲线缠绑，这样才能将下垂的腹部完全提起并予以支撑、塑型。

　　此外，产妇虽然应避免劳动，但可以适度运动，以消除腰部、臀部的赘肉，恢复肌肤原有的弹性。

　　一般来说，产后14天就可以开始进行腹肌收缩、仰卧起坐等运动，喜欢有氧舞蹈的产妇，则要等到产后6周才可开始。

□□□
月子里的口腔护理
◀ ⋯⋯⋯⋯⋯

产妇不但应该刷牙，而且必须加强口腔护理和保健，做到餐后漱口，早、晚刷牙。由于产妇身体较虚弱，对寒冷刺激较敏感，因此切记要用温水刷牙，并在刷牙前最好先将牙刷用温水泡软，以防对牙齿及牙龈刺激过大。

产妇可在产后第三天采用指漱，即把示指洗净或在示指上缠上纱布，把牙膏挤在手指上并充当刷头，在牙齿上来回、上下擦拭，再用手指按压牙龈数遍。这种方法可活血通络，坚固牙齿，避免牙齿松动。

□□□
保证身体清洁
◀ ⋯⋯⋯⋯⋯

头发、身体要经常清洗，以保持清洁，避免遭受细菌感染而发炎。尤其要注意的是，月子里产妇的会阴部分泌物较多，每天应用温开水清洗外阴部。勤换卫生棉垫并保持会阴部清洁和干燥。哺乳前应用温开水清洗乳头，切忌使用肥皂、乙醇、洗涤剂等，以免洗掉保护乳头和乳晕皮肤的天然薄膜，造成乳头皲裂，影响哺乳。

□□□
先擦浴后洗澡
◀ ⋯⋯⋯⋯⋯

产后的头几天，有些产妇身体比较虚弱，比如伤口大、撕裂伤严重或腹部有刀口，遇到这种情况，可先做擦浴，等待伤口愈合得差不多了再洗淋浴。

产后新妈妈的洗澡水温宜保持在35℃～37℃，每次洗澡的时间在5～10分钟即可。即使是夏天也不可用较凉的水冲澡，以免恶露排出不畅，引起腹痛及日后月经不调、身痛等。

□□□
月子里避免情绪焦虑
◀ ⋯⋯⋯⋯⋯

丈夫要理解产后妻子的情绪焦虑，保持愉快的家庭氛围，产妇在分娩后常常会焦虑、烦躁，甚至对家人也可能有过分的语言和行为，严重者可发展为产后抑郁症。大约有50%以上的产妇可能会出现情绪焦虑。为此，丈夫和婆婆可能认为产妇实在娇气、事儿多，这么多人伺候着还不满意，因此生气不理解，致使家庭矛盾从此产生。其实这种反常行为是身体激素变化所致，并不是娇气所造成的。因此，丈夫不仅要理解妻子的焦虑情绪，还要格外体贴，让妻子保持良好的情绪，保持家庭的欢乐气氛，同时也为孩子创造一个良好的成长环境。

产后贫血

相关词条：贫血原因　贫血危害　预防方法

□□□
产后贫血的原因

　　产后贫血一般有两方面的原因：一是妊娠期间就有贫血症状，但未能得到及时改善，分娩后不同程度的失血使贫血程度加重；二是妊娠期间孕妇的各项血液指标都很正常，产后贫血是由于分娩时出血过多造成的。

□□□
产后贫血的危害

产后贫血不利于哺乳

　　产后发生贫血时，自身的营养得不到补充，身体虚弱，引起乳汁分泌不足，同时乳汁的含铁量减少，影响宝宝对营养成分的吸收。一般贫血严重的新妈妈，进行母乳喂食常使宝宝营养不良，免疫力下降，进而引发宝宝腹泻及感染性疾病，影响宝宝体格及智力发育，对身体健康尤为不利。

产后贫血不利于身体恢复

　　分娩消耗了新妈妈很多能量，造成产后身体虚弱，这种情况下，如果新妈妈又出现贫血的话，必定会导致产褥期延长，身体恢复减慢，甚至还会使新妈妈免疫力下降，发生产褥期感染、发热等疾病。新妈妈在产后发生贫血会导致乏力、低热、身体虚弱、头晕、指甲、嘴唇及眼皮苍白、烦躁或忧郁、昏昏欲睡等症状，贫血严重的新妈妈还可能发生子宫脱垂、产后内分泌紊乱、经期延长等疾病。

□□□
产后贫血的产前预防

　　产后新妈妈要避免贫血，最好从孕期就开始预防，准妈妈要注意饮食等，保证在孕期不发生贫血。如果准妈妈在怀孕时就检查出贫血，应该及时治疗。在饮食方面可以适当服用红枣，有助于准妈妈在孕期能量的摄取和铁的补充。为预防或减轻贫血症状，在孕早期，就应该多吃些流质或半流质食物，如猪肝汤、豆腐、水蒸蛋、蔬菜汤等，少食多餐，多吃营养丰富的食品，千万不能偏食、挑食。如果准妈妈的贫血特别严重，还是应该及时去医院就诊，防止并发症的发生。

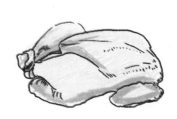
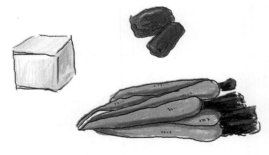

相关词条：及早开乳　养成良好的哺乳习惯　保证睡眠

对于宝宝来说母乳是最好的食物，母乳的营养最完整、最丰富。可以完全提供头六个月宝宝所需营养，母乳成分会随宝宝周数及喂食时间改变，母乳乳清蛋白可避免宝宝胃肠过敏，母乳富含DHA，对宝宝脑部发育十分重要。

产后乳汁甚少或全无称为"产后缺乳"。多发生在产后三天至半个月内。乳汁的分泌除与乳腺发育密切相关外，在很大程度上依赖于哺乳时的吮吸刺激。此外，与产妇的营养、睡眠、健康状态以及情绪密切相关。

□□□
产后缺乳的
临床症状
◀ ......

及早开乳

母婴同室，及早开乳。一般认为，早期母乳有无及泌乳量多少，在很大程度上与哺乳开始的时间及泌乳反射建立的迟早有关。有人通过比较，发现产后1小时内给予哺乳，产妇的泌乳量较多，哺乳期也较长。

□□□
产后缺乳的
预防调理
◀ ......

养成良好的哺乳习惯

增加哺乳次数，这是增加乳量的最重要措施。尤其在宝宝四个月以内每天可哺乳10～12次，并适当延长每侧乳房的吸吮时间，一侧乳房吸空后再吸另一侧，若宝宝未吸空，应将多余乳汁挤出。如能保证晚间喂哺则更理想。因为宝宝对乳头的吮吸可刺激乳母脑垂体分泌大量的催乳素，使乳汁分泌增加。

保持心情愉快

少数母亲感到哺乳太麻烦，太累，心里不情愿则乳汁会减少。同时要消除母亲焦虑的情绪，多休息，生活要有规律，保持心情愉快。

保证充足的营养和睡眠

要保证产妇有充足的营养，充分的睡眠，应鼓励产妇少食多餐，多食新鲜蔬菜、水果，多饮汤水，多食催乳食品，如花生米、黄花菜、木耳、冬菇等。

早发现早治疗

发现乳汁较少要及早治疗，一般在产后15日内治疗效果较好。时间过长，乳腺上皮细胞萎缩，此时用药往往疗效不佳。

子宫内膜炎

相关词条：适当运动　提高免疫力　注意卫生

□□□ 子宫内膜炎的原因

子宫内膜炎可以由性传播、性疾病引起，但有时也可以没有明显的诱因。主要为细菌感染所致，分娩后较常见。

□□□ 子宫内膜炎的症状

急性子宫内膜炎

急性子宫内膜炎的主要症状为发热，下腹痛，白带增多、有时为血性或有恶臭，有时子宫略大，子宫有触痛。

慢性子宫内膜炎

可由急性子宫内膜炎转变而来；也可由长期的输卵管炎或严重的子宫颈炎扩散而成；宫内节育器、分娩或流产后有少量胎盘残留及胎盘附着部的复旧不全等也可导致慢性子宫内膜炎。

慢性子宫内膜炎的主要症状是：不规则月经或子宫出血、下腹痛或坠胀感、白带增多、发热等。

□□□ 子宫内膜炎的护理

积极避孕不要纵欲乱性

如有不洁的性交，病原体可经阴道进入子宫腔内，引起子宫内膜感染。据调查，堕胎三次以上，子宫患病及发生危险的可能性显著增加。如果反复多次人工流产，很容易造成宫腔感染、宫颈或宫腔粘连，导致继发性不孕。

注意产后适当运动

可做俯卧或者膝胸卧位，防止子宫后倒，减少盆腔淤血；产后不注意休息，经常下蹲劳动或干重活，使腹压增加，子宫就会从正常位置沿着阴道向下移位。

提高身体免疫力

营养不良、体质虚弱或慢性病患者，要密切留意是否有其他部位霉菌感染，要积极预防发病原，提高身体免疫力。

注意卫生

产妇要勤换内裤。产妇换下的内裤、用过的浴盆、毛巾等应用热水煮沸消毒；外阴要每天清洗，选用弱酸配方的女性护理液更适合。至于冲洗阴道，每周1次就差不多了，以免造成菌群失调而引发细菌感染。

产后腰痛的原因	
1	怀孕使骨盆韧带变得松弛，压迫盆腔神经、血管而引起腰痛
2	分娩后骨盆韧带还处于松弛状态中，腹部肌肉软弱无力，引起腰痛
3	产妇活动较少，腹部赘肉增多，增大了腰肌的负荷，造成腰痛
4	产后不注意休息，经常久站、久蹲、久坐或束腰过紧等，都可导致腰痛
5	产后避孕方法不当，导致人工流产次数多，招致肾气损伤而引起腰痛
6	产后过早穿高跟鞋，引起足部疼痛，也可通过反射使腰部产生酸痛感
7	产妇喂奶姿势不当，使腰部肌肉处于紧张状态中，进而引起腰痛
8	如果发生子宫脱垂，就会沿阴道向下移位，引起腰痛
9	产后不慎受湿寒侵袭，致使经络不通而导致血脉运行不畅，引发腰痛

产后避免经常弯腰或久站、久蹲

准备一个专给宝宝换尿布的台子。把经常使用的物品放在不用弯腰即可拿到的位置。在厨房中放一把椅子，可使做家务时不用久站。清理房间时选用长柄扫帚，以腰部不会很快产生酸痛感为宜，每次清理时间不要过长，尤其是产后三个月内。

给婴儿喂奶时注意采取正确姿势

坐着或躺着喂奶的姿势都可以，只要自己感到姿势是轻松和舒适的。

1.以坐在低凳上为好，如果坐的位置较高，如坐在床边，可把一只脚放在脚踏上。最好在膝上放一个枕头抬高宝宝，这样可帮助承重。

2.把宝宝放在腿上，让宝宝的头枕着妈妈的胳膊，妈妈可舒服地用手臂托着宝宝的后背，让脸和胸靠近妈妈，下颌紧贴着乳房。

在生活中注意保护腰部

产后保证充分的睡眠，经常更换卧床姿势，避免提过重或举过高的物体，不要过早跑步、走远路。经常活动腰部，使腰肌得以舒展。如果感到腰部不适，可按摩、热敷疼痛处或洗热水澡，以促进血液循环，改善腰部不适感。平时注意腰部保暖，避免受冷风吹袭，受凉会加重疼痛。

每天起床后做2～3分钟的腰部运动，平时多散步或骑车，都能防止和减轻腰痛。饮食上多补充牛奶、米糠、麸皮、胡萝卜等富含维生素C、维生素D和B族维生素的食物，避免骨质疏松而引起腰痛。

产后便秘

相关词条：肠蠕动　合理搭配饮食　药物治疗

□□□
产后便秘的原因
▶

产后便秘的原因	
1	由于产褥期胃肠功能减弱，肠蠕动慢，肠内容物在肠内停留时间长，使水分吸收造成大便干结
2	由于整个孕期腹部过度膨隆，使腹部肌肉和盆底组织松弛，排便力量减弱
3	产后身体虚弱，排便力量减弱
4	饮食结构不合理，蔬菜、水果吃得少

□□□
产后便秘的防治
▶

通过运动促进肠蠕动

可通过身体运动，促进肠蠕动，帮助恢复肌肉紧张度。健康、顺产的产妇，产后第二天即可下床活动，逐日增加活动时间和活动范围。也可以在床上做产后体操，做缩肛运动，锻炼骨盆底部肌肉，促使肛门部血液回流。方法是做忍大便的动作，将肛门向上提，然后放松。早晚各1次，每次10～30下。

饮食要搭配合理

1.产妇的饮食要合理搭配，荤素结合，适当吃新鲜蔬菜、瓜果，少吃红干椒、胡椒、芥末等刺激性食物，尤其不可饮酒。香油和蜂蜜有润肠通便作用，产后便秘宜适当食用。注意保持每日定时排便的习惯。

2.产后一般应多吃鸡、鸭、肉、蛋等高蛋白的食物，如果在进食高蛋白食物的同时，再合理搭配一些含纤维较多的食物，如蔬菜、水果和粗粮等，以提供较多的食物残渣。这样既营养丰富，又利于大便的通畅。

3.产妇宜多饮水。产妇失血多，不时还有恶露排出，因此要补充水分，如补充白开水、淡盐水、菜汤、豆浆等。

4.要多吃植物油。如芝麻油、花生油、豆油等。植物油能直接润肠，且在肠道中分解的脂肪酸也有刺激肠蠕动的作用。

5.要适当选择"产气"食物，如豆类、红薯、马铃薯等。

严重时可通过药物治疗

大便已秘结，无法排出体外时，可使用开塞露，待大便软化后就可以排出。如果连续出现便秘可以用天然的花草茶来调节，也可以服用药物类的缓泻剂。

相关词条： 主动求助　倾诉宣泄　自我鼓励　食物治疗

1.情绪方面，常感到心情压抑、沮丧，行为表现为不愿见人或伤心、流泪，甚至焦虑、恐惧、易怒，每到夜间加重。

2.自我评价降低，自暴自弃、自责、自罪，或表现为对身边的人充满敌意、戒心，与家人、丈夫关系不协调。

3.创造性思维受损，行为上反应迟钝，注意力难以集中。

4.对生活缺乏信心，觉得生活无意义，出现厌食、睡眠障碍、易疲倦、性欲减退，还可能伴有一些躯体症状，如头昏、头痛、恶心、便秘、泌乳减少等，病情严重者甚至绝望。

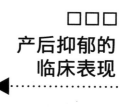

□□□
**产后抑郁的
临床表现**

调节方法	具体操作
主动求助法	产后抑郁的女性内心会有一种无助感，这种无助感可能是幼年被忽略的阴影重现。这其实是一种希望获得他人关注的信号，所以主动寻求和接受别人的关注是一种很有效的自我保护方式
放松充电法	适当调节变动生活内容，不要时时刻刻关注孩子而忽略了自己，将孩子暂时交给其他人照料，让自己放个短假，哪怕是两小时，也能达到放松自己和精神充电的作用
倾诉宣泄法	找好友或亲人交流，尽诉心曲，大哭一场也无妨，尽情宣泄郁闷情绪
角色交替法	别忘了虽然已为人母，但仍是老公的娇妻、父母的爱女，谁也不可能只做24小时全职妈妈，所以要给自己换个角色享受娇妻、爱女的权力
自我鼓励法	自我欣赏，多看自己的优点，多看事物的好处，多想事情可能成功的一面
自我实现法	生儿育女只是女性自我实现的一种方式，但决不是唯一的方式，所以不要忘了还有其他自我实现的潜力。也许趁着休产假的时间还能关注一下自己擅长的事业，等产假结束可能会有改头换面的新形象出现
食物治疗法	产妇在"月子"里通常都会吃大量补品，殊不知这些食物很容易令人心烦气躁、失眠焦虑，严重的还会出现种种"上火"迹象。所以要多搭配吃一些清淡食物，多吃新鲜的蔬菜、水果，多喝温开水，自内而外地调整身心状态

□□□
**产后抑郁的
自我调节**

产后瘦身

相关词条：瘦身黄金期　体形恢复期　运动方案　产后塑型

□□□
产后瘦身的原则

产后瘦身的黄金期

专家认为，新妈妈产后六个月是产后瘦身的黄金时期。如果产后6个月内能够恢复到怀孕之前的体重，则8～10年后，体重平均增加2.4千克；如果产后体重无法下降，则8～10年后，平均体重会增加8.3千克。

产后的新妈妈健身应该以有氧运动和力量训练相结合的原则来进行。有氧运动可以帮助恢复体能、减少脂肪。运动的形式可以选择游泳、水中健身操、有氧舞蹈、快走等。科学的进行力量训练，可以使新妈妈尽早恢复全身肌肉的力量，恢复苗条的身材。职场新妈妈生完宝宝后，计划在健身房训练的最好在分娩3个月以后进行。

产后体形恢复期

产后新妈妈体形的恢复，需要半年到一年的时间。在这一时期，必须合理地安排自己的饮食，多进行锻炼和运动，以控制脂肪的堆积。

在身体保健方面，可以选择适当的营养素。其中B族维生素是人体必需营养素，它能给新妈妈产后提供大量的营养和能量。

此外，B族维生素拥有燃烧脂肪，并使之化为能量的特殊作用。为产后新妈妈恢复体形提供了一个最佳的营养素，它既可以保障产后新妈妈哺喂母乳的能量和营养，还可以防止脂肪堆积，两全其美。

量身定制运动方案

产后新妈妈对减肥的热情十分高涨，但一定要有科学的方法。体态特征不同的人应该采取与之相应的运动方式，才能更利于自身的健美。

肥胖可以分为苹果型肥胖、梨型肥胖两种。苹果型肥胖的人脂肪主要堆积在腹部，其突出表现就是"大肚子"。而梨型肥胖则主要表现为臀部和大腿的肥胖，尤其是分娩后的女性容易产生。因此，了解自己的肥胖类型，是制订运动减肥计划、达到最佳减肥效果的先决条件。

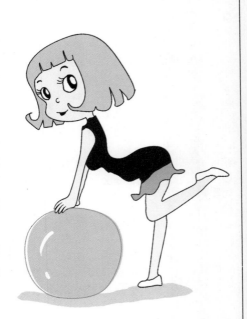

刚刚生完宝宝，你的身体尚未完全复原，并不适合开始正式运动，如果想恢复体型，不妨先进行产褥体操，这是一种轻松、没有负担的运动，勤做产褥体操可以促进全身血液循环流畅，使母乳顺利流出，亦可消除疲劳、帮助腹肌和骨盆收缩。

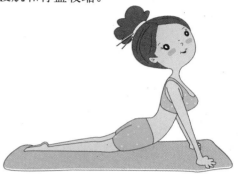

眼镜蛇式

趴在地板上，双手手掌撑地，然后将双臂伸直，并向上伸展整个身体前侧让后背呈弓形。将这个姿势保持几秒钟，重复4次。

腹式呼吸

双手轻放于下腹部，膝盖弯曲；用鼻子慢慢吸气，使腹部渐渐隆起；然后将吸入腹部的空气从口中慢慢吐出。

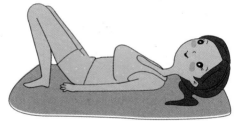
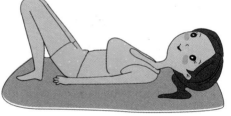

抬腿运动

左腿膝盖弯曲，将右腿抬起贴紧胸部；以相同的方法换左腿再做一次。

半蹲坐动作

站立，双脚与臀部同宽，身体重量放在脚部。双臂向前平伸，当双腿下蹲时，从臀部以上到肩部保持直立，收腹。而后通过腿部和臀部用力将自己的身体带起，呈站立姿势，重复4～6次。

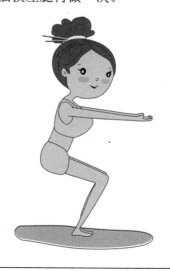

□□□
**产后收腹
减肥操** ·········▶

新妈妈如何才能恢复产前紧实平坦的腹部呢？以下我们介绍几个小动作，不但可以尽快收紧腹部，同时还能加强底盆骨的力量。

单脚打圈

身体仰卧，收腹并抬起右腿，慢慢在空中画圈，顺时针转10圈，然后再逆时针方向转10圈。

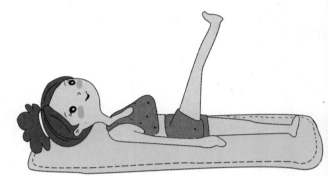

单脚支撑

手掌撑地支起身体，尽量将身体的重量转移到脚指上，收紧腹部，然后抬起一只脚，保持这个动作5秒钟，然后再换脚进行，重复5～8次。

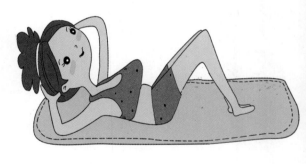

1/4仰卧起坐加旋转身体

仰卧在地面，双手抱着头部，肩膀慢慢离开垫子，然后身体向左扭转，左手的手肘抬起向着右腿膝盖的方向，保持这个动作5秒钟，然后慢慢恢复到开始的动作，然后再反方向重复动作，每个方向做5～8次。

空中踩水

身体仰卧在垫子上，膝盖呈九十度角弯曲，脚掌贴在地面上，双手手掌朝下自然放在身体两边。收紧腹部肌肉，抬起双腿在空中做踩水动作，不断重复踩水动作，每只脚踩5次。

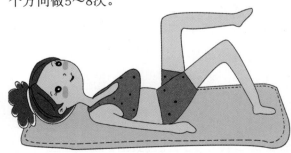

当你咨询过医生获得同意后，你就可以开始锻炼了。每周至少锻炼2次。

桥式抬举运动

仰卧于地面，膝盖弯曲，脚面平放于地面，双手在身体两侧，臀部用力抬起，使膝盖至肩部的身体呈直线状（即桥式），保持10～30秒种。将右腿平直抬起，并保持10～30秒种。右腿保持抬举状态，臀部缓慢接触地面，再抬起臀部，重复此动作8次。右腿向左腿交叉，呈盘坐状。保持盘坐状态，臀部缓慢接触地面，再抬起臀部，重复此动作8次。

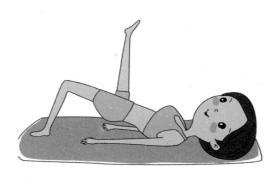

平转运动

双肘支撑地面使头部至脚跟呈直线状态。保持此姿态10～30秒。保持双肩水平，身体中部转动，使右臀向地面方向下沉。然后回复初始状态，左臀向地面方向转动下沉以完成整套动作。

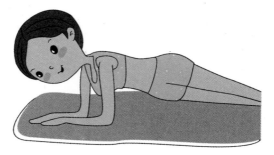

弓步练习

身体呈站立状态，左腿向前跨步弯曲呈弓状，双手各持一个哑铃，弓步时双手举起哑铃在头部上方交叉。保持这个姿势数秒种，收回左腿，反方向重复动作。

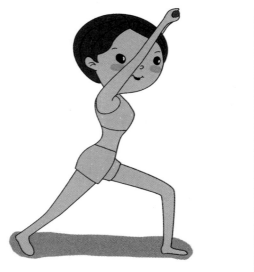

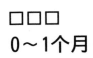
0～1个月

1. 可以本能的吮吸。
2. 无法随意运动，不能改变自己身体的位置。
3. 俯卧位时，臀部高耸，两膝关节屈曲，两腿蜷缩在下方。
4. 宝宝的手经常呈握拳状。
5. 将物体从宝宝头的一侧，慢慢移动到头的另一侧（移动180度），当物体移动到中央时（90度），宝宝会两眼追着看，眼的追视范围小于90度。
6. 会短时间握住手中的物体。
7. 能自动发出各种细小的喉音。
8. 双眼能追视在身体前边走动的人。
9. 头部能竖起大约两秒钟。

□□□
1～2个月

1. 所有的回答都用哭来表达。
2. 会露出没有任何含义的微笑。
3. 能发出"u""a""e"的声音。
4. 可以张开手，有意识地抓住东西。
5. 后背仍很软，但略有一点力气了。宝宝即使努力挺起后背，妈妈也必须马上扶他，不然立即就会倒一下。
6. 会回报妈妈的微笑。
7. 眼球能追视一只移动的玩具。
8. 俯卧时，头开始向上抬起，使下颌能逐渐离开平面5～7厘米。
9. 用拨浪鼓柄碰手掌时，能握住拨浪鼓2～3秒钟不松手。

□□□
2～3个月

1. 拉住宝宝的双手就能将他拉起，不需要任何帮助，宝宝自己就能保持头部与身体呈一条直线。
2. 能平整地俯卧，并长时间地抬起头。可以把上肢略向前伸，抬起头部和肩部。
3. 用双手扶腋下让宝宝站立起来，然后松手，宝宝能在短时间内保持直立姿势，之后臀部和双膝弯下来。
4. 能用手指抓自己的身体、头发和衣服。
5. 把拨浪鼓放在宝宝手中，他能自己握住拨浪鼓。
6. 当宝宝高兴时，会出现呼吸急促，全身用劲等兴奋的表情。
7. 会向出声的方向转头。当妈妈讲话时，他能微笑地对着妈妈，并发出叫声和快乐的咯咯声。

1. 仰卧时，会做抬腿动作。
2. 会出现主动翻身的倾向。
3. 扶宝宝坐起，他的头基本稳定，偶尔会有晃动。
4. 在喂奶时间，会高兴得手舞足蹈。
5. 当有人逗他玩时，他爱咯咯大笑。
6. 喜欢别人把他抱起来，这样他能看到四周的环境。
7. 周围有声响，他会立即转动他的脑袋，寻找声源。
8. 俯卧时，可能会同时抬起胸和腿，双手伸开，呈游泳状。
9. 牙牙学语的声调变长。
10. 将宝宝放在围栏床的角落，用枕头或被子支撑着，宝宝能坐直10～15分钟。

□ □ □
◀ 3～4个月

1. 扶宝宝坐起来时，他的头可以转动，也能自由地活动，不摇晃。
2. 可以用两只手抓住物体，还会吃自己的脚。
3. 能意识到陌生的环境，并表示害怕、厌烦和生气。
4. 哭闹时，大人的安抚声音，会让他停止哭闹或转移注意力。
5. 能从仰卧位翻滚到俯卧位，并把双手从身下掏出来。
6. 让宝宝站立，宝宝的臀部能伸展，两膝略微弯曲，支持起大部分体重。
7. 能一手或双手抓取玩具。
8. 会将玩具放到嘴里，明确做出舔或咀嚼的动作。
9. 能注意到同龄宝宝的存在。

□ □ □
◀ 4～5个月

1. 已经出牙0～2颗。
2. 双手支撑着坐。
3. 物体掉落时，会低头去找。
4. 会玩躲猫猫的游戏。
5. 能熟练地以仰卧位自行翻滚到俯卧位。
6. 大人双手扶宝宝腋下，让宝宝站立起来，能反复屈膝关节并自动跳跃。
7. 能用双手抓住纸的两边，把纸撕开。
8. 变得爱照镜子，常对着镜中人出神。
9. 他将开始对喂他的食物表现出某种偏爱。
10. 可以双手对击积木。

□ □ □
◀ 5～6个月

101

生长发育

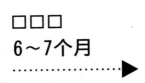

6～7个月

1. 仰卧时，不需要帮助能自己把头抬起来，将脚放进嘴里。
2. 不需要用手支撑，可以单独坐5分钟以上。
3. 拇指与示指对应比较好，双手均可抓住物品。
4. 能伸手够取远处的物体。
5. 大人拉着宝宝的手臂，宝宝能站立片刻。
6. 能够自己取一块积木，换手后再取另一块。
7. 能发出"ba""ma"或者"ai"的音。

7～8个月

1. 会腹部贴地，匍匐着向前爬行。
2. 能将玩具从一只手换到另一只手。
3. 能坐姿平稳地独坐10分钟以上。
4. 可以自行扶着站立。
5. 能辨别出熟悉的声音。
6. 能发出"ma-ma""ba-ba"的声音。
7. 会模仿大人的动作。
8. 已经能分辩自己的名字，当有人叫宝宝的名字时有反应，但叫别人名字时没有反应。
9. 对大人的训斥和表扬表现出委屈和高兴。
10. 开始能用手势与人交往，如伸手要人抱，摇头表示不同意等。
11. 会自己拿着饼干有目的地咬、嚼。

8～9个月

1. 爬行时可以腹部离开地面。
2. 能自发地翻到俯卧的位置。
3. 能自己以俯卧转向坐位。
4. 能用拇指和示指捏起小丸。
5. 能够理解简单的语言，模仿简单的发音。
6. 语言和动作能联系起来。
7. 能用摇头或者推开的动作来表示不情愿。
8. 能自己拿奶瓶喝奶或喝水。

1. 能从坐姿扶栏杆站立。
2. 爬行时可向前也可向后。
3. 扶着栏杆能抬起一只脚再放下。
4. 拇指、示指协调较好，捏小丸的动作越来越熟练。
5. 会抓住匙子。
6. 想自己吃东西。
7. 能区分可以做和不可以做的事情。
8. 懂得常见人和物的名称。
9. 能有意识的叫"爸爸""妈妈"。

□□□
9～10个月

1. 能独站10秒钟左右。
2. 大人拉着宝宝的双手，他可走几步。
3. 穿脱衣服能配合大人。
4. 能用手指着自己想要的东西。
5. 喜欢拍手。
6. 可以打开盖子。
7. 会用手指着他想要的东西说"拿"。

□□□
10～11个月

1. 体型逐渐转向幼儿模样。
2. 牵着宝宝的手他就可以走几步。
3. 可以自己把握平衡站立一会儿。
4. 可以自己拿着画笔。
5. 能用全手掌握笔在白纸上画出道道。
6. 向宝宝要东西他可以松手。

□□□
11～12个月

1. 宝宝能独自走，并且走得很好。
2. 能站着朝大人扔球。
3. 能自己从瓶中取出小丸。
4. 能用笔在纸上乱画。
5. 把图画书或者卡片给宝宝，宝宝能按要求用手指对一张图画。
6. 会自己用匙吃饭。
7. 能区分自己和异性的身体。

□□□
12～15个月

□□□
15～18个月
▶

1.能扶着栏杆连续两步一级地走上楼梯。

2.知道利用椅子或凳子设法去够拿不到的东西。

3.可以把3块积木摞起来。

4.可以盖上碗盖。

5.可以倒着走。

6.能用手从一个方向把书页翻过去，每次2～3页。

7.开始长臼齿。

8.将2～3个字组合起来，形成有一定意义的句子。

9.会要吃和喝的东西。

10.能在家里模仿大人做家务。

11.要排便时会告知大人。

□□□
18～21个月
▶

1.自己走路走得很稳。

2.能双脚连续跳，但不超过10次。

3.扶栏杆能自己上下楼梯。

4.能一张一张翻开书页。

5.可以画线段。

6.可以从头顶上方扔球。

7.可以将杯子里的东西倒出来。

□□□
21～24个月
▶

1.双脚并跳时，能双脚同时离地。

2.能独脚站立。

3.能将5块积木摞起来。

4.可以自己开门。

5.可以自己脱衣服、裤子。

6.蹲着的时候可以自己站起来。

7.能向前踢球。

8.会说50多个字，发音已比较清楚。宝宝说到自己时能正确地用代词"我"而不再用小名表示自己。

9.能说出儿歌开头和结尾的几个字。

10.经常自言自语。

11.可以自己玩耍一会儿。

1.能走平衡木。
2.会自己穿鞋、解扣子。
3.能折纸，对角地折成三角形。
4.能正确地使用代词"他"来指宝宝的亲属和小伙伴等。
5.听到音乐时能起舞。
6.开始有是非观念。

□□□
25～28个月

1.会骑三轮车。
2.知道1与许多的意思。
3.能听大人口令做简单的体操。
4.会说8～9个汉字组成的句子。
5.会分辨大小、长短、粗细、高矮。
6.能来回倒水不洒。
7.会完成提裤子的动作。
8.能熟练地用丝线连续穿4～5个扣子，并能将丝线拉出来。
9.能说出2～3天前的事。
10.认识红色和绿色。

□□□
28～30个月

1.能双脚交替上下楼梯。
2.能坚持长时间走路。
3.能快速地跑不会摔倒。
4.会立定跳远。
5.画画时姿势正确，懂得用左手扶纸。
6.能用积木搭成房子、汽车等。
7.会用香皂洗手。
8.会用抹布擦桌子。

□□□
30～33个月

1.双脚可交替跳跃。
2.可以使用筷子。
3.会提醒妈妈说错了故事的情节。
4.会自己擦屁股。
5.能区分上、下、前、后、今天、明天。

□□□
33～36个月

养育要点

相关词条　月龄　情感发育　养护常识

□□□
0～1个月

1. 接受第一次健康检查。
2. 保证充足的睡眠。
3. 精心呵护小肚脐。
4. 注意新生儿黄疸是否退去。
5. 注意观察宝宝的排便的颜色和次数。
6. 注意随时变换宝宝的视角。
7. 注意为宝宝保暖。
8. 多搂抱、抚摸宝宝，让宝宝开心。
9. 常常和宝宝对视，逗宝宝笑。
10. 常常帮助宝宝练习抬头和翻身。

□□□
1～2个月

1. 会出现三四个小时的睡眠周期。
2. 可以开始练习排便。
3. 要防止出现尿布疹。
4. 勤加练习俯卧抬头。
5. 要有耐心地逗引宝宝发音。
6. 多多的抚摸宝宝的身体。
7. 天气好，可以每天坚持户外活动，进行日光浴。
8. 坚持母乳喂食。

□□□
2～3个月

1. 多进行日光浴和空气浴。
2. 不要让宝宝趴着睡觉。
3. 有的宝宝会出现睡眠早晚颠倒的现象。
4. 养成规律的排便次数。
5. 要经常给宝宝洗头。
6. 重点训练俯卧抬头、四肢运动和触握能力。
7. 注意预防佝偻病补充维生素A、维生素D。

1. 可以尝试给宝宝添加果汁、蔬菜汁。
2. 要防止宝宝消化不良。
3. 训练宝宝抬头、翻身。
4. 引导宝宝抓悬吊玩具。
5. 会翻身后就要加强看护，避免宝宝掉到地上。
6. 不要强行制止宝宝吮手指头。
7. 保持宝宝手部的洁净。
8. 开始流很多口水，所以要给宝宝带围嘴。
9. 要经常给宝宝看彩色的图片，开发视觉。
10. 逐步养成规律的睡眠习惯。
11. 多给宝宝说儿歌。

□□□
3~4个月

1. 可逐渐添加辅食。
2. 帮助宝宝顺利接受新食物。
3. 多抱宝宝出去玩耍。
4. 训练宝宝手的抓握能力。
5. 多逗引宝宝发音。
6. 引导宝宝抓够悬挂的玩具。
7. 多训练宝宝扶蹦。
8. 让宝宝接受匙子里的食物。
9. 让宝宝对着镜子训练分辨面部表情。

□□□
4~5个月

1. 培养宝宝好情绪，注意心理卫生。
2. 对宝宝进行翻身、独坐、匍行的训练。
3. 把宝宝扶起来多做跳跃动作。
4. 用安慰物恰当对待宝宝。
5. 准备磨牙器。
6. 注意口腔卫生。
7. 不要强迫宝宝进行坐的练习。

□□□
5~6个月

☐☐☐
6～7个月

1. 从吃、睡和排便等方面入手，逐步过渡到养成洗手、洗脸、洗澡和擦手等良好的习惯。

2. 辅食的品种要多样化。

3. 让宝宝学会坐便盆。

4. 帮助宝宝学习爬行。

5. 宝宝的活动范围大了，要注意安全。

6. 给宝宝穿便于爬行的衣服。

7. 训练用杯子喝水。

8. 鼓励宝宝的模仿行为。

9. 让宝宝慢慢适应陌生人。

☐☐☐
7～8个月

1. 练习爬行和站立。

2. 注意宝宝认生的问题。

3. 停止夜间授奶。

4. 让宝宝学拿匙子。

5. 协助宝宝练习手膝爬行。

6. 宝宝如果胆小，不敢爬行前进，父母不必着急。

7. 让宝宝练习连续翻滚。

8. 不能过早的练习走路。

9. 练习"ma-ma"、"ba-ba"的发音。

10. 注意培养宝宝的排便卫生习惯。

11. 注意给宝宝固定餐位和餐具。

12. 训练认识身体的部位。

13. 让宝宝学习用动作表示情绪和意愿，让宝宝能与人进行简单交流。

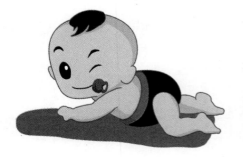

1. 训练拇指、示指的对捏动作。
2. 继续练习对敲、摆动能力。
3. 主食逐渐替代辅食。
4. 给宝宝足够的空间。
5. 让宝宝用手抓着棒状的东西吃。
6. 被汗水浸湿的衣服要赶紧换掉。
7. 理解和培养宝宝的好奇心。
8. 大人对宝宝说"再见"或"欢迎"后，鼓励宝宝用手势回应。

□□□
8～9个月

1. 注意防止便秘。
2. 培养独站的能力。
3. 培养宝宝良好的饮食时间规律。
4. 培养良好的生活习惯和生活能力。
5. 理解宝宝的特殊语言。
6. 注重培养宝宝的专注力。

□□□
9～10个月

1. 训练宝宝手足爬行、独站和行走的能力。
2. 进食后注意给宝宝喝水。
3. 尽量让宝宝光脚走。
4. 提高宝宝的语言表达能力。
5. 注重环境卫生和个人卫生。
6. 防止摔伤，注意居家环境安全。
7. 尿布的尺寸要适合宝宝。

□□□
10～11个月

1. 让宝宝认识简单图形。
2. 学习认识颜色。
3. 和大人同桌吃饭。
4. 用动作表示配合或表达愿望。
5. 要戒掉奶瓶。
6. 注意防止宝宝的手肘脱臼。

□□□
11～12个月

□□□
12～15个月

1. 训练独走和跑的行动。
2. 合理营养，平衡膳食。
3. 启发宝宝用语言表达自己的意愿。
4. 多提供宝宝和同龄宝宝交往的机会。
5. 满足宝宝的正当要求。
6. 培养独立生活能力。
7. 夜间要保持8小时以上睡眠。

□□□
15～18个月

1. 常带宝宝到户外，训练走和跑的能力。
2. 鼓励宝宝多做动手的游戏。
3. 平时多表扬宝宝。
4. 试着让宝宝自己整理玩具。
5. 鼓励宝宝帮忙做家务。
6. 从外面回来要先洗手。
7. 注意宝宝的安全，防止意外发生。

□□□
18～21个月

1. 进行排便训练。
2. 还不能走路要咨询医生。
3. 培养宝宝自己刷牙的习惯。
4. 宝宝的食物味道要清淡。
5. 多玩搭积木、握笔、画画、穿扣眼等游戏。
6. 控制零食的摄入量。

□□□
21～24个月

1. 抓住语言的突发期。
2. 养成定时定点的饮食原则。
3. 陪宝宝玩过家家的游戏。
4. 鼓励宝宝多称呼人。
5. 合理膳食，避免偏食。
6. 培养有规律的生活习惯。
7. 在宝宝面前使用标准的普通话。

1.鼓励宝宝多跑、跳。

2.多带宝宝滑滑梯、荡秋千。

3.坚持让宝宝自己吃饭。

4.让宝宝自己洗手、洗脸。

5.让宝宝玩完玩具后自己收拾。

6.鼓励宝宝发挥想象力，随意的涂鸦。

7.鼓励宝宝与同伴分享玩具和食物。

□□□
25～28个月

1.教宝宝学会自我介绍姓名、年龄、爸爸、妈妈的名字。

2.要让宝宝配合儿歌或者音乐使手、脚、脑的活动更加协调。

3.让宝宝在看卡片和阅读中认识汉字。

4.培养宝宝的生活自理能力。

5.让宝宝多观察、多思考。

□□□
28～30个月

1.让宝宝多做各种运动，但需注意安全。

2.选择应季的水果给宝宝吃。

3.让宝宝学会自己穿脱袜子。

4.能数数到20。

5.理解时间的概念。

6.知道自己的性别。

7.看图讲故事并提问，让宝宝回答事情发生的经过，激发阅读兴趣。

□□□
30～33个月

1.常带宝宝到儿童乐园玩耍。

2.做好入托的心理准备，以免入托后宝宝不适应。

3.了解幼儿园的作息时间，尽量让宝宝提前适应。

4.教宝宝交往技巧，了解什么能做，什么不能做。

5.认识日常用品，知其名称和用途。

□□□
33～36个月

尿布

相关词条 尿布类型 用法

□□□
纸尿裤

纸尿裤小常识

纸尿裤像小内裤一样让宝宝轻松自在，又有超强吸水力，让宝宝更干爽、舒适。市场上销售的小内裤型剪裁设计采用棉柔材质，适合男女宝宝。采用棉制材质配合超薄的神奇吸水层，温柔呵护宝宝，让宝宝皮肤自由地呼吸。

纸尿裤的选购

1.先买小包装的试用品

在没有确定哪种纸尿裤适合自己的宝宝之前，最好先选择小包装的试用品，多方面的考核纸尿裤是否适合自己的宝宝，材质是最重要的，比如是否舒适、透气性好不好、吸水性好不好，有无侧漏等等，还要考虑宝宝的生长速度。

2.要选择透气性好的纸尿裤

因为宝宝的排泄是不规律的，父母没办法随湿随换，纸尿裤就会一直附着在宝宝的屁股上，所以轻薄、透气性好的纸尿裤对宝宝的皮肤才是最好的。

3.选择正规企业生产的纸尿裤

正规企业生产的纸尿裤的材质要比不是正规企业的有保障，更不易侧漏，选择的时候要注意这一点。

4.根据宝宝的发育特点选择纸尿裤

每个宝宝的身体发育情况都不同，妈妈应该根据自己宝宝的具体情况选择适合的纸尿裤。大腿长得比较胖的，就应该选择大一码的纸尿裤，长得比较瘦的宝宝就要选择小一码的，纸尿裤过大宝宝穿着会不舒服。

□□□
尿布

自制尿布片

应选用柔软、吸水性强、耐洗的棉织品，旧布更好，如旧棉布、床单、衣服都是很好的备选材料。也可用新棉布制作，经充分揉搓、晾晒后再用。新生宝宝尿布的颜色以白、浅黄、浅粉为宜。尿布不宜太厚或过长，以免长时间夹在腿间造成腿变形，也容易引起感染。

使用自制尿布的注意事项

一个宝宝一昼夜需20块左右的尿布，平常要关注宝宝是否尿了，及时给宝宝换尿布，如给宝宝哺乳前、后都应检查尿布湿了没有。尿布换下后，一定要及时清洗，先将尿布上的排便用水洗刷掉，再擦上中性肥皂，放置20～30分钟后，用开水烫、泡，水冷却后稍加搓洗即可。

1.打开脏尿布或纸尿裤，妈妈的手腕向上稍稍用力，一只手将宝宝的两只脚拉起，将宝宝的小屁股抬高。如果宝宝排便了，妈妈的另一只手先将脏的尿布或者纸尿裤从后向内折叠，垫在小屁股的下面，以防宝宝再次排便弄脏新的尿布或者床褥。

2.妈妈再用湿巾自上而下地擦拭，清理小屁股上的粪便，千万不可来回地擦拭，以免粪便污染生殖系统。再用干纸巾吸干小屁股上的水分。

3.拿掉脏尿布或纸尿裤后，将干净的尿布或纸尿裤从后腰的位置铺在宝宝屁股下面。妈妈放下宝宝的双腿，在宝宝的肛门处涂上护臀膏，在臀部和大腿根部涂上爽身粉。将尿布或纸尿裤的另一端向上铺于宝宝的腹部，注意不要高于肚脐，后腰部要略高于腹部的位置。如果宝宝用的是纸尿裤，就将左右两边的胶贴粘好。如果宝宝用的是尿布，就用松紧带固定好，也可以用安全别针插好。

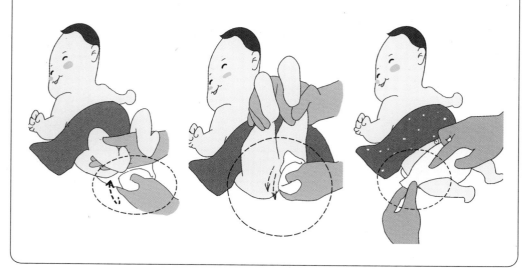

纸尿裤	纸尿裤	尿布
吸收尿液能力	很强	不强
透气性	一般	很好
干爽性	质量好的就会很好	不好
使用程度	一次性	反复使用
方便程度	方便	不方便
易引起疾病的程度	有些宝宝会过敏或引起尿布疹	不易
价格	贵	低廉

□□□
**纸尿裤与尿布
大比拼**
◀ ···········

奶瓶

□□□ 种类

目前市场上有两大类奶瓶，玻璃奶瓶和塑料奶瓶，其中塑料奶瓶有PP、PES、PPSU三种，之前一直在市场上热销的PC奶瓶，因存在可能扰乱人体代谢过程，对宝宝发育、免疫力有影响的双酚A（也称BPA）而退出市场。

□□□ 选购对比

	玻璃奶瓶	PP	PES	PPSU
材料	玻璃	塑料	塑料	塑料
价格	适宜	适宜	昂贵	昂贵
安全性	安全	一般	安全	安全
耐高温度	600℃	120℃	180℃	180℃
易碎程度	易碎	不易碎	不易碎	不易碎
透明度	很好	较差	很好	很好
重量	重	轻	轻	轻
使用期限	1年	6个月	8个月	8个月
易清洗程度	容易	不易	不易	不易

□□□ 形状的选择

圆形

适合0～3个月的宝宝使用。这一时期，宝宝吃奶、喝水都是靠大人喂，圆形奶瓶内颈非常平滑，奶瓶里的奶液可以流动顺畅。

弧形、环形

四个月以上的宝宝小手喜欢抓东西，而且非常活跃，弧形的奶瓶像一只小哑铃拿起来非常顺手，环形奶瓶是一个长圆的"O"字型，这样的设计便于宝宝的小手抓握。

带柄奶瓶

1岁左右的宝宝就可以自己拿着奶瓶吃奶或者喝水了，但这个时候他往往拿不稳，像练习杯的奶瓶就是专为这个时期的宝宝准备的，两个可移动的把柄便于宝宝用小手抓握，手柄还可以根据姿势来调整，非常人性化。

1.准备消毒好的奶瓶、奶嘴。奶嘴应竖直向上放置，以防弄脏。

2.洗净双手。

3.将奶粉倒入奶瓶中，加水，一定要检查牛奶的温度，将奶瓶倾斜，滴几滴奶液在手背上，感觉牛奶的温度，不烫即可。还要试试流速，奶液滴落的速度以不急不慢为宜。

4.选择舒适的坐姿坐稳，如果是坐在床上，可以放一个坐垫在腿上，调节高度，这样手臂不易酸痛。一只手把宝宝抱在怀中，让宝宝的头部枕在自己的胳膊上，用小臂支撑宝宝的身体。宝宝整个身体约呈45度倾斜；另一只手拿奶瓶，用奶嘴轻触宝宝嘴唇，宝宝即会张嘴含住，开始吮吸。

5.随着奶瓶中奶量的减少，妈妈要将奶瓶的倾斜角度适当改变，让奶液充满整个奶嘴，避免宝宝吸入太多空气。如果奶嘴被宝宝吸瘪，可以慢慢将奶嘴从宝宝嘴里拿出来，让空气进入奶瓶，奶嘴就会鼓起来，或者可以把奶嘴罩拧开，放进空气再盖紧也是一样的效果。

6.吃过奶后，轻轻而果断地移去奶瓶，防止宝宝吸入过多空气。

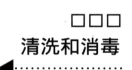

□□□
清洗和消毒

新买的奶瓶和使用一断时间的奶瓶都要经过消毒才能继续使用。

1.每次喂奶之后，一定要把残余的奶液倒掉，及时清洗，以免奶渍凝结在瓶身上。

2.用专门的奶瓶刷和海绵，伸进奶瓶，把各个角落清洗干净。特别要注意瓶颈和螺旋处。可以用专用的奶瓶洗涤剂，也可以使用天然食材制的洗涤剂，用刷子和海绵彻底地清洗干净。

3.奶嘴部分很容易残留奶粉，无论是外侧还是内侧都要用海绵和刷子彻底清洗。

4.为了防止洗涤剂的残留，要将奶嘴用流水冲洗干净，最好能将奶嘴翻转过来清洗内部。

5.锅里的水沸腾以后，就可以放入清洗干净的奶瓶和奶嘴。奶瓶较轻容易浮起，将瓶内注满水即可沉没。煮沸3分钟左右就可将奶嘴取出；而奶瓶可以在煮沸5分钟左右的时候取出。

6.煮沸结束后，可以将取出的奶嘴和奶瓶放在干净的纱布上沥水，之后放在合适的盒子内即可。

也可以使用蒸气式消毒锅消毒，将奶瓶洗干净后，去掉奶嘴和盖子，放在蒸气消毒锅里，根据消毒锅说明书上的时间操作。

□□□ 材质

　　奶嘴的材质有橡胶、硅胶、乳胶三种。橡胶奶嘴是最有弹性的，也是最接近乳头的材质。硅胶奶嘴没有橡胶的异味，更容易被宝宝接受，它不易老化，抗热、抗腐蚀性也比较强。乳胶奶嘴很软，宝宝吮吸的时候非常容易，但是不耐用，容易老化。

□□□ 类型

　　可以分为标准奶嘴、宽口奶嘴和喂药奶嘴三种。

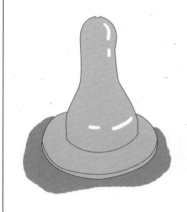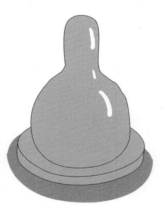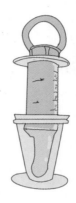

□□□ 型号

　　奶瓶上奶嘴的小孔也有好多型号，它们主要是：

	圆孔小号	圆孔中号	圆孔大号	Y字型孔	十字型孔
适合的宝宝	新生儿和早产儿	2～3个月宝宝	适合喂奶时间太长，但量不足、体重轻的宝宝	已经添加辅食的宝宝使用	吸饮果汁、米粉或其他粗颗粒饮品
流量	较少	稍多	较多	奶量流出稳定	流量大

使用的注意事项

◎要保持干净

放入宝宝嘴里的东西务必要保持干净，在给宝宝使用前后都要充分清洗干净，使用之后也不要暴露在空气当中。

◎不宜长期使用

宝宝使用安抚奶嘴的年龄不宜超过2岁，长期使用安抚奶嘴容易导致牙龈变形，应尽早让宝宝戒掉这个习惯。

◎熟睡后要拿掉安抚奶嘴

安抚奶嘴在宝宝睡熟之后就不要再继续使用了，如果继续使用就会对宝宝的牙齿和呼吸产生负面影响。

戒除安抚奶嘴的方法

1.对于经常使用安抚奶嘴的宝宝，父母要带宝宝去医院看看宝宝的牙齿是否有变化。

2.随着宝宝逐渐长大，对很多事情都越来越有兴趣，这个时候是帮助宝宝戒掉安抚奶嘴的最佳时期。

1.清洗奶嘴需要用专门的奶嘴刷和奶嘴清洁剂。

2.奶嘴口每天至少要消毒一次，才可以保证奶嘴上的出奶孔出奶通畅。

◀ ·····

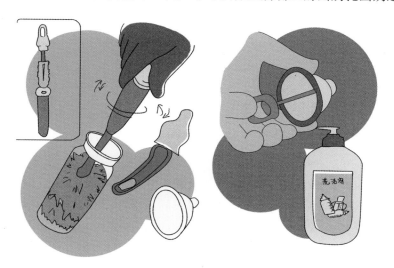

洗澡

相关词条　洗头发　洗脸　洗身体　洗屁股

□□□
**洗澡的注意
事项**

物品准备

浴盆、沐浴椅、毛巾、沐浴棉、婴儿沐浴液、婴儿无泪洗发露、爽身粉、护臀霜、浴巾、干净衣服、尿布。一定要把洗澡、揩干身体和穿衣服时的用品都准备好，放在手边。

室温和水温

室温应保持在26℃～28℃，适宜的水温为42℃。水温以摸上去不烫手，或滴在大人的手背上感觉稍热而不烫手，也可以将肘部放入水中，感觉温热就可以了。

洗浴时间

不要在刚刚喂完奶之后给宝宝洗澡，易引起宝宝吐奶。可选择在两次喂奶的中间时段，也就是在喂奶后1～2小时洗澡为宜。洗澡之前最好先行排便，并在清理好后再洗澡。洗澡的总时间最好控制在10分钟之内，否则宝宝会因体力消耗而感到疲倦。

对妈妈的要求

妈妈在给宝宝洗澡前要将双手温暖，还要将手表、戒指、手镯等坚硬的物品摘掉，以免伤到宝宝的皮肤。妈妈还可以戴上防水围裙，防止把自己的衣服弄湿，给宝宝洗完澡后，妈妈还要在大腿和胸前铺一块大而软的毛巾，这样妈妈把宝宝搂在怀里的时候宝宝会感到温暖而舒适。

小心溺水

妈妈在给宝宝洗澡的过程中不能掉以轻心，也许只是转个身的工夫，宝宝也可能滑入水里溺毙。所以，不要让宝宝自己站在水里玩，更不能让宝宝在水盆里跳上跳下，没有大人的搀扶宝宝很容易摔倒。

□□□
洗头发

给宝宝洗澡的第一步就是洗头发，妈妈可以坐在小板凳上，让宝宝仰卧在妈妈的左侧大腿上，用前臂将宝宝的臀部夹在妈妈的左腰部，要让宝宝的面部朝上，头部微微向下倾斜，用左手托住宝宝的头部和颈部，左手的拇指和中指捏住宝宝双侧耳朵，将耳孔堵住，以防止水流入耳道，再用右手为宝宝洗头。洗头用的洗发液最好是无泪配方的，以免流入眼睛中引起疼痛。按顺时针方向柔和地揉搓。妈妈可一边替宝宝清洁头部，一边用右手指腹轻轻按摩。洗完后一定要用清水冲洗干净，并用毛巾轻轻擦干头发。

□□□
洗脸

洗完头发之后就可以开始洗脸了。可以先清洁眼睛，用半干的小毛巾或纱布从眼睛的内侧向外侧轻轻擦拭，眼部分泌物较多的地方要擦拭干净。再清洗鼻子周围的皮肤和耳朵后面及耳廓内外皮肤，注意毛巾不能太湿，否则容易将水弄进外耳道中。最后清洗口鼻周围、脸颊和前额皮肤。每擦一个部位之后，都要重新清洗毛巾，防止感染。

□□□
洗身体

妈妈往澡盆中先加凉水再加热水，总的水量约占澡盆的一半，再将宝宝的衣服脱去，如果是出生7天内的新生儿，他的脐带还没有脱落，因此，不能将全身浸泡在水中洗澡，而是应当将上下身分开来洗，先洗颈部和上半身，再洗下半身，最后，给宝宝的身上涂些沐浴液，然后冲洗干净。

□□□
洗屁股

女宝宝

不要分开女宝宝的阴唇清洗，会妨碍可杀灭细菌的黏液流出。为女宝宝清洗外阴时，要按照从上到下，从前到后的顺序清洗，预防来自肛门的细菌蔓延至阴道引起感染。

用软毛巾或细纱布轻轻清洗尿道口、阴道口外部和肛门周围的脏东西，肛门皱褶里残留的粪渣也要清洗干净，千万不要洗阴道口里面。洗后要及时擦干水分，让外阴保持干爽。

男宝宝

先把肛门周围擦干净，然后用软毛巾蘸温水清洗，擦净肛门褶皱里的脏东西。用拇指和示指轻轻捏着阴茎的中段，朝宝宝腹壁方向轻柔地向后推包皮，让龟头和冠状沟露出来，再用温水清洗，然后把阴茎扶直，轻轻擦拭根部和周围皮肤，动作一定要轻柔，否则易撕伤或损伤包皮。阴囊表面的褶皱很容易藏污纳垢，可用手指将褶皱展开后再轻轻擦拭。

□□□
洗完之后

妈妈将宝宝从水中抱出，用干而柔软的浴巾轻轻地将水擦干，特别要注意有褶皱的地方，如耳朵、颈部、腋窝、肚脐、外生殖器、手指和脚趾间等。在宝宝的身上扑上些痱子粉，穿上干净的纸尿裤，再给宝宝穿上干净的衣服。

□□□
宝宝的睡眠

┄┄┄┄┄┄┄▶

月龄	睡眠特点
0～2个月	还不会区分白天和黑夜，每天除了哭泣和哺乳的时间，大部分的时间在睡觉
3～4个月	睡觉和起床的间隔不断地延长，睡眠越来越集中在夜间
5～6个月	为了让夜间的睡眠更集中，白天的时候上午和下午各睡眠一次
7～8个月	夜间睡眠越来越集中，白天睡眠的时间减少。该阶段的宝宝在夜间多爱哭泣
9～11个月	白天的睡眠集中在一次。一天睡眠总计在10～13个小时
12～18个月	夜间睡眠10个小时以上，也不起夜。该阶段是宝宝区分起床和睡眠的关键阶段

□□□
哄睡的方法

┄┄┄┄┄┄┄▶

抱着哄睡

　　将宝宝抱在腹部之上，并且轻轻地摇晃身体，这样宝宝就很容易入睡。

哺乳是最有效的

　　夜间宝宝哭泣，最有效的解决办法就是哺喂母乳。各种各样的方法中，这个方法是最有效的！

补充水分

　　空气干燥容易引起口干，容易使宝宝哭泣。抱起来后可以给宝宝补充点水，也许就会停止哭泣，安静地入睡。

轻拍背部

　　抱起宝宝，轻轻地拍其后背，最好使用同样的节奏，渐渐宝宝就会熟睡。

两个人到黑暗的房间去

　　到了该睡觉的时间，两个人可以去漆黑、安静的房间。妈妈一边跟宝宝说话，一边哄他睡觉，这样宝宝马上就会入睡。

睡软床

宝宝的骨骼很软，可塑性大，躺在软床上，会增加脊柱的生理性弯曲度，使脊柱两旁的韧带和关节负担过重，时间久了，不仅容易造成腰部疼痛，还容易形成驼背或侧凸畸形。太硬的床当然也不好，不利于宝宝全身肌肉的放松与休息，容易疲劳。

穿衣服要适度

宝宝睡觉穿的衣服以一件柔软宽松的棉织物内衣和一条短裤为宜。如果怕宝宝踢被，可以把宝宝放在睡袋中睡觉，既可保暖又不影响宝宝放松身体。

单独睡

从小就让宝宝独自睡是培养宝宝独立性的好方法。妈妈为了方便照顾和哺乳，可以将宝宝的小床放在大床旁边。

培养关灯睡觉的良好习惯

夜里除了哺乳、换尿布可开灯外，妈妈千万不要宝宝一哭就马上开灯。宝宝害怕黑暗时，妈妈可拉着他的小手进行安慰。开灯睡觉会使宝宝的睡眠不踏实、易醒、影响发育，也容易养成昼夜颠倒的坏习惯。

□□□
错误的习惯

营造夜间安静的氛围

明亮和嘈杂的环境不利于宝宝的熟睡。每到宝宝睡眠的时间，就要把灯关掉，使房间变暗。另外，当宝宝睡觉的时候，要给他换上睡衣，作为提醒宝宝接下来要睡觉的信号。

白天睡眠时间不要太长

虽然，宝宝在白天睡眠的时候也要尽量营造同夜间相似的舒适氛围，但却不需要营造同夜间一样的黑暗环境。正常的家务发出的声响也不用特别注意。要注意不能让宝宝在白天的睡眠时间太长，以免影响到夜间的睡眠。某种程度上说，就是要在规定好的时间唤醒宝宝。

睡前沐浴有利于睡眠

洗澡的时间不要拖得太晚。规定好每天洗澡的时间，大约在睡前的1个小时即可。由于洗澡后体温升高不利于入眠，所以洗澡的水温不宜过高。在38℃~40℃之间即可。

□□□
**睡眠环境需要
注意的要点**

相关词条　内衣的选择　穿衣服的方法　脱衣服的方法

□□□
内衣的选择　▶

样式的选择

◎1岁以内宝宝服的搭配方法

　　正确的穿衣方法会给刚出生的宝宝细致的呵护，根据不同的季节挑选合适的内衣和外衣，会给新手父母带来极大的方便。

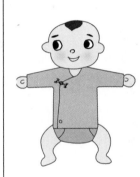

和尚服

　　新生儿到三个月宝宝的内衣，可以方便地和其他内衣搭配。

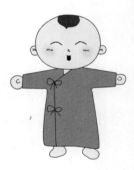

长款和尚服

　　新生儿到三个月左右宝宝的内衣，可以和短内衣搭配。

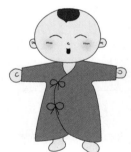

蝴蝶衣

　　下摆为两片的设计，下裆使用按纽连接，即使小脚活动也不会敞开。

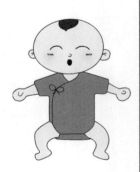

三角包臀衣

　　穿着贴身舒适，行动方便。适合三个月以上的宝宝当内衣。

◎1周岁到18个月

　　这个年龄段的宝宝基本上都会走了，活动的范围扩大了，四肢有了更大的活动余地，这个时候妈妈就要为宝宝选择便于穿、脱、换、洗的内衣。肩部带扣子的套头衫或者全开襟的衣服比较适合。

◎2岁以上的宝宝

　　这个年龄段的宝宝穿衣就比较随意了，内衣的选择范围也比较广泛，以舒适轻便为主即可。

面料的选择

内衣的面料选择非常关键，要选择纯棉、吸汗、透气性好、手感舒适的内衣，这样的内衣不会刺激宝宝皮肤发生过敏或引起瘙痒。颜色上尽量选择柔和的白色，或略微有点黄色的，这种颜色一般是真正天然的、不加荧光剂的。

布料	保暖性	适合季节	特点
棉纱布	一般	夏季	是一种平织面料，因为薄且纤维间隙大，透气性极好，洗后易缩水
针织罗纹布	一般	夏季	是一种有弹性的针织面料，质地较薄，特点是伸缩性、透气性强，手感好
针织棉毛布	较好	秋冬	比罗纹布稍厚，为双层有弹性的针织面料，有极佳的伸缩性
毛巾布	很强	秋冬	即毛圈纯棉布，因质地较厚，有良好的伸缩性和手感，但透气性略差

选购的注意事项

1.购买时要选择正规厂家生产的产品，正规厂家生产的衣服更有质量保障。

2.在给宝宝选购内衣时要注意不要选购饰物过多的内衣，如果有装饰物要检查饰物的牢固程度。

3.在给宝宝穿新内衣前，要仔细检查包装内外的各种丝线、针头、装饰扣、别针等是否已经全部取下。而且缝制在内衣领口内侧的标签也要去除，以免摩伤宝宝的皮肤。

4.新购买的宝宝内衣应洗涤一次后再穿，这样可洗掉衣物在生产、销售过程中可能附着的脏物，更好地保护宝宝的皮肤。

5.内衣的尺寸太大或太小都对宝宝不好，最好不要买套头穿的内衣，领口要大一些，可以稍微宽出1～3厘米。

6.注意领口、袖口和裤口处不要太紧。

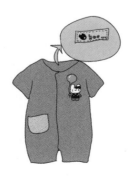
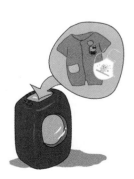
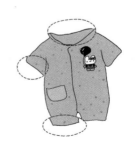
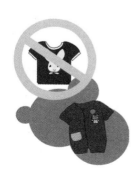

□□□
穿衣服的方法 ▶

1.让宝宝仰卧在床上，如果是前开口的衣服，就把衣服展开，让宝宝躺在衣服上，妈妈一只手将宝宝的手送入衣袖，另一只手从袖口伸进衣袖，慢慢将宝宝的手从衣袖中拉出。同时妈妈的另一只手将衣袖向上拉。再用相同的方法穿对侧衣袖。

2.如果是套头的衣服，妈妈就用两只手的拇指撑开领口，轻轻套在宝宝的头上。经过宝宝的前额和鼻子时，要用手把衣服伸平托起来。

3.拉起宝宝的左胳膊伸进左边的袖口里，右边也重复相同的动作。然后整理好衣服。

4.妈妈的手从裤管中伸入，拉住宝宝的脚，将裤子向上提，即可将裤子穿上。

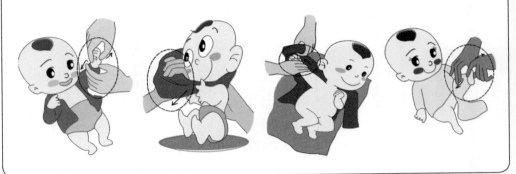

□□□
脱衣服的方法 ▶

1.可以让宝宝躺在床上，如果宝宝穿的是套头的衣服，妈妈可以用拇指把衣服撑开，把手伸进衣服内撑着衣服，这样宝宝的脖子就可以穿过去，但是不能让衣服遮住宝宝的眼睛和鼻子。然后撑开衣服的袖口，将宝宝的手臂缓缓抽出。

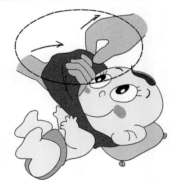

2.帮宝宝脱裤子很简单，只要将宝宝的两条腿轻轻拉出裤管就可以了。

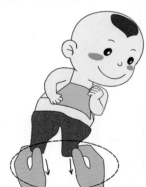

宝宝的衣物要与成人衣物分开洗，要用专门的婴幼儿衣物洗涤剂清洗，不能用含酶的洗衣粉和柔顺剂，也不能用碱性强的肥皂。洗后也不要用力拧干，会破坏内衣的质地，最后要将内衣翻过来在阳光下晾晒，但也不要过于暴晒。

□□□
衣服的洗涤

◄ ·······

1.不同季节的袜子都要购买，可是不要囤积太多，宝宝长得很快，买得太多很容易就小了。

2.袜口要松一些，宝宝的皮肤很嫩，往往脚腕又比较胖，穿紧口的袜子会很勒。

3.大一点的宝宝就要选择防滑的袜子，以免活动的时候摔倒。

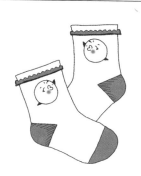

□□□
选袜子的方法

◄ ·······

1.要选择鞋底柔软、透气性好的鞋子。

2.虽然宝宝的脚长得很快，但是选鞋子还是要选择合脚的，不要为了多穿些时间而选择大一些的鞋子，宝宝穿起来会很不舒服，严重的还会影响宝宝走路的姿势。

3.鞋帮最好稍微高一些，可以保护脚踝。

□□□
选鞋的方法

◄ ·······

给宝宝穿开裆裤是我国的老传统了，但是到底要不要给宝宝穿开裆裤呢，大家也各执一词，妈妈可以根据宝宝的情况来决定，但需要注意一些问题。

1.最好能一出生就不穿开裆裤，很小就开始接受排便的训练，这对于宝宝养成良好的排便规律非常有帮助。

2.如果选择给宝宝穿开裆裤，最好在周岁之前就要穿上封裆裤。在宝宝学习爬行的时候，穿开裆裤容易使细菌进入尿道口引起急性膀胱炎。尤其是女孩子，更要引起注意。男孩子穿开裆裤容易无意中玩弄生殖器，而养成手淫的习惯。

3.冬季穿开裆裤宝宝的腹部也很容易受凉，发生腹痛和腹泻。

□□□
**开裆裤的
相关问题**

◄ ·······

相关词条　按月龄选择玩具　玩具的种类

□□□
玩具要适合宝宝的发育特点

月龄	玩具		特点
0～2个月	摇铃 床铃 红色绒线球 黑白条纹及同心圆图形硬纸卡片 彩色气球 能发出悦耳声音的音乐盒 彩色旋转玩具		应该为新生儿选择能促进视觉、听觉发育的玩具，一些外形优美、色彩对比度强一些的玩具，能引起宝宝的兴趣和注意
3个月	摇铃 小皮球 金属小圆盒 不倒翁 小方块积木 小匙 橡皮动物	绒球或毛线球 拨浪鼓 哗铃棒 小闹钟 八音盒 可捏响的玩具	这个月龄的宝宝已经可以抓住眼前的玩具，而且对周围的环境产生了浓厚的兴趣，妈妈可以选择一些能够吸引宝宝注意的玩具
4个月	彩圈 手镯 脚环 软布球 彩色卡片 摇铃	核桃 金属小圆盒 不倒翁 小方块积木 小匙 绒球或毛线球	这个月龄的宝宝正处在感知、触摸、品尝这个世界的时期，喜欢有人逗他玩，还喜欢自己用手去触摸，再放到嘴里咬一咬
5个月	毛绒积木 毛绒公仔 不倒翁 浮水玩具 布书		这个月龄的宝宝更加活泼了，手眼的协调能力进一步发展，会摇动和敲打玩具，并能记住不同的玩具的不同玩法
6个月	脸谱 镜子 洗澡玩具 塑料书 图片 小动物玩具 绒毛娃娃 床头玩具	积木 海滩玩的球	这个月龄的宝宝能看清东西并能记住它们，听到声音就会转过头去看。这时他的手已经能自由地活动，能够主动抓东西，能用手拍东西。这时妈妈可以把生活中的一些常见常用的东西当做玩具和宝宝一起玩

7个月	可拖拉的玩具 玩具电话 小木琴 小鼓	音乐拉绳拉铃 锤鼓 积木	这时的宝宝身体比半岁前更加灵活,对周围事物的兴趣浓厚,笑声也越来越多,对周围世界的认识能力又前进了一步
8个月	能发出声音的玩具 大的洋娃娃和芭比娃娃 填充的动物玩具 可推、可拉的玩具 耐摔的塑料杯和塑料碗		这个月龄的宝宝能够随意的运动,眼睛和手的协调性逐步发展。能明确地表示自己的意愿,看见喜欢的东西,会爬过去拿
9个月	充气玩具 小筐 小盒 塑料玩具	镜子 图片 小动物玩具	这个月龄的宝宝的各种动作都有目的性,能够独立完成,爬行也很自如。身体的移动范围扩大也使宝宝探索的范围扩大了
10个月	套叠玩具 洋娃娃 小型汽车 可捏响的橡皮玩具 布书		这个月龄的宝宝正是蹒跚学步的时候,非常好动。他们手的动作更加灵活了,运动能力增强也使他们能够做出简单的模仿动作
11个月	涂沫的颜料 简单的游戏拼图 简单的建筑模型 旧杂志 篮子 带盖的容器	橡皮泥 活动玩具 假想的劳动工具 厨房用品 各种角色的木偶	这个月龄的宝宝有的能够自如地扶着东西站立,有的能扶着东西走,有的甚至什么也不扶就能独自站立。宝宝的情绪变化也丰富了很多,已经能理解父母说的话
12个月	滑梯 小排球 小足球 羽毛球 积木		开始学站立、走路。有一定的独立意识,好奇心逐渐增强,很多事更愿意自己去做。逐渐懂得周围人与人之间的关系,喜欢模仿大人的动作,能听懂的很多话,还喜欢听大人的赞扬

13～16个月	套塔 皮球 画笔和画板 各种形状立体插孔玩具 吹泡泡的玩具		这个阶段的宝宝的运动和感觉能力提高，会模仿做操，跟着节拍舞动手脚和身体。基本上宝宝都会走路了，活动能力也大为加强。有的宝宝也能说一些简单的词语。虽然还不会拿笔，但是已经很喜欢画画
16～18个月	能推拉的小车 球类 沙包 套环 套筒 积木	串珠 小动物 仿真交通工具 娃娃 生活用品 图书	宝宝已开始能看图片、看电视、玩玩具、念儿歌、听故事等，但是，集中注意力的时间较短。虽然这个年龄对大人的依赖性还很强，但宝宝的自我意识和独立行动倾向正逐渐发展起来
18～20个月	可拆装的玩具 排序玩具 小橡皮球 大蜡笔	玩具铲子 玩具车 小木马	这段时期为宝宝选择的玩具应着重锻炼宝宝动作的灵活性和反应速度，加强宝宝手眼协调能力和精细动作能力的培养
21～24个月	颜料 简单的游戏拼图 简单的建筑模型 篮子 橡皮泥	厨房用品 木偶 玩具娃娃	这个阶段的宝宝大动作和精细动作的能力发展很快，手眼配合能力、手的操作能力明显提高，会用积木搭起两三层，走和跑更加自如，喜欢模仿大人的各种动作
24～36个月	拼图玩具 毛绒玩具 玩具餐具 玩具家具 玩具小汽车 玩具卡车 救护车 大皮球 小皮球 儿童自行车	玩具三轮车 套环 电动飞机 玩具轨道火车 小桶 小铲 小漏斗 小喷壶	这个阶段的宝宝已经能基本控制自己身体的各个部位了，手、眼、脚的动作协调性、掌握平衡和控制的能力也进步很快，手和手指也越来越有劲，这个时期可在此基础上加强力量的锻炼

□□□
**选购玩具的
注意事项**

1.购买玩具时要首先查看玩具上标注的"推荐年龄"的说明，检查玩具的适龄范围。

2.3岁以下宝宝的玩具要避免含有小部件和配件，以防宝宝误食。

3.要检查玩具是否有松动，接缝是否严实，毛绒玩具是否干净。

4.购买力量型或者技巧型的玩具时，不能只看自己的宝宝是否在适合的年龄段范围内，还要衡量自己家宝宝的发育情况是否适合。

5.购买正规厂家生产的信得过的安全玩具，不要选择假冒伪劣产品。玩具必须有"3C"认证标志，才能上市销售。"3C"意为"中国强制认证"，证明是符合国家安全标准的。欧洲生产的玩具，注意有"CE"标志，证明符合欧共体玩具安全指导标准。

□□□
清洁方法

塑胶玩具

以流动的清水冲洗、擦拭，去除玩具表面附着污垢，再用消毒液清洗消毒，确保玩具的清洁卫生，再用流动的清水冲洗、擦拭，去除消毒剂。最后再进行10～20分钟的紫外线杀菌。

绒毛玩具

如果是可以拆开的玩具，就要把里面的填充物拿出来单独清洗，如果是一体的可以把玩具放进洗衣机或在肥皂中浸泡、清洗。

木制玩具

这类玩具不可清洗，但是最好能经常在阳光下暴晒。

电子玩具

这类玩具也不可清洗，但是可以用干净的布沾水擦拭。

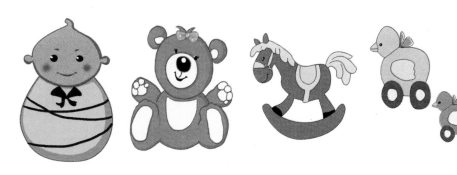

牙齿

相关词条 出牙的时间　刷牙

□□□
出牙的顺序

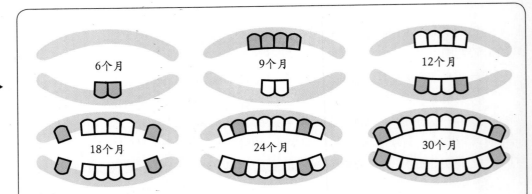

　　宝宝乳牙的萌出遵循着一定的生理规律：一般来讲，宝宝的乳牙是在宝宝6～7个月时开始长出的，也有的宝宝会在出生后四个月就开始长牙，有的会在出生后十个月开始长牙，这都属于正常现象。一般是左右牙对称发育。如果宝宝在1周岁时还没有长出乳牙，可能是身体出现了某种异常。

□□□
出牙晚的原因

外伤

　　由外伤引起的牙龈肥厚、增生会使乳牙萌出困难。

佝偻病

　　如果宝宝患有佝偻病，维生素D的不足会使体内钙磷、代谢异常，导致牙胚发育缓慢，乳牙萌出也会晚一些。此时应适当补充一些维生素A、维生素D。

甲状腺功能低下

　　宝宝甲状腺功能低下、内分泌障碍、缺乏生长激素也会使乳牙萌出受到影响。

□□□
幼齿的保健

　　1.宝宝出牙后，应及时添加辅食，锻炼咀嚼肌，促进颌骨和牙齿的发育，将面包干、烤馒头片或条索状的硬性食物让宝宝咬嚼，可促进牙齿尽快萌出。

　　2.尽量让宝宝少吃糖，尤其是睡觉前最好不要吃糖。

　　3.妈妈要多留意观察宝宝是否吃空奶头、吮吸手指和睡眠姿势是否正确等，这些都可引起牙齿发育的异常。

　　4.平时要多给宝宝喂开水，避免食物残渣长时间残留在嘴里。

　　5.如果发现龋齿，应尽早治疗。

□□□ 刷牙巾的使用

将刷牙巾缠绕到手指上

将妈妈的示指缠绕上纱布，其余的手指夹住刷牙巾的末端。

擦拭嘴的周围

不要急于擦拭牙齿，首先为了使宝宝适应，可以先将嘴的周围及嘴唇擦拭干净。

擦拭牙齿

将手指伸进口中，轻轻地擦拭牙齿。

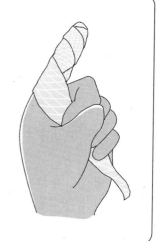

□□□ 刷牙套的使用

妈妈用手指掀起嘴唇

妈妈一边用手指轻轻地掀起上唇，一边用牙刷轻轻地摩擦露出的上齿。下齿同上齿一样操作。

从上牙床的臼齿开始

臼齿萌发以后，妈妈就可以给宝宝刷牙了。沿着右上、左上、左下、右下的顺序刷起。

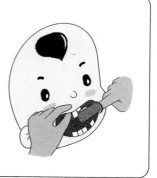

□□□ 牙刷的使用

在刷齿根的时候，要将牙刷竖起

刷牙时不可太用力，牙刷的刷毛尖部容易刺激牙床。在刷容易残留脏东西的牙根时，可以将牙刷竖起来刷。

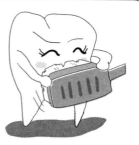

妈妈帮忙再刷一次

在宝宝自己刷完后，妈妈需要再刷一遍。在宝宝习惯了每天的牙齿清洁时，可以开始用小的牙刷。不一定需要牙膏。若要使用牙膏，也必须用婴幼儿专用的牙膏。

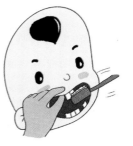

111 指甲

相关词条　剪指甲

□□□
剪指甲的准备

准备的物品：婴儿专用指甲刀。

妈妈的准备：妈妈要洗净双手，剪短自己的指甲，拿掉戒指和手镯。

□□□
剪指甲的步骤

1.宝宝躺在床上，妈妈坐在一旁，将自己的手臂支撑在大腿上。大一点的宝宝也可以坐在妈妈的腿上。

2.妈妈用手握着宝宝的手，将宝宝的手指分开，指甲刀贴着指甲剪。注意要把指甲剪成弧状，不要留尖，不要剪得太深。

112 肚脐

相关词条　护理肚脐

□□□
呵护肚脐的准备

准备的物品：棉棒、75%的乙醇溶液。

妈妈的准备：妈妈要洗净双手，剪短自己的指甲，拿掉戒指和手镯。

□□□
肚脐护理的步骤

1.脐带未脱落前，妈妈先用左手将线头提起，再用右手将蘸有消毒液的棉签仔细地擦洗周围。尤其是脐带的根部，要用消毒液多擦洗几遍。

2.脐带脱落后，在为宝宝洗澡后，要用棉棒将肚脐里的水擦干净，注意不要用力。

113 包被

相关词条 包宝宝的步骤

准备的物品：大毛巾、包被

妈妈的准备：妈妈要洗净双手，剪短自己的指甲，拿掉戒指和手镯。

1.将包被平铺在床上，其中的一角向内折一下，将宝宝放在包被上，宝宝的头放在内折的边上。

2.将宝宝左手边的包被的一角向右拉，横盖在宝宝的身上，不要盖住右手，长出来的包被部分压在宝宝的身下。

3.把包被的下角向上拉。

4.右边的一角压在下角的上面，盖住宝宝的右手，然后再卷到宝宝的身下。

□□□
包宝宝的步骤

114 背带

相关词条 背背带的方法

先调节好背带的长度，解开前面的扣子，将宝宝的双腿从背带的开口处伸出，再按上纽扣。妈妈用一只手拖住宝宝的头，另一只手拖住宝宝的屁股，让宝宝的脸对着妈妈的脸。

□□□
背带在前

将宝宝的双腿插到背带的开口处，妈妈将宝宝抱起，让宝宝的小脸朝前，妈妈用双手将肩部的背带带子移到肩上。因为宝宝不在妈妈的视线内，妈妈要多留神，以免宝宝受伤，还要注意多和宝宝说话，多回头看宝宝。

□□□
背带在后

抱抱

相关词条 抱宝宝的方法

□□□
脖子不能竖起时的抱法 ▶

不要摇晃宝宝

宝宝哭闹、睡觉前或醒来的时候，妈妈都会习惯性地抱着宝宝摇摇，以为这样是宝宝最想要的。但是，妈妈很难掌握摇晃的力度，如果力度过大，很可能给宝宝的头部、眼球等部位带来伤害，而且妈妈也会感到手臂特别的酸疼。

时常观察宝宝

抱宝宝时，要经常留意他的手、脚以及背部姿势是否自然、舒适，避免宝宝的手、脚被折到、压到、背部脊椎向后反倒等，这些会给宝宝造成伤害。

端正抱宝宝的态度

妈妈在抱宝宝时，最好能建立起"经常抱，抱不长"的态度。也就是说，经常抱抱宝宝，每次抱3～5分钟即可，让宝宝感受到父母对他的关爱，使他有安全感。千万不要一抱就抱很久，甚至睡着了还抱在身上，这样会养成宝宝不抱就哭的不良习惯，也会给父母在今后的养育过程中增添不少困扰。

□□□
脖子能竖起时的抱法 ▶

抱起宝宝

妈妈将左手插到宝宝的脖子下面，轻轻的托起宝宝的头。右手插到宝宝的屁股下面。左手先用力托起宝宝的头，然后右手也跟着用力，就把宝宝从床上抱起来了。宝宝的身体要靠近妈妈的身体。

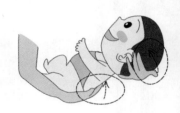

横抱

将宝宝的头部枕在妈妈的一只胳膊上，手托住宝宝的屁股，妈妈的另一只手也帮助稳定宝宝的背部和屁股。

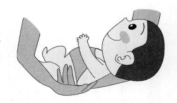

放下

妈妈用整只手臂托住宝宝的背部、颈部、头部，将宝宝的身体落放床上后，妈妈才能先将下面的手从宝宝的身体底下抽出来。最后再将托着宝宝头部的手抽出来。

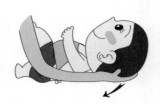

坐着抱

妈妈靠在椅背上，悠闲地抱着宝宝，这是宝宝颈部结实以后最适合的抱法。颈部结实后，不用手支撑着头部也没有关系。越来越重的宝宝站着抱很容易让人感到疲劳，此时就可以坐在椅子上抱了。

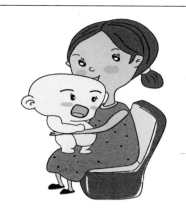

竖着抱

因为妈妈已经学会熟练地抱着宝宝，所以抱着的时候不需要很用力。

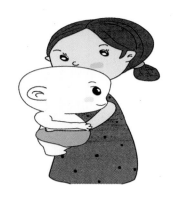

抱在腰间

妈妈的手穿过宝宝的双腿间抱着，让双腿自然地张开，以防骨关节脱臼。

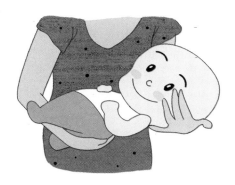

向前抱

让宝宝的面朝前方，背对妈妈，妈妈用两只手护住宝宝的胸部和腰部，使宝宝的背部紧贴在妈妈的胸前。

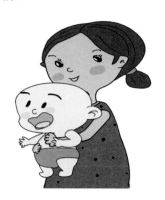

站立抱

妈妈坐在椅子上，双手夹在宝宝的腋下，让宝宝竖直地站在自己的大腿上。

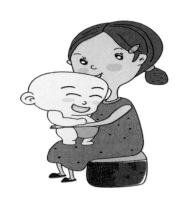

相关词条　按摩的手法　按摩的注意事项

□□□
按摩的基本要求

按摩轻而不浮

　　婴幼儿按摩手法要轻快柔和，平稳着实，不可竭力攻伐，以适达病所而止，尤其对新生儿，更要有轻柔手法。"轻快"是指手法应不滞不涩，轻柔流动；"柔和"是指顺应婴幼儿肌肤的生理特点，手法应尽量忌粗暴、刚猛；"平稳"要求手法之间的变化在不知不觉中进行，手法力量的增减，切忌忽快忽慢、忽轻忽重；"着实"是指手法如磁铁一般始终保持应有的层次深度。总之，婴幼儿按摩手法要求轻而不浮、快而不乱、实而不滞、柔中有刚、平稳变换、运用自如。

手法操作的频率和次数

　　目前一般认为1岁左右的宝宝，使用较柔和的手法推、揉、摩、运等操作，一个穴位300次左右或2分钟左右；重手法如掐、拿、捏等只需几次即可。手法强度、时间（次数）根据具体宝宝的性别、年龄以及手法灵活运用而定。对相对年龄大，体质强，频率较快，手法操作次数较多；对年龄小，体质弱，频率较慢。一般来说，婴儿按摩的操作以推法、揉法次数较多。

手法刺激的强度应根据宝宝年龄大小

　　一般情况下，每日按摩1～2次。宝宝按摩一次总的时间为10～20分钟。但是由于宝宝年龄的不同，在按摩次数和时间上也有一定的差别。病情重，年龄大，推拿次数多，时间相对长。反之，次数少，时间短。应根据婴幼儿年龄大小确定手法刺激的强度。体质强弱、年龄小的宝宝，用力宜轻，速度宜缓，操作时间宜短，一日或两日1次；年龄大一点的宝宝，用力易重，操作速度宜快，时间宜长，一般每日1次，也可以每日2次。针对不同的系统做保健性按摩，可以进行每日1次或隔日1次的规律性按摩。采用此治疗时刺激程度略低的按摩力度，时间可以保持在15分钟左右。

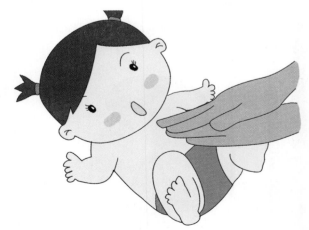

宝宝按摩前的检验

由于刚出生的宝宝脐带还没脱落，所以腹部按摩尽量不要做。按摩时，为减少按摩时的摩擦力，宝宝油或宝宝乳液要先准备好，如果宝宝是比较干燥的皮肤，最好选择具有保湿作用的乳液。可以先从脸部开始按摩，让宝宝看清楚妈妈，再进行下面的步骤，这样宝宝会有安全感。按摩不能太轻像是挠痒，也不能太重，力度要适中，否则宝宝会痛。按摩的最佳时机是在两餐之间，吃饱后就进行按摩会引起宝宝呕吐。

按摩的地方

按摩时应把宝宝放在安全的地方，如果妈妈觉得在地板上进行按摩不舒服，那么在床上时，一定要小心不要让他滚下来。特别是11～14周的宝宝，因为宝宝自己会翻身，妈妈更要当心。按摩之前应准备好一切用品，并选择一个安静的环境。妈妈再为自己选择一个能长时间保持的、舒适的体位。

宝宝按摩的顺序

宝宝按摩的顺序很重要。每次都要先从宝宝的左侧开始按摩，这一方面是顺应了东方的观念：身体一侧易于接收，而另一侧则强于排出。另一方面也遵循两极对立的原理。对宝宝的按摩不仅是适用几个月大的健康宝宝，也适用新生宝宝。需要牢记的是，要更加精心对待较小宝宝的按摩。宝宝小于6个星期时，一次按摩大约只需要10分钟。按摩时，在宝宝的小脸、腹部和背部，用妈妈的手轻轻抚摩。新生宝宝不要使用精油。

宝宝按摩与成人按摩的不同

宝宝按摩与成人按摩不同，宝宝按摩要求熟悉按摩手法。首先，宝宝需要一定的按摩力度，宝宝的按摩准确地说应该叫"抚摩"，是为了避免其幼嫩的血管和淋巴管受到伤害。其次，与成人不同的还有宝宝的按摩方向，按摩手法与一般的成人按摩正好相反。

按摩者为宝宝按摩时，要从宝宝的头抚摩到躯体，然后从躯体向外抚摩到四肢。顺着体液回流的方向，有力地沿四肢向心脏移动的是成人按摩。宝宝的按摩尽管是按从上往下的方向进行的，但按摩动作多数是抚摩或轻柔地捏。捏的时候要轻，以免宝宝娇嫩的血管受到伤害。捏一下，要滑动一下手指，然后再捏一下。

□□□ 面颊抚触

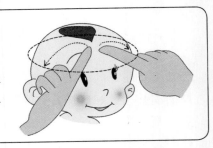

1. 在宝宝前额的眉间上方，用双手拇指指腹从额头向外轻柔平推至太阳穴。

2. 从宝宝下巴处，沿着脸的轮廓用拇指往外推压，至耳垂处停止。妈妈边抚触边念：真可爱的小脸蛋，妈妈摸摸更好看。

□□□ 扯摸耳垂

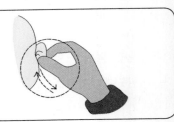

轻轻按压耳朵，从最上面用拇指和示指按到耳垂处，反复向下轻轻拉扯，然后再不断揉捏。妈妈边抚触边念：拉一拉小耳朵，妈妈说话宝宝乐。

□□□ 手臂抚触

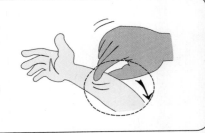

1. 从上臂到手腕，反复3～4次轻轻挤捏宝宝的手臂。妈妈边抚触边念：宝宝长大有力气，妈妈搓搓小手臂。

2. 把宝宝掌心向上，两臂左右分开。妈妈边抚触边念：伸伸小胳膊，宝宝灵巧又活泼。

□□□ 手部抚触

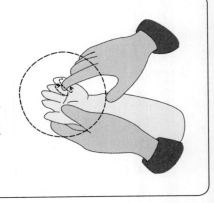

1. 按摩宝宝的手腕用手指画小圈。用拇指抚摩宝宝的手掌使他的小手张开。

2. 让宝宝抓住拇指，宝宝的手背用其他四根手指按摩。

3. 一只手的拇指和示指轻轻捏住宝宝的手指，另一只手托住宝宝的手，从小指开始依次转动、拉伸每个手指。妈妈边抚触边念：动一动、握一握，宝宝小手真灵活。

□□□ 腹部抚触

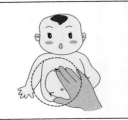

顺时针方向放平手掌，按画圆的方式抚摩宝宝的腹部。不能离肚脐太近，注意动作要特别轻柔。妈妈边抚触边念：小肚皮软绵绵，宝宝笑得甜又甜。

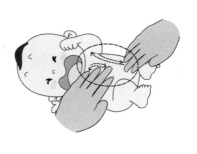

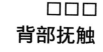

□□□
背部抚触

1.双手大拇指平放在宝宝脊椎两侧，拇指指腹分别由中央向两侧轻轻抚摸，扶住宝宝身体，其他手指并在一起从肩部移至尾椎，反复3～4次。

2.五指并拢，掌根到手指成为一个整体，横放在宝宝背部，力度均匀地交替从宝宝脖颈抚至臀部，手背稍微拱起，反复3～4次。妈妈边抚触边念：宝宝背直不怕累，妈妈给你拍拍背。

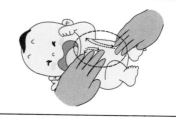

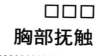

□□□
胸部抚触

双手放在宝宝的两侧肋缘，先是左手向上滑到宝宝左肩，复原。换右手向上滑向宝宝右肩，复原。重复3～4次。妈妈边抚触边念：摸摸胸口真勇敢，宝宝长大最能干！

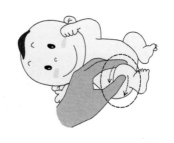

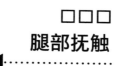

□□□
腿部抚触

1.用拇指、示指和中指轻轻揉捏宝宝大腿的肌肉，从膝盖处一直按摩到尾椎下端。

2.用一只手拇指朝外握住宝宝小腿，另一只手握住宝宝的脚后跟，沿膝盖向下捏压，滑动至脚踝。妈妈边抚触边念：爸爸妈妈乐陶陶，宝宝会跳又会跑。

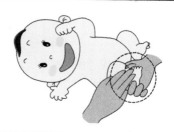

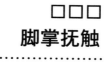

□□□
脚掌抚触

一只手四指聚拢在宝宝的脚背，另一只手托住宝宝的脚后跟，从脚尖抚摸到脚跟用大拇指指腹轻揉脚底，反复3～4次。妈妈边抚触边念：宝宝健康身体好，妈妈给你揉揉脚。

外出

相关词条 外出的原则 日光浴

□□□
不同月龄的外出原则 ▶

宝宝满月后就可以外出了

宝宝满月了，要去医院进行疫苗的预防接种，之后就可以由家人抱着出去玩玩了。但是这一时期的宝宝体温调节能力还很弱，所以最好只在室内外温差不大的时候带宝宝外出。从宝宝出生两个月后，就要每天都带着他出去散步了，慢慢地宝宝对室外空气就比较适应。在宝宝的脖子还不能直立之前，还是尽量避免长时间外出。

3～12个月就可以有规律地外出了

这个阶段的宝宝可以每天外出了，室内外冷热交替有助于预防宝宝咳嗽和感冒。但是这个阶段的宝宝容易疲劳，如果坐车的时间很长的话，宝宝就会觉得不舒服，所以，尽量选择不太远的地方出游。人多的地方，声音嘈杂会让宝宝受到噪声的困扰，导致免疫力低下，容易生病，应尽量避免。

12～24个月坐婴儿车外出比较适合

1岁多的宝宝外出可以选择的地方就相对较多了，但是如果让宝宝长时间自己走路，宝宝的体力会吃不消。要让爸爸妈妈一直抱着也很辛苦，选择婴儿车外出就方便很多，但是需要注意选择平地多的地方。外出时间以1～2小时为宜，不要让宝宝太兴奋，会使体力消耗过大。

出生后3周之内	出生后1个月	出生3个月以后
尽量不出门	不要超过5分钟	最初的2～3天为5分钟，之后的2～3天延长到10分钟。当宝宝熟悉了外界的空气之后，每周至少带宝宝出去2～3次

□□□
根据月龄进行日光浴、空气浴 ▶

刚开始的时候，把宝宝放在没有太阳光直射的地方，只让腿部照到阳光。宝宝熟悉了之后，再慢慢地以大腿、腹部、胸部、全身的顺序加大照射阳光的部位。随着照射部位的增多，照射的时间也可以逐渐增加。

在家进行空气浴的时候要选择光照充足、风势不强的窗口。从打开窗户通风开始，天气好的时候让宝宝在窗边感受间接光线。宝宝渐渐熟悉了太阳光照后，在天气不冷的时候，可以转移到阳台或家里的庭院。最初的时候保持5分钟左右，熟悉了外面的空气和阳光之后再逐渐延长时间。

安全座椅

相关词条　安全座椅的类型　安全座椅的使用禁忌

　　购买宝宝专用安全座椅时一定要注意其适用月龄和体重是否符合宝宝。靠垫或坐垫有弹性的是比较好的，聚氨基甲酸酯的含量越多安全性与舒适度越好。还有，如果经常清洗坐垫，就要选择能拆能安，又可以水洗的产品。

年龄	体重	适用座椅类型
出生到1周岁	不超过9千克	1.面朝后安装宝宝专用座椅 2.可转换方向（面朝前和面朝后）的宝宝两用型座椅
1～4岁	9～18千克	1.面朝前安装专用安全座椅 2.可转换方向（面朝前和面朝后）的宝宝两用型座椅
4～8岁	18千克以上	1.无背式可固定安全带的加高座椅 2.高背式可固定安全带的加高座椅

□□□
适用月龄和体重的宝宝专用轿车椅

0～1岁宝宝	1～4岁宝宝	4～8岁宝宝
1.后向座椅的安全带放在（或稍微低于）儿童的肩部 2.胸部锁扣正确地放在儿童腋窝的高度 3.儿童座椅的安全带贴身且紧绷 4.座椅的倾角大约为45度	1.两用型座椅，此时可以将原先面朝后安装的座椅，转换方向安装 2.儿童座椅的安全带放在（或稍微低于）儿童的肩部，儿童座椅的安全带贴身且紧绷，胸部锁扣放在儿童胸部中间或腋窝部	1.年龄不超过8周岁的孩子，都应坐在后排 2.让加高座椅的安全带肩带紧贴胸部束在肩膀上，绝不要把肩带放在胳膊下或放在身后 3.腰带的位置应该放低一些，放在大腿根部，不要放在腹部

□□□
安全座椅使用方法

　　以下这样的座椅宝宝不能乘坐。
1.已被厂家召回的座椅。
2.经历过撞车事故的座椅。
3.超过使用年限的座椅。
4.没有标明生产时间、名称和型号的座椅。
5.没有说明书的座椅。
6.零部件缺失或框架上有裂纹的座椅。

□□□
安全座椅的安全保证

120 感冒

□□□ 发病原因

　　引起感冒的病原体主要是病毒，病毒的种类很多，而且十分容易发生变异。所以，宝宝对感冒一般没有免疫力，如果原本宝宝的体质和抵抗力就弱，反复发生感冒的可能性就更大。

□□□ 症状表现

　　感冒是宝宝最为常见的疾病之一。一个孩子在一年内往往多次反复发生感冒，数次很多，尤其是婴幼儿和学龄前儿童。

轻度感冒

　　宝宝感冒轻重程度相差很大，轻者，只是流清水鼻涕、鼻塞、喷嚏，或者伴有流泪、微咳、咽部不适。一般3～4天能自愈。有时也伴有发热、咽痛、扁桃体发炎以及淋巴结肿大。发热可持续2～3天甚至1周。宝宝感冒时还常常伴有呕吐、腹泻。

重度感冒

　　重者，体温高达39℃～40℃或更高，伴有畏寒、头痛、全身无力、食欲减退，睡眠不安等全身症状。

□□□ 护理要点

单纯的感冒症状

　　单纯的感冒症状是流鼻涕、打喷嚏，只要多喝水、多休息，一般过几天之后感冒的症状就会逐渐消失。如果除了单纯的感冒症状没有其他的症状，妈妈就不必担心宝宝的健康。

出现咳嗽症状

　　如果宝宝出现了咳嗽等症状，妈妈就要多加注意宝宝病情的发展。感冒病程至少要三五天，病毒代谢需要过程，病情的好转也有个过程，治疗用药能减轻症状，但并不能缩短病程。因此，妈妈要做的是随时注意观察宝宝的病情发展，而不要过早采取过度措施。如果宝宝体温在38.5℃以下，精神状态良好则无需用退烧药。体温达到38.5℃以上就必须用药。对高热患者应及时适当降温，以防惊厥及其他不良后果。抗生素是人体的最后一道防线，不到万不得已不要乱用。

流鼻涕

121

相关词条　症状　原因　护理要点

　　宝宝流鼻涕基本分清鼻涕、白黏鼻涕和黄鼻涕三种，宝宝的内分泌比较旺盛，如果没有其他不适，可能因冷空气刺激鼻腔引起，不需要特别处理。单侧鼻塞伴有涕中带血可能为鼻腔内异物引起。宝宝气道短，更容易流鼻涕。有的时候如风寒感冒高热，出现流鼻涕症状，说明病情在好转。

□□□
认识鼻涕 ◀

要用湿的纱布给宝宝擦鼻涕

　　宝宝的皮肤很娇嫩，如果用干的纱布、纸巾擦鼻涕很容易把皮肤擦红。所以要用湿润的纱布拧干后轻轻擦拭。

用专用吸管吸出鼻涕

　　鼻涕如果不擦很容易引起鼻黏膜发炎，如果宝宝的鼻涕比较多，可以用专用吸管吸出来或者用棉棒轻轻吸取。

利用热毛巾的蒸汽疏通鼻孔

　　将热毛巾放在鼻根处，热气就会疏通堵塞的鼻孔。用热水浸湿毛巾或者将湿毛巾放入微波炉内加热都可以，一定不要温度过高烫伤宝宝。

用棉棒疏通鼻孔

　　如果鼻涕凝固堵塞鼻孔，可以用棉棒蘸取少量润肤油，伸进鼻孔进行疏通。注意不要让棉棒刮伤鼻黏膜。

适量涂抹润肤油

　　宝宝持续流鼻涕时，妈妈会经常给宝宝擦鼻子，鼻子下面就会变得很干燥，总是红红的。这时可以给宝宝涂一些润肤霜防止肌肤干燥。

□□□
护理要点 ◀

　　1.即使宝宝的鼻子不通气，也不能随意使用滴鼻药。这是因为一般的滴鼻药中大多含有麻黄素，而当给宝宝滴药水时，便经过与鼻咽相连的部分直接咽下了。而这一部分麻黄素被身体吸收后，必然会有一定的不良反应，所以妈妈要避免使用此类滴鼻药。

　　2.宝宝的鼻子不能乱挖、乱抠。有些时候，父母想要替宝宝清除掉鼻内分泌物，就用一些器具或者手指去挖，但是此时宝宝的鼻腔还很娇嫩，鼻孔也小。这个时候如果有硬物进入或者用大人粗粗的手指去抠，很容易造成鼻出血，或者把细菌带入宝宝鼻子，从而诱发呼吸道感染。

□□□
特别提醒 ◀

发热

相关词条　原因　症状　退热药　退热方法

□□□
发病原因

　　婴幼儿要比成人更容易发热。主要原因是由于受到感冒病毒、细菌感染引起的。而病毒、细菌的一个特性就是在37℃左右的温度下最为活跃。身体为了抵御它们的入侵，就会让大脑发出一种升高体温的指令，这样一来，侵入身体内的病毒、细菌就无法放出毒素了。

□□□
症状表现

　　一般来说宝宝的发热都是由病毒或者细菌性感染导致的，大多数情况下都是呼吸道或者胃肠道感染。可依据下列症状来正确地判断：如果出现了流鼻涕、打喷嚏、喉痛等症状，一般是呼吸道感染。如果是胃肠道感染的话，就会表现为腹痛、腹泻及呕吐。大多数情况下，2～5岁的宝宝发热的原因不外乎呼吸道感染、脑膜炎、肠炎或者尿道炎等。

□□□
高效安全
的退热药

　　西药里的美林也就是常说的布洛芬混悬液和泰诺林口服溶液，这两种药的退热效果都不错，而且药性也相对温和，味道也是橙汁的味道，宝宝愿意喝。一般口服20分钟以后，就能看到效果，1个小时达到临界点，而且退热的效果能持续4个小时左右。对于2个月以内的宝宝来说，最好不要用退热药，尽量采用物理降温法，给宝宝多喝点水，然后减去点衣物，用温水或者乙醇轻轻擦拭宝宝的身体，这样，很快就能将温度降下来。

　　还有一些中成药也是不错的选择，比如羚羊角，虽然不能快速退热，但它的药性温和，如果是高热的话，再配合保婴丹一起使用，除了能够退热以外，还可以预防抽搐。但由于每个宝宝的病情和体质不同，需要用药时最好遵医嘱。

□□□
就诊指南

	暂且观察	应该就诊	及时就诊	紧急救治
	微热、精神状态尚佳	1.高热、但可以正常摄入水分 2.高热持续1天以上 3.精神状态不佳，食欲缺乏，与平时表现相比异常	1.精神疲倦、四肢无力 2.不能正常摄入水分	1.丧失意识 2.发热在39℃以上，出现反复呕吐 3.月龄不满2个月的宝宝发热38℃以上 4.剧烈腹泻、呕吐、不排尿 5.出现痉挛

宝宝发热时，首先要用物理方法降温，如果体温超过38.5℃，才选用药物降温。在使用药物降温的同时，也要配合物理降温。

补充水分

发热会使身体散失大量的水分，很容易引起脱水，这个时候一定要注意及时给宝宝补充水分。可以多次少量喂白开水、大麦茶、果汁、宝宝专用饮品等。

及时换衣服

发热的时候身体会大量出汗，如果不及时给宝宝换衣服擦汗，身体很容易因为汗液的蒸发而觉得冷。另外在给宝宝换衣服的时候，要仔细观察，看看宝宝身上是否有发疹的迹象。

退热贴

其实退热贴的退热效果一般，但是在宝宝的额头贴上一贴，宝宝的头部会舒服一点。

定时测量体温

宝宝的病情发展一般都很快，因此要做好监测工作。可以每隔30分钟或1个小时测一次体温，如果发现宝宝的病情表现出特殊的症状，可以将症状变化记录下来作为就医参考。

保持身体清洁

发热的时候身体会大量出汗，如果不及时给宝宝换衣服擦汗，身体很容易因为汗液的蒸发而觉得冷。另外在给宝宝换衣服的时候，要仔细观察宝宝身上是否有发疹的迹象。

喂食容易消化的食物

宝宝如果要吃母乳、配方奶的话，请放心地给宝宝吃就是了。但是如果是换乳初期，应该暂时让宝宝克制一下。过了初期以后，可以再次喂给宝宝母乳、配方奶，适当地添加一些粥、汤类等易消化的食物。

停止外出活动，在室内静养

宝宝发热的时候，要尽量使室内光线暗一些，给宝宝创造一个舒适的睡眠环境。或者在宝宝不想睡觉时给他读读书，陪他玩一些放松的游戏。

咳嗽

□□□ 发病原因

　　喉咙受到感冒病毒感染而发炎时，异物、灰尘等就会沾在支气管的黏膜上，黏膜分泌出来的分泌物逐渐增多又会阻塞支气管。这些分泌物就是痰，而咳嗽正是为了把痰以及喉咙内部的异物向外排出的一种身体防御性反应。同时宝宝的喉咙黏膜非常敏感，气温稍微降低也会引发咳嗽。如果宝宝只是单纯性咳嗽而没有其他症状暂且不用担心。但是如果出现持续咳嗽，并且无法入睡，这时一定要尽早就医。

□□□ 护理要点

日常饮食

◎饮食要清淡，寒凉之物少吃

　　此时饮食以有营养易消化为首选。如果胃口不好的话，就多预备些清淡的粥、面片汤之类易消化的食物。一些生冷食物如海鲜、橘子等性寒食物尽量不要食用。不能吃太咸的食物；花生、瓜子等食物容易呛着宝宝最好不要食用；巧克力太甜也不适合宝宝吃。

◎多喝白开水

　　为了帮助宝宝降低咳嗽频率，稀释痰液浓度，给宝宝多喝水，是相当有效的。

◎多食用新鲜蔬菜及水果

　　水果、蔬菜中含有的维生素和无机盐，能够帮助宝宝更快地恢复。而且胡萝卜素和维生素A对于呼吸黏膜的恢复相当有利。

家居护理

　　1.注意晚上睡觉时把宝宝的头部垫高。

　　2.让宝宝多喝温开水，因为那样会有效地稀释宝宝的痰液，帮助宝宝能自主咳痰。如果宝宝想喝别的也可以，但是尽量避免喝浓的和刺激性的饮料，比如橙汁、西柚汁等。

　　3.咳嗽严重时可尝试水蒸汽止咳。让宝宝吸入一些蒸汽，但不能直接吸入以免烫伤，可选在充满蒸汽的浴室内，因为温暖潮湿的空气能够帮助宝宝减少咳嗽次数。

　　4.用热水袋敷在宝宝背上止咳。热水袋中的热水温度宜在40℃左右。外面包上毛巾，然后贴在宝宝背部靠近肺部的位置。这样的热敷对于早期的感冒咳嗽特别有效。

新生儿黄疸

相关词条 原因　生理性黄疸　病理性黄疸　母乳性黄疸

新生儿黄疸是指在新生儿时期，由于胆红素代谢异常引起血中胆红素水平升高而出现于皮肤、黏膜及巩膜黄疸为特征的病症。宝宝在适应母体以外的环境时出现的一种暂时性黄疸，程度可能因人而异，但是大部分的宝宝都会有这种现象。

□□□
发病原因

新生儿黄疸主要是因为新生儿的肝脏功能发育不完善，胆红素代谢异常，血中的胆红素浓度升高引起的一种疾病，具体又可以分为生理性黄疸和病理性黄疸。

□□□
**生理性黄疸和
病理性黄疸**

黄疸特点	生理性黄疸		病理性黄疸	
是否足月	足月儿	早产儿	足月儿	早产儿
出现时间	2～3天	3～5天	生后24小时	
高峰时间	4～5天	5～7天		
消退时间	2～3天	7～9天	黄疸退而复现	
持续时间	<2周	<4周	>2周	>4周
血清胆红素	<221umol/L（<12.9mg/dl）	<257umol/L（<15mg/dl）	>221umol/L（>12.9mg/dl）	>257umol/L（>15mg/dl）
每日胆红素升高	<5mg/dl（85umol/L）		>5mg/dl（85umol/L）	
一般情况	良好		不好	

母乳性黄疸，它不同于生理性和病理性黄疸。它的症状有如下的特点：外在的黄疸程度要比生理性黄疸高，而且持续的时间也会长一些，有些能持续两个月，除此以外婴儿一般没有其他不良表现。并且一旦停止喂食母乳，三天后即可见到显著的黄疸下降。虽然母乳性黄疸跟肠道吸收胆红素有关，但是一般不会诱发胆红素疾病。不过需要留意的是，确诊是母乳性黄疸之前，首先得排除掉病理性黄疸的可能性。

□□□
母乳性黄疸

125 腹泻

相关词条 原因 护理要点

□□□ 发病原因

秋季腹泻

又叫小儿轮状病毒肠炎，是小儿腹泻的主要病原之一，它的季节性强，不分南北方，每年秋冬季发病，12月份达到高峰，发病者多为6～24个月的宝宝。细菌性感染这种腹泻发病可急可缓，多是卫生不达标，导致病从口入。

饮食因素

多见于配方奶喂食或添加辅食的宝宝。当然，可能还有其他因素导致宝宝腹泻，如气候变化、水土不服等。但无论怎样，妈妈最好还是带着宝宝去医院，经医生检查和粪便化验，明确腹泻原因对症用药。除了感染病原体发生腹泻外，也有可能因消化不良或者疲劳、心理因素而引起腹泻。

□□□ 就诊指南

如果腹泻程度轻微，排便次数仅比平时多1～2次，而且情绪比较稳定，食欲正常，此时无需过度担心。如果情绪不佳且食欲不好，应尽早就诊。对于逐渐增多的排便次数也应加以注意。而且还要注意由于剧烈呕吐导致无法摄入水分，致使体内缺水引起脱水的情况。如果粪便呈白色并有血便排出，应立即就医。

□□□ 护理要点

按摩

让宝宝平躺在床上，妈妈右手的示指、中指、无名指并拢，用三指指腹在宝宝腹部绕圈按摩，每次3～5分钟。

充分补水

腹泻会导致宝宝身体内的水分不断地流失，很容易引起脱水症状，这时候一定要给宝宝及时补充水分。可以给宝宝喝白开水、宝宝专用饮料等。

保持清洁，勤换尿布

宝宝每次排便后，先用温水清洗臀部及会阴部，再扑爽身粉，以预防上行性泌尿道感染、尿布疹及臀部感染。

选择容易消化的食物

换乳初期的宝宝要避免吃脂肪含量比较多的肉类食品，可以选择淀粉含量较高的食物，如粥、煮烂的面条、菜粥等，并且要多次少量喂食。

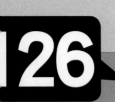

便秘

相关词条 症状 护理要点

如果不排便也许是便秘，但不能仅凭是否每日排便来判断是不是便秘。排便的次数会因宝宝个体差异而有所不同。

便秘指粪便硬结无法顺利排出体外，排便困难而且伴有痛感。如果宝宝精神状态良好并且食欲正常，每2～3日顺利排便1次，也是排便的正常规律。但是，如果每日都排便但粪便硬而且伴有痛感则是便秘。

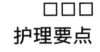

□□□
症状表现

□□□
护理要点

喝配方奶的宝宝应该多喂水

一方面配方奶的蛋白质含量较高，遇胃酸后会结成较大的凝块；另一方面，配方奶中的钙、磷比例也不利于钙的吸收。所以，粪便中未消化的凝块与钙元素结合在一起，就会造成粪便干燥、发硬，既而发生便秘。

适当运动

适当加强腹肌的活动，有助于改善便秘的症状，如简单的蹲、身体往前后弯曲或转腰的动作，都可以加速肠蠕动。让宝宝爬一爬，滚一滚也是很好的助肠活动，这些活动简单、易掌握，可以让宝宝多做一些。

良好的排便习惯

3～7岁的宝宝腹部及骨盆腔的肌肉正在发育，排便反射机能还不成熟，还不知道有便意就应该去洗手间。所以，父母要经常提醒宝宝，帮助他养成每天固定排便的好习惯。父母可以选择早餐后1小时，作为宝宝固定的排便时间，让宝宝在自己的坐便器上坐10分钟，如果还没有便意，就让他起来，这样宝宝就会渐渐养成定时如厕的习惯。

少量多餐

宝宝的胃部容量很小，吃粗糙、大块或过量的食物，很容易阻塞肠胃，出现便秘的症状。所以，宝宝在吃饭时应该遵循少量多餐的原则，妈妈可以给宝宝准备一个小碗，每次盛饭的分量约为大人饭量的1/3或1/4，这样宝宝既不会吃得过多，也不会经常有饥饿的感觉。

巧补纤维素

蔬菜和水果含有丰富的纤维素，纤维素可以刺激肠蠕动，促进排便。除了蔬菜和水果，木耳、菇类、燕麦片、海苔、海带、干果等，也都含有丰富的纤维素和矿物质，可以为宝宝多选用。或服用一些益生菌调理肠道菌群平衡，防止发生便秘。

打嗝

□□□
发病原因

1. 刚喝完奶时打嗝儿，可能是宝宝吃得太急，而吞入大量的空气造成的。

2. 有时腹部受寒，或是吃到生冷食物等也会出现打嗝儿症状。

3. 其他较少见的原因是与胃食道逆流及疾病如肺炎有关，或与对药物的不良反应有关。

宝宝打嗝儿是由横膈膜肌肉突然的强力收缩造成的，同时还会伴随不自主的"嗝"声。与大宝宝比较，大部分的小宝宝似乎不会感到任何的不适，除非长时间连续打嗝儿，才会干扰到饮食等正常生活。

□□□
预防打嗝儿的方法

1. 如果是"胃食道逆流"造成的打嗝儿及溢奶，可在哺乳后让宝宝直立靠在大人的肩上排气，且半小时内勿让其仰卧，四个月大的宝宝可添加米粉或麦粉以增加奶的黏稠度，防止打嗝儿。

2. 如果宝宝打嗝是因为对牛奶蛋白过敏，可依医师指示使用特殊配方奶粉。

3. 平时喂食宝宝要在安静环境下，不可在宝宝过度饥饿或哭得很凶的时候喂奶。

4. 哺乳姿势要正确，进食时也要避免太急、太快、过冷、过烫。

5. 让宝宝在吃母乳的过程中休息一下，让宝宝直立站在妈妈腿上，轻轻地拍他的背排气，打完了饱嗝儿再吃可避免连续打嗝。

□□□
让宝宝停止打嗝儿的方法

宝宝若无其他疾病而突然打嗝儿，一般无需作处理，通常打一会儿就可自行停止，除非发作时间较长，连续5～10分钟。

1. 如果宝宝吃奶后腹部胀气，放下仰卧时会打嗝儿。这是因为奶瓶开口小，宝宝在吸奶的时候，因用力吸而吞入太多的空气，造成了胀气现象，因此父母可以在宝宝喝完奶之后，多抱一会儿，轻轻拍宝宝背部，或是轻柔按摩腹部来帮助排气，可以预防宝宝打嗝儿及溢奶。

2. 试着少量多餐的喂食法，或喂食后抱起宝宝拍背以加强排气。

3. 喂一点温开水，也可以改善宝宝打嗝儿症状。

4. 在宝宝打嗝儿时可用玩具或轻柔的音乐，来转移、吸引宝宝的注意力，以减少打嗝儿的频率。

呕吐

相关词条 预防呕吐 护理要点

宝宝的胃不像成人的胃那样呈弯曲状，而是基本上呈直线型。并且，胃入口处的肌肉常比较松弛，因此受到一点点的刺激就容易呕吐。宝宝在喝完配方奶或母乳后常常会发生吐奶的现象，只要量不大，宝宝的体重增加正常就无需担心。但是如果宝宝发生喷射状呕吐，并有发热、剧烈哭泣、反复呕吐的症状，则需要立即就医。

宝宝常常发生呕吐。进食过多、冷热混食、过度兴奋和过度紧张等均能引起呕吐。不过，宝宝呕吐过后，如没有其他不适感觉，就不必太紧张，给宝宝讲个故事转移一下注意力，或用热水袋热敷一下腹部，一般会很快好转。但是，呕吐又是许多疾病的并发症状和信号，所以要注意观察一下。

□□□
宝宝原本就比较容易呕吐
◀⋯⋯⋯

宝宝在出现呕吐症状后应仔细观察，暂时先不要给他吃任何食物。但是如果反复出现呕吐，身体内的水分就会大量流失从而导致脱水，因此在宝宝呕吐后应该注意的是及时补充水分。呕吐后胃通常会比较虚弱，在给宝宝补充水分时要分多次少量进行。但是一旦宝宝出现不喝水、呕吐后极其疲倦，这很可能是脱水的表现，需要立即送往医院救治。

□□□
要防止宝宝出现脱水症状
◀⋯⋯⋯

少量多次给宝宝喝水，避免引起呕吐

宝宝吐过后会觉得口渴，但是一次如果喂太多水很容易引起再次呕吐，这时可以等宝宝呕吐停止后，每隔10～15分钟喂1匙量的水即可。

要仔细观察宝宝的排尿次数、尿量以及观察宝宝的状态

注意观察宝宝的排尿量、排尿次数是不是比平时少了，有无发热情况，粪便的硬度、颜色如何，精神状态是否正常。如果发现有异常症状，应该及早就诊。

宝宝呕吐后要将口腔清理干净

宝宝呕吐后要立即清理干净口腔中和脸上的污物，防止污物再次引发呕吐。擦拭时最好用湿毛巾，这样更容易擦干净。

可以用吸管喂水或者口含碎冰块

呕吐后给宝宝补充水分的关键是"少量、多次"。可以用吸管向宝宝口里每次滴2～3滴，或者给宝宝口含碎的冰块。

□□□
护理要点
◀⋯⋯⋯

129 痱子

□□□ 发病原因

痱子是由汗孔阻塞引起的，多发生在颈、胸背、肘窝等部位，小儿可发生在头部、前额等处。初期时皮肤发红，然后出现针头大小的红色丘疹或丘疱疹，密集成片，其中有些丘疹呈脓性。生了痱子后非常痒、疼痛，有时还会有一阵阵热辣的灼痛感。

□□□ 护理要点

保持通风，补充水分

无需特殊治疗，高热时除降低周围环境温度外，应给宝宝补充足够的水分，酌情给予解热镇静剂，可服用清热解毒的中成药。

避免穿过多、过紧的衣服

如果身上长痱子，应常给宝宝洗澡，勤换衣服。洗澡最好用温水，并且不要用肥皂、浴液，以减少刺激。衣服要轻薄、柔软、宽大，以减少对皮肤的摩擦。

多喂宝宝清凉饮品

多给宝宝喂水，还可以自制一些清凉饮品，如西瓜汁、绿豆汤、冬瓜汤等，还要让宝宝多吃青菜和瓜果，这样既可以消夏解暑又可以补充水分及维生素，增加凉爽感。

避免用手抓

身上起痱子时不要用手搔抓，不要烫洗。可用温水冲洗擦干，扑撒痱子粉。抓破后有感染的患儿，应涂用抗生素药膏。以清热除湿消暑为原则，可内服藿香正气丸、十滴水等。

□□□ 怎样预防宝宝长痱子

首先要注意给宝宝预备好宽松、轻巧的衣服，这样宝宝穿着起来会觉得凉爽舒适。同时，在天气特别热和潮湿的时候，宝宝穿着的衣物的质地应以天然纤维为主，相比那些合成纤维而言，会更易吸汗，这样即使宝宝满身是汗，也不容易捂出痱子。

此外，可以选择玉米淀粉做的爽身粉，轻轻涂抹在宝宝身上，尤其是一些褶皱里不能漏掉。如果选用的是滑石粉质地的爽身粉，就要注意避免让宝宝将其吸入呼吸道。如果天气很热，那么尽量让宝宝待在屋内凉爽的地方玩耍，同时要注意给宝宝补水，以免天热出汗造成宝宝脱水。

腹痛是宝宝最常见的病痛。一般说来，引起腹痛的原因有很多种，既可能是器官病变引起的，也有可能是功能性疾病引起的。

腹痛这事可大可小，父母要根据具体形势作出最佳判断。对于5～15岁的宝宝来说，一般的腹痛都属于再发性腹痛，常常是反复发作、持续时间长，腹痛的宝宝中至少一半属于再发性腹痛，而且女孩儿发病概率要高于男孩儿。如果说宝宝持续腹部绞痛达2个小时以上，同时还伴随着腹胀、呕吐等症状，轻压腹部会有刺痛感，父母就必须及时将宝宝送往医院诊治，以免延误治疗时机，加重病情。

□□□
发病原因

方法	原因
控制乳制品食用的量	对于一些对牛奶蛋白或者乳糖不耐受的宝宝来说，必须停止食用奶制品
做减少腹部疾患的按摩	平时给宝宝多做腹部按摩，手法如下：将左手掌心重叠在右手背上，右手掌心贴在宝宝的肚脐下，适当地用力，沿着顺时针方向按摩至宝宝腹部开始发热为止
规律的生活方式	让宝宝养成有规律的生活方式，监督宝宝按时进餐，不吃或者少吃零食，不能偏食和挑食。平时多些身体锻炼，多去户外活动。并且养成按时排便的习惯

□□□
**养成良好的
生活习惯**

1.不能一出现腹痛就给宝宝吃止疼药，需要观察后再给药，如果是急性腹痛且疼痛剧烈，应及时送往医院救治。

2.要对症下药。如果出现肠痉挛，就该喂食解痉剂，如果是肠道蛔虫或者是蛔虫性部分肠梗阻，也可以喂食解痉止疼药。抗生素一般用来治疗炎症引起的腹痛，如果是腹部外部的病痛就需要外科治疗了。

3.辅助性治疗。如果宝宝出现水和电解质紊乱或者休克的症状，需立即诊治。没有确定病因前禁止使用吗啡、阿托品等药物。如果有患儿出现类似肠穿孔、肠梗阻或阑尾炎等症状，严禁使用泻药或者灌肠止痛。

□□□
**腹痛时要密
切观察病情**

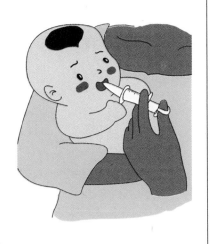

肥胖

相关词条　原因　预防肥胖

□□□ 肥胖的原因

不管是遗传、不良的生活方式，还是缺乏锻炼、医疗药物等的影响，一旦体内的脂肪聚集过多，体重超过了正常标准的1/5就可以界定为肥胖了。

遗传

这方面的影响是非常显著的，若父母当中有一方是肥胖的，那么宝宝肥胖的概率为40%。如果父母双方都肥胖，那么这个概率就上升到80%。

生活方式

总是喜欢食用甜食、脂肪含量高的食物，或者喜欢喝甜饮料，基本不吃蔬菜；吃完饭以后也不活动，吃完就睡；吃的次数少但是量大，或者每次吃的少但是频繁地吃，这些都会引发肥胖。

缺乏锻炼

现在的宝宝很小就过着养尊处优的生活，尤其喜欢待在屋内看电视。有研究表明，超过60%的肥胖儿童是因为每天看电视超过5个小时。平时不运动，消耗热量少，还不断进食，这样容易诱发肥胖。

医疗和药物因素

有些疾病比如甲状腺、肾上腺、心肺部疾病能导致肥胖，而治疗这些疾病时使用的类固醇类药物更易导致肥胖。

□□□ 肥胖的预防

饮食要定量

适当节制饮食。因宝宝正处于生长发育阶段，不提倡节食，应给予富有营养而低热量的食物。多吃瘦肉、蛋、豆制品、蔬菜等，少食高糖、奶油、脂肪类食物。

不要过早喂宝宝固体食物

提倡4～6个月内宝宝纯母乳喂食，母乳喂食的孩子较配方奶喂食的孩子不易发生肥胖。研究表明，给四个月内的前宝宝加淀粉类固体食物会导致体内脂肪细胞增加，为今后的肥胖造成隐患。

让宝宝细嚼慢咽

妈妈应经常给宝宝讲吃东西细嚼慢咽的好处，如可以帮助消化、有利于食物营养的吸收等，吃得太快容易导致发胖，引起胃疼、胃胀和消化不良等症状。让宝宝通过细细咀嚼，亲身体味食物的味道，培养细嚼慢咽的好习惯。

哭闹

相关词条 原因 解决方法

□□□
宝宝哭闹的原因

判断途径	判断依据
是否饿了	1.哭声短而有力，比较有规律，渐渐急促 2.3～4个小时需要哺乳一次，间隔时间不能太久 3.经常性1～2小时就哭闹，有可能是一次性奶量不够
检查尿布是否湿了	1.如果纸尿裤太沉，宝宝会很不舒服 2.如果有红屁股的现象，抹点护臀霜 3.衣裤如果湿了，一定要及时更换
检查宝宝身上是否有异样	1.宝宝是不是出疹子了 2.打预防针的地方是不是有红肿现象 3.有没有被蚊虫叮咬
情绪宣泄方式	1.几声缓慢而拖长的哭声打头阵，声音较低发自喉咙 2.经常陪宝宝玩耍，消除他的寂寞感 3.一般情况下，抱起来就没事了
检查宝宝鼻子是否通畅	宝宝鼻子容易堵塞，需要经常清理
有可能是消化不良引起腹胀	1.来得突然，第一声又长又响，之后屏息，接着大哭 2.摸摸小肚子是不是硬邦邦的
宝宝是不是穿得太多或太少	1.要根据室内的温度及时给宝宝增减衣物 2.穿得太多或太少都会让宝宝感到不适
宝宝是想睡觉了	1.哭声不太大，有规律，比较缠绵，甚至有些不安 2.让他做一些缓慢的或有节奏的运动 3.讲一些抚慰的话帮助他放松
周围环境和温度是否合适	1.家中过于嘈杂，会让宝宝烦躁不安的 2.室温最好控制在18℃～23℃

□□□
安抚哭闹宝宝的方法

方法	做法
给宝宝提供安静的环境	白天为宝宝提供光线柔和的环境，晚上尽量让他睡在黑暗宁静的地方
注意宝宝的肢体语言	宝宝搓揉眼睛，扭转头部，或有睡意时，都在暗示他需要安静
重视宝宝的睡眠	让宝宝想睡多久，就睡多久
带宝宝出去散步	带宝宝出门散步，只要一直走下去，宝宝情绪就能得到缓解
固定宝宝的休息场所	把宝宝的小床或摇篮固定作为他休息的地方，不要再里面放置填充玩具以及其他会分散他视线的东西，如旋转音乐玩具
帮助宝宝学习自我放松	给宝宝一个奶嘴或允许宝宝吸手指，等他情绪稳定，喝足奶水，将睡未睡之际，再把他放下来睡觉
用"单调的声音"安抚过度疲劳的宝宝	电风扇、干衣机、吸尘器的嗡嗡声，都能转移宝宝的注意力，让他不被谈话或家里其他声音所吸引
提供某样具有镇静效果的物品给宝宝看	在光线阴暗的房间摆个有照明灯的水族箱或红色的台灯，以安抚受了过多刺激的宝宝
让宝宝身体有安全感	放在婴儿被里，不让他四肢乱动，这样可以减少触觉刺激
摇晃哭闹中的宝宝	在宁静的房间里做单调的摇摆动作
为宝宝遮蔽多余的视觉刺激	开车出门时，考虑在宝宝安全椅旁的车窗上遮条毛巾，或在散步时盖条毯子在婴儿车上
将宝宝全身抱紧	在黑暗寂静的房间里躺下，将情绪失控的宝宝紧搂在胸前

积食

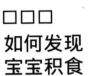

如何发现宝宝积食

1. 睡梦中不停翻身，同时还有磨牙现象。
2. 本来正常的胃口开始明显改变，食欲大大减退。
3. 宝宝自己总觉得腹部又胀又疼。
4. 宝宝鼻梁的两侧看上去发青，舌苔又白又厚，而且口气也带有酸腐的味道。

一旦宝宝出现了上面这些症状，基本上就可以确定为积食了。积食会导致恶心、呕吐、食欲不佳、厌食、腹胀腹痛、口有异味、手脚发热、皮肤发黄、精神不振等症状。

护理要点

规律饮食预防宝宝积食

饮食、起居有规律，不吃零食、不偏食、少吃甜食，更不要乱服滋补品。当宝宝因积食而发生呕吐时，应暂禁食3～6小时，或给予生姜汁数滴，加少许糖水饮服。

用按摩来舒缓胃脏的循环

让宝宝趴在床上，夏日可脱去上衣，露出背部，沿着宝宝脊椎两旁二指处，用双手拇指、示指和中指从尾骶骨开始，将皮肤轻轻捏起，慢慢地向前捏拿，一直推到颈部大椎穴，由下而上连续捏5次为一组，捏第三组时，每捏三下须将皮肤向上方提起。

规律饮食预防宝宝积食

预防积食，要从饮食入手。首先，给宝宝安排一日三餐要定时定量，不能饥一顿饱一顿，否则会打乱胃肠道生物钟，影响消化功能正常运转。其次，荤素搭配要合理。让宝宝多吃蔬菜、水果，少吃肉，适当增加米食、面食，高蛋白饮食适量即可，以免增加肠胃负担。

夜里不要吃得过饱

宝宝白天活动量大，吃东西能快速消化，但晚上胃蠕动慢了，就容易积食。因此，晚上吃饭不能吃得太饱，即使喝配方奶，也要水多一些，奶粉少一点。早上或中午宝宝刚睡醒时，1小时内（至少30分钟）也不要进食，因为胃肠等内脏从低运转恢复正常需要一些时间，否则，也无益于消化和吸收。

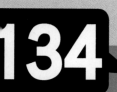

口水过多

相关词条　原因　护理要点

1.宝宝在不到三个月时，因为唾液腺不发达以及分泌功能不成熟导致唾液很少，这个时候基本上不流口水。

2.等到宝宝3～4个月大的时候，唾液腺逐渐发育成熟，唾液就开始增多，同时这个时候一般开始了米粉等淀粉类辅食的喂食，这也会刺激到唾液的分泌开始流口水。

3.宝宝5～6个月的时候开始长乳牙了，这进一步的神经刺激也加大了唾液的分泌。

4.一直等到宝宝2岁以后，随着肌肉功能的完善，自己就能及时地吞咽口水，所以流口水现象就消失了。

□□□
流口水的规律

1.宝宝本身一直在发育，所以唾液腺分泌逐渐增多很正常。

2.六个月以后宝宝开始出牙，这也容易造成流口水。

3.宝宝的口腔又小又浅，吞咽功能也不完善，所以不能及时吞咽分泌出来的唾液，就会有流口水的现象。

4.有时宝宝吮吸自己的手指或者吃到了刺激性的食物，也会导致口水增多。

需要注意的是，这种在宝宝发育阶段出现的流口水现象，是正常的，既不是病也不需要治疗。等到宝宝牙齿逐渐长全，口腔的深度加大和吞咽功能逐渐完善后，流口水的现象自然而然就会消失。所以父母完全不必过于焦虑，平时正常护理即可。万一在宝宝牙齿长齐以后，仍旧出现流口水不止的现象，这个时候为避免其他病患，可去医院检查一下。

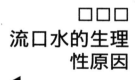

□□□
**流口水的生理
性原因**

1.如果宝宝口水流得比较多，那么父母应该注意保护好宝宝嘴巴周围的皮肤，一天用清水多洗几次，然后擦拭干净，保持宝宝脸部颈部的干爽，避免患湿疹。

2.擦拭嘴边口水时，注意用柔软的手帕或者卫生纸一点点地擦拭。

3.预备好纯棉、吸水性强、柔软、较厚的围嘴给宝宝戴，可以避免宝宝流口水时将自己衣服的胸前部位弄湿。

4.将软硬适中的口咬胶备好，等孩子因开始长乳牙而牙龈发痒、胀痛口水增多时使用。

5.可以给六个月以上的宝宝备点磨牙饼干，这样可以减少流口水。

6.万一宝宝的皮肤出了疹子甚至破了，那么应去医院医治。如果需要涂抹药膏，那么尽量在宝宝睡着之后涂抹，这样能有效防止药膏进入宝宝嘴里。

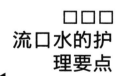

□□□
**流口水的护
理要点**

135 肺炎

相关词条　原因　症状　护理要点

发病原因

感冒之后，病毒、细菌、微生物等侵入肺部导致肺炎。对于抵抗力较弱的宝宝很容易引发重症。肺炎分为细菌性肺炎、病毒性肺炎、支原体肺炎、奥姆病菌肺炎等多种类型，但主要的症状都是发热和咳嗽，只是症状的程度及恢复的速度有所不同。

症状表现

肺炎是儿童时期一种常见病，多见于婴幼儿，是目前引起5岁以下小儿死亡的首要原因。与一般肺炎不同，婴幼儿肺炎有三大特点：病情不典型、并发症多、死亡率高。

1.不同年龄、不同病原体所致肺炎多伴有发热，但程度可从38℃左右的低热到39℃甚至40℃的高热。咳嗽较为频繁，早期常为刺激性干咳，以后程度可略为减轻，进入恢复期后常伴有痰液。

2.在发热、咳嗽之后，患儿常常伴有精神不振、食欲减退、烦躁不安、轻度腹泻或呕吐等全身症状。

3.如果患儿出现口周、鼻唇沟发紫症状，而且呼吸加快，每分钟可达60～80次，就说明有患肺炎的可能，需要赶紧到医院诊治。

护理要点

大部分需要住院治疗

如果经X射线检查及血液检查确诊为肺炎，多数情况都需要住院治疗。除了需要摄入抗生素外，根据病情还可能需要吸氧、通过点滴补充水分及营养等治疗方法。住院时间的长短不尽相同，如果是细菌性肺炎有时甚至需要住院治疗一个多月。

家中治疗主要注意保湿、保温和水分补充

症状较轻的情况，也可以在家中治疗。为了预防二次感染，可以按照医生开出的处方，遵从医嘱给宝宝服用抗生素药物。除此之外的家庭护理与感冒相同，注意水分的补充和适当的加湿。另外，如果出现感冒症状，需要尽早治疗，以免发展为肺炎。

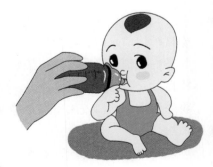

小儿湿疹

人们也常将这种湿疹叫做过敏性皮肤病，因为这是种变态反应性皮肤病。主要是因为对吃进去的东西或者接触的东西不耐受或者过敏。湿疹的最初阶段是宝宝的皮肤开始发红，身上出现皮疹，接着皮肤会变得粗糙甚至掉皮屑。一般集中在面部的眉毛、双颊、头皮和耳朵周围，进而发展到颈部、肩背四肢甚至肛门周围、外阴褶皱，最终全身都是。因为湿疹伴随着奇痒，宝宝用手挠的时候易造成皮肤溃烂。

□□□
发病原因 ◀

保持皮肤清洁干爽

每日洗澡时用宝宝专用肥皂，特别要注意清洗额头、发根，因为这些部位皮脂腺比较发达，皮脂分泌较多，还要注意清洗容易沾到牛奶、口水的口部周围和脸颊。可以将肥皂泡沫涂在脸颊、额头，用手轻轻擦，再用水反复冲洗。

□□□
护理要点 ◀

避免受外界刺激

对于那些患上接触性皮炎的宝宝，要避免让宝宝的皮肤暴露在风中或者太阳的暴晒下。夏季的时候，注意给宝宝及时地擦干流出来的汗水；冬天的时候，及时给孩子抹上防过敏的非油性的润肤霜。

修短指甲

父母还要注意把宝宝的指甲剪短或者给宝宝戴上手套，以防止瘙痒的时候宝宝自己抓破皮肤。

喂食和饮食

采用母乳喂食能减轻湿疹的程度。尽量晚一点添加蛋白类的辅食，一般等到宝宝四个月以后再开始添加蛋黄等辅食。但如果是宝宝患上了湿疹，那么这个时候辅食的添加最好再顺延1~2个月，并且添加的速度也要变慢。宝宝吃的东西要新鲜，一些含有色素或者防腐剂、膨化剂等的食物尽量不要喂给宝宝吃。如果发现宝宝因为吃了某种食物诱发了湿疹，那么应及时停止喂食此类食物。

衣物方面

给宝宝预备的贴身衣物要是棉质的，宝宝衣物的领子最好也选用纯棉的。平时应穿宽松、柔软的衣物，棉质的被褥、枕头等要经常更换，保持干爽洁净。尽量让宝宝远离羽绒、毛发、花粉等易过敏物质。

137 手足口病

相关词条　原因　护理要点

□□□ 发病原因

此病是感染了病毒所致，为夏季常见病。通过患者咳嗽、打喷嚏的飞沫或其粪便传播。潜伏期为1～5日，之后手掌、脚掌、舌、牙龈、口腔内等出现细小水疱。病毒种类不同，会有手、足、口未见发疹现象，但是口腔内有溃疡，或者仅手掌、脚掌处有发疹现象。有时会有发热现象，一般热度在37℃～38℃。3日内退热，疹子则在1周左右开始消失，不会留下痕迹。大部分患儿并没有严重的症状表现血至痊愈，极少数情况下会发展为脑膜炎。

□□□ 护理要点

保持空气流通

家里应空气新鲜，温度适宜，要定期开窗通风。居室内应避免人员过多，禁止吸烟，防止空气污浊，避免继发感染。

保持口腔清洁

应保持口腔清洁，预防细菌继发感染，定时用温水漱口，口腔有糜烂时可涂鱼肝油，以减轻疼痛。

皮疹护理

宝宝的衣服、被褥要保持清洁，衣着应宽大、柔软，经常更换。床铺应平整、干燥。剪短宝宝指甲，必要时包裹宝宝双手，防止其抓破皮疹。对于臀部有皮疹的宝宝，应随时清理大小便，保持臀部清洁。疱疹破裂的患儿可涂擦1%抗生素软膏。

喂食清淡的食物

宝宝1周内应卧床休息，多饮温开水。宝宝因发热、口腔疱疹会令食欲降低。因此，饮食宜清淡、可口、易消化，口腔有糜烂时可以吃一些流质食物。禁食冰冷、辛辣等刺激性食物。

避免传染给他人

患病期间不宜带宝宝到人群聚集、空气流通差的公共场所，以避免传染给他人。注意保持家庭环境卫生，居室要经常通风，勤晒衣被。

注意观察病情

由于引起手足口病的肠道病毒也具有侵害脑和心脏的特性，可引起脑膜炎、心肌炎等并发症，故父母应严密观察宝宝的病情变化，发现宝宝有高热、剧烈头痛、呕吐、面色苍白、哭闹不安或嗜睡时，应立即到医院就诊。

138 流行性腮腺炎

相关词条 *原因 症状 护理要点*

流行性腮腺炎，又叫流行性耳下腺炎，是一种由病毒引起的急性传染病。冬季易发此病，多见于5～10岁的儿童。主要通过患者打喷嚏、咳嗽飞沫及病人接触来传播，多发于人群聚集处。一旦宝宝患过流行性腮腺炎，将永远不再患此病，因为他已有终身免疫能力。

□□□
发病原因

感染病毒之后3～4周开始从耳朵下部至下颚出现肿大，碰触有痛感。经常是两侧同时肿大，但也有单侧先肿大，1～3日后另一侧再开始肿大的情况。因疼痛常造成宝宝厌倦进食、食欲下降，甚至伴有头疼、倦怠等症状。另外有30%～40%的宝宝感染后基本没有任何症状表现。在无法判断宝宝是否感染此病时应前往医院接受抗体检测。

□□□
症状表现

至少要隔离10天

宝宝患腮腺炎后，应立即与健康人分开居住。宝宝所用的生活用品也要与健康人分开。由于流行性腮腺病毒对外界环境抵抗力很低，所以，宝宝的居室如定时通风换气，保持空气流通，就可达到消毒的目的。宝宝所用的碗筷、杯盘等，用沸水煮30分钟即可完全消毒。由于这种病毒对紫外线很敏感，半分钟即可被杀灭，所以，宝宝的衣服、被褥、玩具，或其他不能用煮沸消毒的物品，可在室外暴晒。宝宝所用的脸盆、毛巾、手绢等，每天宜用开水烫1～2次。

吃些易咀嚼、易消化的食物

唾液腺发炎减少唾液的分泌而导致消化能力下降，同时两颊肿大又造成咀嚼食物困难，应该考虑给宝宝吃些汤、布丁等易咀嚼的食物。此类食物易残留口中，因此还应注意饭后清洁口腔。

冷敷

可以用冷毛巾敷肿痛部位，发炎期间避免外出，需在家静养。退热1日后再洗澡。为防止并发症的发生应前往医院就诊，根据医嘱适当使用一些镇痛剂。

清洁口腔

注意口腔卫生，经常给宝宝用温盐水漱口，以清除口腔内的食物残渣，防止继发细菌感染。对于年龄小的宝宝，父母应让他们多饮水，以达到清洁口腔的目的。

□□□
护理要点

□□□ 发病原因

尿布疹是垫尿布的部位受到粪便、尿液等刺激而发炎，起一粒一粒的疹子，呈红色并有溃烂现象。汗液、尿液使尿布总是处于湿的状态，尿布和皮肤摩擦接触，擦伤皮肤引发炎症。粪便和尿液长时间与皮肤接触，是造成尿布疹的主要原因。粪便中含有的消化酶溶解了皮肤中的蛋白质，同时尿液中含有的氨使皮肤呈偏碱性，再加上粪便中的消化酶的作用，使炎症越来越厉害。特别是腹泻的时候很容易引起尿布疹。

□□□ 症状表现

垫尿布的部位呈红色

垫尿布的部位发炎而呈红色。炎症有时会遍布整个臀部，有时候会出现在肛门周围、腰部、大腿根部。

症状严重时会有皮肤剥脱的现象

症状表现严重时可见到起水疱、皮肤剥脱并有刺痛感，宝宝在排尿、洗澡时都会因疼痛而哭泣。月龄低的宝宝的粪便比较稀，排尿次数多，特别是在炎热的夏季或腹泻时被尿布包裹很容易患尿布疹，父母一定要多加注意勤换尿布。如果溃烂严重、皮肤有剥落现象，应前往医院就诊。

□□□ 根除尿布疹的生活习惯

勤换尿布

每次宝宝大小便后要及时更换尿布，保持局部干燥，最大程度地减少臀部与刺激物的接触，同时应选择质量好的尿布或尿片，减少尿布疹的发生。

排便后立即用水清洗干净

宝宝每次大小便之后要用清温水冲洗外阴及肛门部，然后擦干，涂抹爽身粉，保持局部干燥清洁。

不时取下尿布，为宝宝通风

让宝宝的臀部多在空气中暴露。当尿布疹严重的时候暂时不用尿布包住臀部，让宝宝的臀部充分暴露在空气中，这样有利于皮疹的消退。当室温较高时，可将臀部完全裸露，使宝宝臀部经常保持干燥状态。注意不要将塑料布或橡皮垫等透气性能不好的物品放在宝宝臀下，避免散湿散热不及时，增加对皮肤的刺激。

幼儿急疹

相关词条 *症状 护理要点*

□□□
症状表现

这是一种常见的婴儿疾病，很多宝宝在2岁前都会患上此病。主要症状是持续4天的高热之后，身上出现粉红斑点的皮疹。一般会分成两个阶段，在5～15天的潜伏期过后，首先第一阶段会有如下症状：

1.体温升到39℃～40℃，但此时宝宝基本状态良好。

2.有时可能会出现高热、惊厥，部分宝宝伴随有咳嗽、颈部淋巴肿胀和耳痛等症状。

等到病发4天左右会进入第二阶段，这个时候会：

1.体温快速回落到正常。

2.身上出现大量、细小但是很明显的粉红色斑点皮疹，多发于头部和身体躯干部，一般能持续4天。

一般说来，需要注意的是免疫功能低下的宝宝才可能出现肝炎或者肺炎等并发症。

□□□
幼儿急诊会突然引起发热

临床上来看，幼儿急疹会诱发高达39.5℃以上的高热，并且会持续3～4天，一旦过了这个高温期，就会很快降至正常体温。快速退热后，宝宝身上就会出现粉红色的皮疹，整个过程可能会持续8～10天。在这个过程当中，一般不需要特殊的治疗，只需必要的对症治疗和及时的护理，一般几天以后就会自己痊愈的。这个时候需要将宝宝隔离，多多休息，以免交叉感染。

□□□
护理要点

1.让宝宝多休息，保持室内的干净和安静，不能盖厚被以免捂着。

2.勤给宝宝清除身上的汗水，以免宝宝着凉。

3.多给宝宝补充水分，这样有利于出汗和排尿时排出毒质。并且适当补充B族维生素、维生素C等。

4.多吃流质或者半流质的食物。

5.宝宝体温超过39℃时，可以用温水或者乙醇来给宝宝物理降温，以免宝宝因高热而惊厥。

6.让宝宝尽量避免户外活动，多加休息，以免交叉感染。

7.疹子消退之前不要洗澡，可以用干爽毛巾简单擦拭身体或者光洗屁股保持清洁。

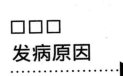

发病原因

　　肠道的一部分出现重叠，即一段套入另一段内，套叠的肠体缠绕在一起造成血液无法流通，最终坏死。治疗不及时很容易引起腹膜炎危及生命。

　　目前致病原因尚不十分明确，但很可能是病毒感染或者感冒引起腹泻，肠道壁的淋巴结肿大不能正常进行消化工作所造成的。这种疾病常见于3～9个月的男婴，宝宝2岁以后随年龄增长发病率逐年减少，过了4岁基本不会再患此病。

症状表现

　　健康的宝宝会在某个时刻突然剧烈哭泣，停止后间隔10～30分钟再次反复哭泣。宝宝可能表现为脸色灰白、呕吐，粪便呈番茄酱状并混有血液。如果发现宝宝出现血便，需要到医院进行灌肠。

护理要点

　　套叠的小肠如果血流不畅，很容易导致肠坏死，需要紧急救治。发病24小时内可以通过普通灌肠或高压灌肠（从肛门高压灌入空气）疏通套叠的肠道。疏通后需要在医院观察1日左右。如果发病超过24小时出现肠坏死，则需要手术切除坏死部分。另外在反复发生肠套叠后肠壁容易长息肉，根据检查结果可能需要进行手术治疗。

日常预防

　　1.平时要注意科学喂食，不要过饥，也不能过饱，最好能按时按量进食，防止宝宝胃肠负担过重或饥饿不适。

　　2.添加辅食要循序渐进，不要操之过急，以防宝宝尚未发育健全的胃肠道不能适应突然改变的食物。

　　3.要根据气候的变化随时增减衣服，避免宝宝受到寒冷、炎热等环境变化的刺激，引起胃肠蠕动紊乱。

　　4.在医师的指导下科学驱虫，不要擅自滥用驱虫药，避免各种容易诱发肠蠕动紊乱的不良因素。

　　5.曾经患过肠套叠的宝宝如遇不良因素影响，还有可能旧病复发，因此，不要以为宝宝曾经患过肠套叠就疏忽大意。

142 急性支气管炎

相关词条 *症状* *治疗方法* *护理要点*

一般都是先有上呼吸道感染伴随以咳嗽。随着频繁的咳嗽以及气管分泌物的增多，这样的过程会持续一周甚至更长的时间。症状不严重者可能没有全身症状，但是对于宝宝来说，患上急性支气管炎很容易导致疲劳，从而影响了睡眠和食欲。一般会发热到38℃～39℃，甚至更高，要持续2～3天才退热，在此过程中甚至会伴随有呕吐、腹痛、腹泻等症状。

□□□
症状表现 ◄

这种病常常在夜间发作，如果发作需要立即就诊。类固醇类药物的吸入有助于缓解病情，如果宝宝病情严重，还需实施气管切开手术。

□□□
治疗方法 ◄

□□□
护理要点 ◄

营养充分

宝宝患支气管炎时营养物质消耗较大，加上发热及细菌毒素影响胃肠功能，消化吸收不良，因而宝宝体内营养缺乏。对此，父母要采取少量多餐的喂养方法，给予宝宝清淡、营养充分、均衡、易消化吸收的半流质或流质食物，如稀饭、煮透的面条、鸡蛋羹、新鲜蔬菜、水果汁等。

净化室内空气

宝宝所处的居室要温暖，通风和采光良好，并且空气要有一定的湿度，防止过分干燥。如果家中有吸烟者，最好戒烟或去室外吸烟，防止吸烟对宝宝产生的不利影响。可以在室内养一些绿色植物，以吸收空气中的灰尘颗粒，这会对宝宝的气管起到一定的保护作用。

退热

宝宝患支气管炎时多为中低热，如果体温在38.5℃以下，一般无需给予退热药，主要针对病因治疗，从根本上解决问题。如果体温高，较大的宝宝可给予物理降温，即用冷毛巾湿敷头部或用温水擦拭，但3岁以下的宝宝不宜采用此方法，必要时应用药物退热。当宝宝发热时，水分蒸发较大，应注意给宝宝多喂水。可用糖水、盐水补充，也可用米汤、蛋汤补给。饮食以半流质为主，以增加体内水分。

水痘

相关词条 原因 症状 护理要点

□□□ 发病原因 ▶

这是由于感染了水痘带状疱疹病毒而引发的疾病，潜伏期约为2周。通过患者的喷嚏、咳嗽的飞沫或者接触发疹者来传播。由于传染力很强，常见在托儿所、幼儿园等暴发群体性感染。感染最初阶段可见如蚊虫叮咬般的红色疹子。有时伴有38℃左右的高热。发疹在半日至两日左右遍布全身，同时变成有强烈瘙痒感的水疱，水疱破裂后形成黑色疮痂。

水痘在发疹开始1～2周好转，但是好转后水痘带状疱疹病毒仍然在体内生存，到成人阶段时可能会损害健康，甚至形成刺激神经的带状疱疹。

□□□ 症状表现 ▶

红色皮疹形成，有强烈瘙痒感

直径为2～3厘米的红色皮疹出现在头皮、脸部、臀部、腹部等，半日左右可遍布全身。皮疹在数小时至半日内逐渐变成透明的水疱。有时伴有37℃～38℃的发热现象。水疱的遍布程度因个体不同而有所差异，还可能出现在头皮、外阴部、口腔内、眼皮内侧等部位。瘙痒感强烈，注意避免抓破。

水疱逐渐变干形成疮痂

水疱在3～4日后逐渐变干，形成黑色疮痂。疾病最严重时会出现红色皮疹、水疱、疮痂混杂在一起，1～2周内所有的水疱都变成疮痂。碰触发疹部位也会传染，因此在所有的水疱结成疮痂之前要避免外出。

□□□ 护理要点 ▶

用温水冲洗瘙痒部位

宝宝皮肤瘙痒吵闹时，设法分散他的注意力，或用温水洗浴，也可遵医嘱口服抗组胺药物。

剪短宝宝指甲

止痒的同时还要防止抓破水痘，这是护理的关键。应将宝宝的指甲剪短，如果宝宝还是要抓痒，可以用手套套住宝宝的手防止抓破水痘。医院的止痒方法通常是使用加入抗组胺剂的软膏，已经有抓破化脓现象的水疱，则使用加入抗生素的软膏或者吃处方药。涂软膏时应细心地一个一个涂。

喂食易消化的食物

口腔内如果起有水疱，应避免吃刺激性食物或者热的食物，可吃些细软、易消化的食物。感染初期，也可以用抗病毒药物来抑制发疹。

44 食物过敏

食物过敏是一种对特定食物有过敏反应的症状表现。体内免疫系统把摄入的食物看做是异物要将其排出体外而引起的疾病。通常症状表现为湿疹、荨麻疹、腹痛、流鼻涕等。从摄入可以引起过敏反应的特定食物到表现出症状的时间因人而异。宝宝对食物的过敏反应大部分是因为自身肠道、消化功能弱，免疫功能发育不全造成的。因此任何食物都可能引起过敏反应，最常见的致敏原有三种，分别为鸡蛋、牛奶、小麦。

□□□
发病原因 ◀

食用引起过敏的食物之后，常见的症状为与伴有瘙痒的湿疹和荨麻疹很相似的发疹，有时候还会有恶心、呕吐、腹泻等症状表现。除此之外有的人还可能会出现哮喘、流鼻涕、口周围及口腔内痒等症状。

在食用了引起过敏的食物后，有的人可能立即出现过敏反应，有的人可能在1天或1天以后才出现过敏反应。有一种情况很少见，就是急性重过敏症，过敏反应非常强烈，一定要引起重视。

□□□
症状表现 ◀

找到并远离致敏原

最根本的治疗方法是不食用有过敏原的食物。这种除去法可分为两种，一种是不食用含有致敏原食物的完全除去法，另外一种是少量食用含有致敏原的不完全除去法，可以根据医嘱选择。为保证宝宝的健康成长，父母就必须要考虑到宝宝饮食的营养性和均衡性。不能根据父母的判断就单纯限制或者不食用某种食品，应在听取医生的意见之后再选择食物。

□□□
治疗护理 ◀

容易引起过敏的食物

鸡蛋、牛奶、小麦、大豆、米是最容易引起过敏的食物，需要特别注意。但是也不能随意限制食物的摄取，如果担心食物过敏，可以在宝宝换乳期之后再喂这些食物。可以先少给宝宝吃一些这样的食物，然后仔细观察宝宝身体是否有异常的生理反应。除此之外，还有一些食物很容易引起瘙痒，应该在宝宝3岁以后再给宝宝吃。这些食物包括：

1.菠菜、草莓、茄子等含有组胺物质成分，一旦食用很容易引起和过敏相似的症状表现。

2.山芋、猕猴桃、芒果等很容易引起发炎，粘在嘴角易引起瘙痒。

3.咖喱等调料、冰淇淋等甜品也容易诱发瘙痒。

相关词条　危害　制止打鼾的方法

□□□ 打鼾的危害

在宝宝发育的过程中需要大量的氧分，而打鼾会使宝宝在睡眠中严重缺氧，直接导致脑部供氧不足，引起促生长激素分泌减少，不但影响宝宝的身高，还将影响到宝宝今后的智力。

宝宝如果长期存在打鼾问题，即使日后停止打鼾，也会影响到他们将来的学习能力。儿童时期是智力形成和脑部发育的关键时期，而打鼾会使得睡眠和呼吸的节律发生紊乱，引起注意力不集中、易怒和多动。这些行为问题可影响儿童的学习，从而使智力的发展受到阻碍。

□□□ 避免打鼾时 出现窒息

宝宝打鼾最常见的原因是腺样体肥大、慢性扁桃体肥大和支气管炎。打鼾对宝宝的发育有很大影响，由于大脑供氧不足从而导致了精神不振，食欲下降，因而影响了宝宝的身体和智商的发育，如果在打鼾时出现了窒息现象，应该进行睡眠检测，针对病因进行治疗。

□□□ 制止打鼾的 生活疗法

往鼻子内滴生理盐水

把1小匙盐放入240毫升温水中，装在用过的眼药水空瓶里，把宝宝抱正，向2个鼻孔里各滴1滴生理盐水，然后让宝宝躺下，用洗鼻器把分泌物吸干净。

清除奶块淤积

妈妈给宝宝哺乳后，不要立即将宝宝放在床上，而应将他抱起，轻轻拍其背部，防止宝宝因奶块淤积而打鼾。如果奶块淤积较严重，可以往鼻腔里滴1～2滴生理盐水。

用湿毛巾擦鼻子

准备1条小毛巾，用温水浸湿，然后在宝宝的鼻子上轻轻地一按一擦，重复多次，鼻涕或鼻塞物被水软化后就很容易被擦掉。在宝宝临睡前用温的湿毛巾擦完鼻子后，再往枕头上滴1～2滴清凉油或薄荷水，睡觉时宝宝的鼻子会更舒服一些。

避免过度肥胖

肥胖儿童的呼吸道周围被脂肪填塞，使呼吸无法顺畅，当软腭与咽喉壁之间的振动频率超过30赫兹时，就会出现鼾声。所以肥胖的宝宝在不影响身体健康的前提下，应科学、健康地减肥。

中暑

相关词条 原因 症状 预防要点

1.过于保暖。尤其对于新生儿来说，父母一味地添衣加暖，结果导致宝宝的体液不断减少，这样一来，体内的盐分严重丢失，细胞脱水就会引发中暑。

2.炎热的天气里没有及时给宝宝补水而中暑。

3.天气炎热，宝宝活动量过大导致中暑。

□□□
发病原因

一开始宝宝的皮肤会有异样的红润，摸上去就会感觉到干燥发烫，同时宝宝开始焦躁不安，出现哭闹、呼吸和脉搏加速现象，再接下来就会表现出倦怠、昏睡甚至抽搐、昏迷，与此同时体温也会上升，一般体温可能会达到39℃，严重的中暑甚至会导致体温达到41℃以上。更严重的情况会导致宝宝并发脑水肿、呼吸衰竭、循环衰竭，进而导致重要脏器功能的损害。

中暑现象一般多发于6个月到3岁的宝宝。因为此时的宝宝大脑里的体温调节中枢尚未发育成熟，体温自我调节能力差，十分容易出现中暑现象。

□□□
症状表现

调节温度

做好降温措施，室内要通风凉爽，不要直接用电风扇对着宝宝吹，使用空调时也不能让温度太低，准备一个温度计随时掌控好室内的温度。

□□□
中暑的预防

鼓励外出

夏天多让宝宝去户外活动有助于宝宝适应环境和气候的变化，但是不能让宝宝在太阳底下直晒。

物理降温

如果宝宝出现体温上升的症状，那么可以贴退热贴降温。如果宝宝体温上升但出汗少或者不出汗，可洗温水澡，水温要比体温低上3℃~4℃，每天洗1~2次，通过帮助皮肤血管扩张来散热。也可以用乙醇给宝宝擦拭身体以降温。

补充营养

注意天热时，宝宝应该进食清淡的食物，少吃油腻或刺激性的食物，多给宝宝补充蛋白质和维生素含量高且易于消化的食物，多多补充水分。

如果宝宝中暑后出现高热不退甚至有惊厥症状时，应及时去医院诊治，在医师指导下服食消暑退热的药物。

惊厥

相关词条　预防　处理方法

□□□
高热惊厥
如何预防

▶

1.一般是体质较弱的宝宝易出现高热惊厥的症状，所以，平时要注意锻炼宝宝的锻炼，增强宝宝的机体免疫力。

2.宝宝的衣服要注意及时的增减，尽量避免宝宝患上呼吸道感染病。

3.家中常备退热药，多加留意宝宝的体温，一旦宝宝发热超过38.5℃，就该及时喂食退热药，避免高热惊厥。

4.密切留意病情发展，以免出现退热后再次高热，病情反复的情况。

□□□
高热惊厥的
紧急处理

▶

防止窒息

出现惊厥时，应立即将宝宝平卧，解松领口，头偏向一侧，使口腔分泌物易于流出，以免引起窒息。这个时候不要给宝宝喂药，以防呛着宝宝导致窒息。同时用软布包住筷子放在宝宝口中，以免宝宝咬伤自己的舌头。同时及时擦拭宝宝嘴里或者鼻腔里的分泌物，以免引起窒息。

控制惊厥进一步加重

用手捏压宝宝的人中穴位两三分钟，保持宝宝周围环境的安静，尽量保持宝宝维持原位不动，减少对他的刺激。

降温

可以冷敷降温——将冷毛巾放在宝宝的额头、手心、大腿根部，并及时更换。也可以乙醇擦拭降温——用50%纯度的乙醇擦拭宝宝的颈部、腋下、腹股沟等处，帮助散热。也可以温水浴降温——调试好32℃～36℃的水，托起宝宝的头部，让宝宝躯干泡在水里5～10分钟，帮助他降温。最后如果以上方法降温效果不佳，也可以采用药物降温——口服退热药或者将退热栓塞到宝宝肛门里。

强制性痉挛或者抽搐时及时送往医院

一般宝宝高热惊厥3～5分钟之后能有所缓解。所以一旦宝宝出现惊厥症状，全身表现出强制性痉挛或者抽搐时，父母不要着急将宝宝抱到医院，应该等宝宝恢复意识之后再去。但是如果宝宝抽搐达到5分钟以上仍旧没有缓解的迹象或者短时间内多次出现惊厥，那就表明宝宝的病情比较严重，应该及时送往医院救治。在路途中，要使宝宝的颈部伸直，让他的呼吸道保持顺畅。切勿将宝宝包裹得过于严实从而影响宝宝的呼吸顺畅，甚至导致宝宝窒息。

脱臼及扭伤

相关词条 *处理方法*

对扭伤的处理

◎冰敷

用冰水将毛巾浸湿或用毛巾包住冰块进行冰敷。

◎固定患处

用有弹性的绷带将伤处固定得紧一点，同时在绷带上进行冰敷。

◎抬高患处、稳定情绪

冰敷过程中，将宝宝的患部抬高，尽量稳定他的情绪，让他安静地休息。

对于脱臼的处理

◎确认部位

判断伤处的过程中动作一定要轻缓，不要用力弯曲宝宝的关节。

◎夹板固定

可以用夹板绷带轻轻地将患处固定，保护脱落的关节。

◎冰敷

在去医院的过程中，为了减缓宝宝的疼痛，可以继续为他冰敷患处。

□□□
**紧急救护
措施**
◀ ·················

手脚异样

如果宝宝的手脚抬不起来，即便抬起来也很费劲，或者双手、两脚不一样长的情况就需要及时到医院就诊。

手脚无法移动时

当宝宝突然疼痛，并且伴有手腕或脚腕疼得动不了的情况，这极有可能是扭伤或脱臼，应及时到医院就诊。

受伤部位明显肿起

如果宝宝受的伤十分严重或者肿的部位越来越厉害，请先用夹板对伤处进行固定，再前往儿童骨科或外科就诊。

预防常识

关节的一再脱臼会造成习惯性脱臼，父母要随时提醒宝宝，千万不要让宝宝拉扯他已经受伤的部位，帮助宝宝预防再次脱臼。

□□□
**需送医院处理
的情况**
◀ ·················

相关词条　处理方法

□□□
紧急救护措施

被蜜蜂叮到

◎先把蜜蜂螫针拔出

蜜蜂的螫针不能留到体内，所以要先把它拔出（可以使用消过毒的针），然后再帮宝宝把毒液吮吸或者是挤压出来，千万不能留有毒液，防止事后肿胀。

◎清洗伤口

用清水仔细地清洗伤口，再涂上治疗蚊虫叮咬的软膏或者是切瓣大蒜敷在伤口上，或涂上肥皂水等。

◎冰敷

如果宝宝的患处肿胀、发痒，可以用冰毛巾敷一下来帮助消肿。

被毛毛虫叮咬

千万不能揉搓患处！可以先用胶带纸把毒毛粘出来。再用清水仔细地清洗伤口，然后帮宝宝涂上防治蚊虫叮咬的软膏。

被蚊子叮咬

◎清洗伤口

帮助宝宝把患处用清水清洗，然后再涂上防治蚊虫叮咬的软膏。

◎用纱布或创可贴贴住患部

为了防止宝宝忍不住痒痛而去抓挠患部，可以用纱布或者是创可贴贴在患部上，但是要注意宝宝是否对以上两样东西产生过敏。

□□□
需送医院处理的情况

被蚊子、毛毛虫叮咬

如果是被毒蚊子、毛毛虫咬到的话，这时候伤口可能会肿得很严重，或者是很痒、很痛。要带宝宝去皮肤科就诊。

被大黄蜂、毒蜂蜇伤

如果宝宝是被大黄蜂、毒蜂蜇伤，很可能会发生呼吸急促、痉挛、呕吐或者是发热等症状，从而陷入极度危险的状态，要马上去医院就诊。

被蜈蚣叮咬

如果被蜈蚣咬到了，要给伤口消毒，然后立即带宝宝去医院皮肤科就诊。

相关词条 　处理方法

用自来水冲洗伤处

宝宝一旦被烫伤后，一定不能直接触摸伤口，可以先不脱去他的衣服，先用水冲洗伤口处。如果宝宝只是身体的小部分被烫伤，给宝宝多穿些衣服，再往烫伤处浇水。

给伤口降温

可以给宝宝的伤口敷上凉毛巾，也可以用淋浴头冲洗伤口，如果天气不冷的话，也可以在浴缸内放满水，直接浸泡全身。

脱去衣物

当给宝宝用冷水冲到一定程度时，可以脱掉伤处的衣物，如果衣服黏在了伤口上，可以把伤口周围的衣服剪掉，保留伤口处的衣物。

伤口处理包扎

用消毒的纱布覆盖住伤口，这时一定要注意，千万不能刺激到患部，然后用绷带帮宝宝包扎，包扎的过程中纱布一定不能过于紧绷。做完以上简单处理后，一定要带着宝宝去医院，特别严重时，一定要立刻叫救护车。

□□□
紧急救护措施 ◀ ┄┄┄┄┄┄┄

一些民间的做法会对宝宝造成伤害，比如说，用芦荟、软膏、牙膏、酱油、大酱等涂在伤口上，以减轻疼痛，这是绝对不可取的，因为这样很可能会引起细菌感染，使宝宝的症状进一步恶化，从而延缓复原的时间。

□□□
错误做法 ◀ ┄┄┄┄┄┄┄

脸部或者下体烫伤

当脸部或下体烫伤时，即使看起来烫伤不严重，也要极为小心地处理。当水泡比1元硬币的面积大时，就要带着宝宝去医院就诊。

大范围烧伤

如果宝宝年龄较小，10%的烧伤即可危及生命，需要马上叫救护车。身体1%的面积，大概相当于一手掌大。

□□□
需送医院处理
的情况 ◀ ┄┄┄┄┄┄┄

母乳

相关词条　母乳的种类　来源　促进乳汁分泌的方法

□□□
母乳的种类

初乳

产后7天内所分泌的乳汁称初乳。由于含有 β -胡萝卜素故颜色发黄。初乳中含蛋白质比成熟乳多，并含有很多的抗体和白细胞。初乳中还有生长因子，可以促进宝宝未成熟肠道的发育，为肠道消化吸收成熟乳作准备。

成熟乳

产后14天所分泌的乳汁称为成熟乳，但是也要因人而异，实际上一般要到30天左右才趋于稳定。成熟乳蛋白质含量更低，但每日泌乳总量多达700～1000毫升。成熟乳看上去比牛奶稀，其实，这种水样的奶是正常的。

晚乳

晚乳是指十个月以后的乳汁，其总量和营养成分都有所减少。

过渡乳

产后7～14天内所分泌的乳汁称为过渡乳。其中所含蛋白质与矿物质逐渐减少，而脂肪和乳糖含量逐渐增加，系初乳向成熟乳的过渡。

前奶

为水样液体，外观比较清淡，较稀，内含丰富的蛋白质、乳糖、维生素、无机盐和水。

后奶

因含较多的脂肪，故外观较前奶白，脂肪使后奶能量充足，它提供的能量占乳汁总能量的50％以上。

□□□
乳汁的来源

1.宝宝每次吮吸乳头时，敏感的乳头神经都会将感觉冲动传递到母亲的大脑，产生催产素和催乳素，形成"泌乳反射"和"射乳反射"。泌乳反射和射乳反射的出现取决于吮吸刺激的多少。

2.哺乳妈妈饮食均衡，多喝催奶汤，多休息固然重要，但乳汁是越吸越多的。如果宝宝的吮吸少，母亲的乳汁分泌就会减少，宝宝的有效吮吸，才是保持乳汁充足的关键。

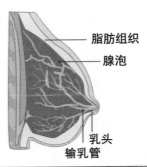

脂肪组织
腺泡
乳头
输乳管

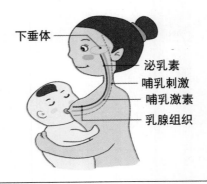

下垂体
泌乳素
哺乳刺激
哺乳激素
乳腺组织

注意"食"效

新妈妈应当养成每日喝牛奶的良好习惯，多吃新鲜蔬菜、水果。总之吃得"好"不是所谓的大补，猪蹄、鸡汤、鲫鱼汤中的高脂肪不仅会堵塞乳腺管，不利母乳分泌，还会让哺乳妈妈发胖，所以主要是吃得对，既能让自己奶量充足又能修复元气且营养均衡不发胖，这才是哺乳妈妈希望达到的"食"效。

多多吮吸

哺乳妈妈的奶水越少，越要增加宝宝吮吸的次数；由于宝宝吮吸的力量较大，正好可借助宝宝的嘴巴来按摩乳晕。喂得越多，奶水分泌得就越多，宝宝对乳头的吸吮是母乳分泌的最佳刺激。每次哺乳后要让宝宝充分吸空乳房，这有利于乳汁的再分泌。

保持好心情

母乳是否充足与哺乳妈妈的心理因素及情绪关系极为密切。所以，哺乳妈妈在任何情况下都要不急不躁，以平和、愉快的心态面对生活中的一切。

补充水分

哺乳妈妈常会在哺乳时感到口渴，这是正常的现象。所以在哺乳时要注意补充水分，或是多喝豆浆、杏仁粉茶、果汁、原味蔬菜汤等。水分补充适度即可，这样乳汁的供给才会既充足又富含营养。

充分休息

哺乳妈妈夜里因为要起身哺乳好几次，晚上睡不好觉。睡眠不足当然会使奶水量减少。哺乳妈妈要注意抓紧时间休息，白天可以让丈夫或者家人帮忙照看宝宝，自己抓紧时间睡个午觉。还要学会如何在晚间哺乳的同时不影响自己的睡眠。每天争取能有10小时的睡眠时间，睡觉时要采取侧卧位，这有利于子宫的恢复。

按摩热敷刺激

按摩乳房能刺激乳房分泌乳汁，妈妈用干净的毛巾蘸些温开水，由乳头中心往乳晕方向成环形擦拭，两侧轮流热敷，每侧各15分钟，同时还可配合下列按摩方式。环形按摩：双手置于乳房的上、下方，以环形方向按摩整个乳房；螺旋形按摩：一手托住乳房，另一手的示指和中指以螺旋形向乳头方向按摩；指压式按摩：双手张开置于乳房两侧，由乳房向乳头挤压。

按需喂食

相关词条　原则　方法

□□□
按需喂食
的原则
▶

　　按需哺乳是指无论白天还是夜间，只要宝宝想吃就喂，只要妈妈奶胀就喂。不要严格限定哺乳的间隔时间，尤其在宝宝吃奶规律还未形成以前。小宝宝胃容量小，每次哺乳食入的奶量少，且母乳在胃中停留的时间短等生理特点决定了宝宝需要频繁地吮吸，以强化对妈妈泌乳和排乳的刺激，从而获得充足的乳汁。

□□□
按需喂食
的方法
▶

　　一般来说，刚出生的新生儿前几天每次喂2～3分钟，每天喂8～12次或更多；出生1～2周可延长至每次喂5～10分钟，每天喂8～10次；满月后每次吃奶15～20分钟，间隔约3小时，每天哺乳8次左右。随着宝宝月龄的增加，胃容量增大，母乳分泌量增多，宝宝吃奶间隔可达3～4小时。宝宝应吃空一侧乳房再吃另一侧乳房。下次吃奶时应先从上次最后吃空的乳房开始。

□□□
如何知道宝宝
吃饱了
▶

　　刚做妈妈的人都不知道该喂宝宝多少奶。宝宝半个小时就要吃一次，吃一会儿就睡着了，过不了多久又得吃，不知道是奶水不够还是宝宝有问题。那么，怎样判断宝宝吃没吃饱呢？

判断方式	判断方法
从乳房胀满的情况	喂前乳房丰满，喂奶后乳房较柔软
宝宝下咽的声音上判断	宝宝平均每吮吸2～3次就可以听到咽下一大口，如此连续约15分钟就可以说是宝宝吃饱了。若宝宝光吸不咽或咽得少，说明奶量不足
吃奶后有无满足感	如吃奶后宝宝安静入眠，说明宝宝吃饱了。如果吃奶后还哭，或者咬着奶头不放，或者睡不到两小时就醒，都说明奶量不足
注意大小便次数	宝宝每天小便8～9次，大便4～5次，呈金黄色稠便。（喂配方奶的宝宝其大便是淡黄色稠便，大便3～4次，不带水分）这些都可以说明奶量够了。如果尿量不多（每天少于6次）、大便少、呈绿稀便或尿呈淡黄色，则说明奶量不足
看体重增减	足月宝宝第一个月每天体重增长25克，第一个月增加720～750克，第二个月增加600克以上。哺乳不足或奶水太稀导致营养不足是体重减轻的因素之一

153 挤奶

相关词条　吸奶器　挤奶方法

吸奶器挤乳法

放松乳房

在开始吸奶前要对乳房进行适当的按摩和热敷，从而促使乳腺扩张，为乳汁的顺利吸出做好准备。

清洁乳房

洗净手之后再开始吸奶，在吸奶之前使用专业的乳头清洁棉擦拭乳房；完成吸奶后仍然需要擦拭，并可以配套使用防漾奶垫来保持乳房的清洁与干爽。

控制挤奶的节奏

当妈妈使用吸奶器时，需要注意控制好自己的节奏。感觉到乳头疼痛或者吸不出奶的时候，就不要再继续使用吸奶器了。妈妈要按照循序渐进的原则慢慢手动使用吸奶器，要由慢到快。当吸奶器使用完毕后，必须用热水浸泡或者微波消毒。

手工挤奶法

准备挤奶

妈妈坐在椅子上，把盛奶的容器放在靠近乳房的地方。

挤奶的姿势

挤奶时，妈妈将整只手握住乳房，把拇指放在乳头、乳晕的上方，其他四指放在乳头、乳晕的下方，托住乳房。

挤奶的技巧

妈妈用拇指、示指挤压乳房，挤压时手指一定要固定握住乳房。最初挤几下可能奶水下不来，多重复几次就好了。

每次挤奶的时间以20分钟为宜，两侧乳房轮流进行。一侧乳房先挤5分钟，再挤另一侧乳房，这样交替挤，奶水会多出一些。如果奶水不足，挤奶的时间应适当延长。

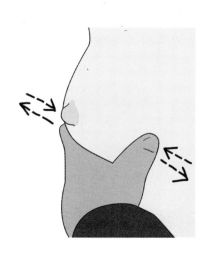

相关词条　姿势　喂奶方法

□□□
**母乳喂养时
的正确姿势**

侧躺抱法

让宝宝躺在妈妈身体的一侧，用前臂支撑他的背，让颈和头枕在妈妈的手上。如果妈妈刚刚从剖宫产手术中恢复过来，那么这样哺乳是一个很合适的姿势，因为这样对伤口的压力很小。

优点：易于观察宝宝是否已叼牢乳头形成有效的哺乳；对于接受剖宫产的妈妈而言会比较舒适，因为远离伤口抱持婴儿；乳房较大的妈妈会比较舒适，因为婴儿的胸部可协助支持乳房的重量；当乳房胀满时，该姿势有利于调整乳房的形状。

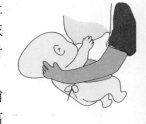

摇篮抱法

用妈妈手臂的肘关节内侧支撑住宝宝的头，使他的腹部紧贴住妈妈的身体，用另一只手支撑着乳房。因为乳房露出的部分很少，将它托出来哺乳的效果会更好。

优点：是最简便易学的姿势；多数妈妈最常用的姿势。

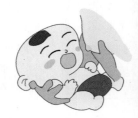

交叉摇篮抱法

和使用摇篮抱法的位置一样，但这一次用对侧的手臂，这样就可以用手来支撑宝宝的头部，用前臂支撑身体。这样有利于妈妈控制宝宝头部的方向。

优点：使用手支撑颈背部，较使用前臂会对宝宝头部形成更好的控制；当用来为早产儿或叼牢乳头有困难的宝宝哺乳时尤其有效。

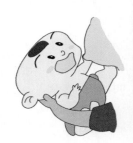

橄榄球抱法

橄榄球抱姿适用于那些吃奶有困难的宝宝，同时还有利于妈妈观察宝宝，在宝宝吃奶的时候可以调整宝宝的位置。让宝宝躺在一张较宽的椅子或者沙发上，将他置于妈妈的手臂下，头部靠近妈妈的胸部，用妈妈的手指支撑着他的头部和肩膀。然后在宝宝头部下面垫上一个枕头，让他的嘴能接触到妈妈的乳头。

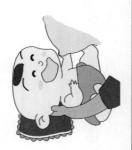

用乳头挠弄宝宝的小嘴唇

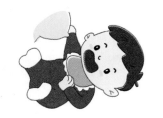

只要母婴都处在感觉非常舒适的体位，妈妈就可以用乳头轻轻抚弄宝宝的嘴唇，等宝宝小嘴完全张开像打呵欠那样为止。

自然衔接

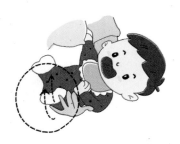

一旦宝宝大大地张开了小嘴，就把婴儿向妈妈靠近。妈妈不要将自己的乳房去接近宝宝的小嘴，更不要将宝宝的头部推向乳房。正确的做法是让宝宝自己主动张开小嘴迎向乳头并正确衔接乳头。

嘴乳衔接的检查

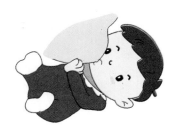

宝宝正确衔接乳头的表现应该是嘴唇向外凸出（就像鱼嘴一样），而不是向口腔内回缩。妈妈还要检查宝宝有没有吮吸自己的下唇，妈妈牵拉宝宝的下唇就能检查出宝宝是否在吮吸下唇和舌头。

给宝宝留点呼吸空间

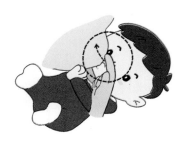

宝宝衔接乳头后，如果乳房组织阻塞了宝宝的鼻孔，妈妈用手指轻轻地向下压迫乳房表面组织就能让宝宝呼吸畅通，轻轻抬高宝宝也能给他提供一点呼吸空间。

终止吮吸

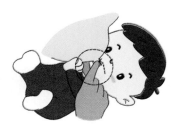

如果宝宝吸奶完毕仍不肯松开衔在乳头上的小嘴，唐突拉开会导致乳头损伤。首先应该终止宝宝的吮吸，妈妈终止宝宝吮吸的方法就是用手指非常小心地插入宝宝的口角让少量空气进入，并迅速敏捷地将手指放入宝宝上、下牙槽突上的龈缘组织之间直到宝宝松开为止。

储存母乳

相关词条　储存方法　解冻

□□□
储备母乳的
具体方法

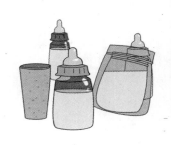

　　母乳之珍贵无可取代，因此不少上班族妈妈虽然很辛苦，但仍然坚持母乳喂食自己的小宝宝。那么，该如何为宝宝储备母乳呢？

　　1.挤下来的母乳要用干净的容器存放，比如消过毒的塑胶杯、奶瓶或者塑胶奶袋。每次挤出来的母乳不要都放在一个容器内，而是要分别存存放。

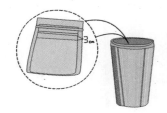

　　冷藏室的奶要与冷冻室的奶放在一起时，切记冷藏奶要比原来已冷冻的奶少，否则原来的冷冻奶就会被解冻。

　　不要将容器装得太满或把盖子盖得很紧，以防冷冻结冰而胀破。

　　2.如果是用塑胶袋储存，最好套上两层以免破裂。并将塑胶袋中的空气挤出，留3厘米的空隙（不要装满）然后弄紧直立，放入圆筒形容器内，冷冻结冰时直立成型（如欲长期存放母乳最好不要用塑胶袋装）。

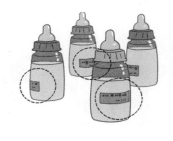

　　3.在每一小份母乳上贴上标签并记上日期。

□□□
母乳如何
解冻

　　上班族妈妈辛辛苦苦挤出来的母乳，存入冰箱，等待第二天给宝宝喂哺，但是如何解冻呢？有两种方法：

　　1.隔水加热。外锅放水，将母乳放置在内层小锅，加热的温度不超过60℃，以避免母乳中的成分变质。

　　2.在温水中解冻。将结冻的母乳袋浸泡在60℃以内的温水中，让奶水慢慢回温。

　　如果解冻后的奶水没有用完，还可以放回冰箱的冷藏区，大约还可保存4小时。但是，尽量每次都按照宝宝的食量来解冻，以免反复加热影响奶水的质量。

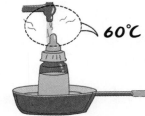

60℃

配方奶

相关词条　冲泡　识别

□□□
什么是配方奶

　　配方奶又称母乳化奶粉，它是为了满足宝宝的营养需要，在普通奶粉的基础上加以调配的奶制品。越接近母乳成分的奶粉越好。目前市场上的配方奶粉大都接近于母乳成分，只是在个别成分和数量上有所不同。挑选配方奶粉首先根据宝宝的年龄来进行选择。现在市面上的奶粉根据年龄段营养含量及蛋白质含量都不尽相同。

□□□
奶粉的冲泡

　　1.将沸腾的开水冷却至40℃左右，然后将冷却的开水注入奶瓶中，但只需注入到标准容量的一半即可。

　　2.使用奶粉附带的量匙，盛满刮平。由于不同的器具体积不同，所以要注意根据标示取用。在加奶粉的过程中要数着加的匙数，以免忘记所加的量。

　　3.轻轻地摇晃加入奶粉的奶瓶，使奶粉溶解，该步骤是必须要做的。由于上下振动时容易产生气泡，需多加注意。

　　4.用40℃左右的开水补到标准的容量。盖紧奶嘴后，再次轻轻地摇匀。

　　5.用手腕的内侧感觉奶水的温度，稍感温热即可。如果过热可以用流水冲凉或者在凉水盆中放凉。

□□□
奶粉的标识

　　奶粉的包装上应有以下信息，包括食品名称、配料表、热量、营养素（包括微量元素）、净含量、制造者的名称和地址、产品标准号、生产日期、保质期、食用方法、贮藏方法、适宜人群等。

　　婴儿配方奶粉标签上还应标明"婴儿最理想的食品是母乳，在母乳不足或无母乳时可食用本产品"。适宜0～12个月婴儿食用的婴儿配方奶粉，必须标明"6个月以上婴儿食用本产品时，应配合添加辅助食品"；较大婴儿配方奶粉，必须标明"须配合添加辅助食品"。进口婴幼儿配方奶粉的标签，可不标注"制造者的名称和地址"、"产品标准号"，但应标注"原产国或地区"、"在中国依法登记注册的代理商、进口商或经销商的名称和地址"。

□□□
特殊的配方奶

奶粉种类	适用人群
不含乳糖的婴儿配方奶粉	对乳糖不耐受的婴儿
部分水解奶粉	较轻度的腹泻或过敏的婴儿
完全水解奶粉	严重的腹泻、过敏或短肠综合征的婴儿
元素配方奶粉	严重的慢性腹泻、过敏或短肠综合征的婴儿
早产儿配方奶粉	早产儿食用

157 混合喂食

相关词条　方法

□□□ 什么是混合喂食 ▶

补授法（0～6个月前）

每次哺母乳后加一定量的配方奶。

代授法（6个月以后）

用配方奶代替一次母乳喂食，配方奶量至800毫升/天即可完全替代母乳（通常为12月龄）。

□□□ 混合喂食的方法 ▶

尽量避免混合喂养

混合喂养最容易出现的情况是放弃母乳喂养。配方奶因为含有较多的糖分，宝宝喜欢吃；奶瓶橡胶奶嘴孔大，吸吮省力，宝宝也喜欢；妈妈乳汁少，宝宝吸吮困难，并且宝宝吃完没多长时间，就又要奶吃，容易使妈妈疲劳，有的妈妈干脆停掉母乳，直接喂配方奶。遇到这种情况，应该劝导妈妈，让妈妈坚持用母乳喂宝宝。

混合喂养最好以母乳为主

混合喂养时，应每天按时母乳喂食，即先喂母乳，再喂配方奶，这样可以保持母乳分泌。但其缺点是因母乳量少，宝宝吮吸时间长，易疲劳，可能没吃饱就睡着了，或者总是不停地哭闹，这样每次哺乳量就不易掌握。除了定时母乳喂食外，每次哺乳时间不应超过10分钟，然后喂配方奶。

□□□ 混合喂食的常见问题 ▶

乳头错觉

乳头错觉是指宝宝在出生后早期，由于过早使用奶瓶而出现了不肯吃母乳的现象。吮吸乳头和吮吸奶嘴需要两种截然不同的技巧，奶瓶的奶嘴较长，宝宝吮吸起来省力、痛快。宝宝一旦习惯了这种奶嘴，再吸妈妈的乳头时，会觉得很难含住，也很费劲，就不愿再去吃母乳。

吃完母乳添加多少配方奶比较合适

混合喂食添加配方奶的原则是先从少量开始，如一次30毫升，然后观察宝宝的反应。如果宝宝吃后不入睡或不到1小时就醒，张口找乳头甚至哭闹，说明他还没吃饱，可以再适当增加量，比如一次50～60毫升。以此类推，直到宝宝吃奶后能安静或持续睡眠1小时以上。

此外，如果六个月内宝宝月体重增长超过500克，说明喂食量已能满足其生长需要。由于每个宝宝的需要不尽相同，所以父母只有通过仔细观察和不断地尝试，才能了解自己宝宝真正的需要量。

夜奶

相关词条　喂夜奶的方法　断夜奶的方法

□□□
夜间哺乳
的技巧
◀ ⋯⋯⋯⋯⋯⋯

床边放置调乳的器皿、准备好换用的衣服及尿布等

为了让宝宝一哭就能马上吃到配方奶，可在床边准备好奶瓶、配方奶、开水等冲配方奶时的必需品。还要准备好换用的尿布及衣服等。

在卧室里准备好一盆凉水

准备好的开水，可以放到盛着凉水的盆中冷却。如果水温在60℃以上，会破坏配方奶中的维生素C。

在瓶子里储存凉开水放到冰箱里冷却

将热水倒在奶瓶中放在冰箱里冷却，这样就能大大缩短冲泡的时间。

准备两个保温杯，提前准备好温度适宜的水

提前准备好两个保温杯，一个里面装有热水，一个里面装有凉开水，当要吃奶的时候将这两个保温杯中的水混合再冲奶粉，将会更加快捷。

□□□
断夜奶的方法
◀ ⋯⋯⋯⋯⋯⋯

逐渐减少次数

从第四个月起，妈妈要有计划有安排地让宝宝养成夜里不吃奶的习惯。可以慢慢减少给宝宝夜间哺乳的次数，从3次到2次到1次，让宝宝慢慢习惯。

晚餐要吃饱

为了防止宝宝饿醒，晚上临睡前的最后一顿奶要延迟，并且要把宝宝喂饱。

学会安抚宝宝

如果宝宝半夜醒来哭闹，也不要给他哺乳。妈妈要明白只要睡前吃饱了，宝宝基本不会饿的。妈妈可以在宝宝哭闹时哄哄他但不要喂他，试着用其他方法让他入睡（如轻拍、唱歌、摇晃等）。

喂足辅食

宝宝到了该添加辅食的月龄后，就应该给他喂足辅食。白天妈妈要尽量让宝宝多吃些，睡觉前摄入的食物要能够提供足够的能量，他不易感到饥饿也就不容易醒。所以建议妈妈在宝宝入睡前最后一顿适当地喂一些固体的食物（如蛋黄等），增加热量，以帮助宝宝睡到天亮。

相关词条 处理方法

□□□
什么是溢奶 ▶

溢奶是指喂奶结束后很快就有1~2口奶水会从宝宝的嘴巴边上溢出，少数情况下是在妈妈给宝宝喂完奶后不久换尿布的时候发生的。造成溢奶的主要原因是新生儿的胃呈水平位置，贲门括约肌较为松弛，所以一旦摄入乳汁量稍多，就有可能发生溢奶现象。随着宝宝逐渐长大，胃的位置逐渐变化到垂直，贲门括约肌收缩力量增强，出现溢奶的情况也会逐渐减少，到宝宝七八个月的时候停止。

□□□
帮助宝宝打嗝是防止溢奶的好办法 ▶

当宝宝3~4个月大以后，不仅已经掌握了较好的吮吸技巧，同时他们的贲门收缩功能已经发育成熟，所以这个时候溢奶的现象会逐渐减少，而在这之前，每次哺乳过后，妈妈都应该借助让宝宝打嗝儿来预防溢奶。

1.哺乳结束后，将宝宝竖着抱起来，用妈妈的肩膀托着宝宝的下颌。

2.轻柔地拍打宝宝的后背，时间维持在5分钟以上，这是帮助宝宝打嗝儿的基本方法。如果这样做了之后，宝宝仍未能打嗝儿，可以继续尝试用手掌轻轻地按摩宝宝的后背。

3.搂着宝宝的腰，让宝宝团坐在自己的腿上，这个时候再轻轻地拍打宝宝的后背。这样做，是因为当宝宝坐着的时候，他的胃部入口是冲上的，因而打嗝儿也就容易多了。

4.变化宝宝的躺姿，让他右侧位躺下，垫上枕头，保持30分钟左右。

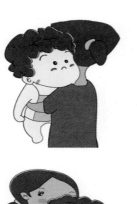
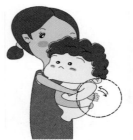
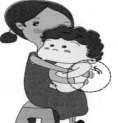
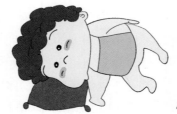

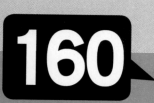

吐奶

相关词条　原因　症状　处理方法

吐奶不等同于溢奶，它是由于宝宝的消化道以及其他相关的脏器受到外部的某些异常刺激从而导致的神经性反射动作，呕吐时奶水多是从嘴里甚至是鼻子里喷射出来的。

□□□
什么是吐奶

1．新生儿或者小宝宝呕吐与其消化道解剖生理特点有着很大的关系。新生儿的胃容量小，呈水平状，而且胃部的入口贲门括约肌发育不好，肌肉收缩紧张，形成了出口紧而入口松状态，这样奶水就容易形成返流，进而诱发呕吐。

2．如果遇到喂食不当，如哺乳频率过勤，每次哺乳的量过多，妈妈乳头过大或凹陷，又或者在用奶瓶哺乳时奶嘴孔过大或者过细都会导致吐奶。橡胶奶嘴孔过大，致使宝宝吸奶过急引起吐奶；奶嘴孔过小，宝宝就会用力吮吸，从而使得奶汁与空气一起吸了进去，也容易引起吐奶。所以，在选择奶嘴的时候，妈妈还是需要选择好适合自己宝宝的奶嘴。

3．哺乳结束后让宝宝仰卧着，或者翻动宝宝的次数过多，时候过早，都可能会引起宝宝吐奶。

4．还有一些疾病也是导致宝宝吐奶的原因。比如说食道或者胃肠道的先天畸形、肠梗阻；新生儿如果患上了脑膜炎、败血症或者其他感染也会引起吐奶，这些由疾病引起的吐奶在表现上显得较为剧烈和频繁，而且恢复时间相对要长一些。

□□□
吐奶的原因

1．哺乳的时候不要太急，如果奶水太冲地喷射出来，更加容易导致宝宝的不舒服。

2．当宝宝出现吐奶现象时，要注意观察每天的吐奶次数、大小便情况，宝宝有没有伴随腹胀、发热等症状。如果在吐奶的同时还出现了其他症状，或者一天吐奶的次数在2～3次以上的时候，妈妈不应大意，应及时带宝宝到医院就诊。

3．如果宝宝开始吐奶了，那就注意保持宝宝上身挺直抬高的姿势，以防止呕吐物呛入气管而引起窒息。为此，当让宝宝躺下的时候，最好用一块浴巾垫在宝宝的身下，并尽可能使宝宝的上身抬高。如果宝宝在躺着的情况下吐奶，妈妈应该使宝宝的头侧向一面。

4．最好在宝宝呕吐30分钟后及时进行补水。如果在宝宝刚刚吐奶后，就进行水分的补充，很有可能会导致宝宝的再次呕吐。所以，最好30分钟后再用小匙尝试一点点喂白水给宝宝。

□□□
吐奶时的建议

辅食

□□□ 添加辅食的标志

宝宝是否需要添加辅食要根据宝宝吃奶的情况而定。

1.宝宝4～6月龄时体重多超过6～7千克，说明宝宝的消化系统发育已较成熟，如酶的发育、咀嚼与吞咽能力的发育、牙的萌出等。

2.宝宝的脖子已经能竖起来了，不会左摇右晃。

3.能将自己的小手伸到嘴里。

4.24小时的喝奶量到达1000毫升。

□□□ 添加辅食的原因

1.母乳和配方奶的营养已经不能完全满足宝宝的需求了，添加辅食是为了促进宝宝的健康生长。

2.宝宝的胃肠道发育逐渐成熟，为了训练宝宝能够很好地吞咽和咀嚼，需要添加辅食。宝宝四个月之后就可以开始添加含铁的米粉和果蔬汁了。妈妈要根据宝宝生长发育的情况逐步改变食物的性质，从流质、半流质、软固体到固体，饮食方式从奶头或者奶嘴、奶瓶、杯子、匙到筷子循序渐进的适应。这样等到宝宝2岁后断奶时才不至于因食物的性状和摄食方式的改变而拒绝进食。

□□□ 添加辅食的注意事项

发现宝宝不适时要停止添加新食物

宝宝吃了新添加的食物后，要密切观察宝宝的消化情况，如出现腹泻，或便里有较多黏液，要立即暂停添加该食物，等宝宝恢复正常后再重新少量添加。

不要很快让辅食替代乳类

6个月以后，宝宝吃的主要食物应该仍然以母乳或配方奶为主，因为母乳或配方奶中含有宝宝需要的营养，在此阶段添加一些流质的辅食即可。其他辅食只能作为一种补充食物，不可过量添加。

观察宝宝的大便和体重

当宝宝开始吃新食物时，大便的颜色就会改变，如颜色变深、可见有未消化食物等。可是如果便稀、发绿，就可能是因为辅食的添加超过了胃肠的消化能力引起，这时要停止辅食的喂食，等宝宝状况好后再进行。要做到每个月给宝宝称一次体重，如果体重没变，奶量就不能减少。若体重正常增加，可以继续喂辅食，减少母乳和配方奶的摄入量。还要注意的是，要保持辅食的新鲜。辅食要现做现吃，且生熟食品要分开保存。

阶段		牙齿和舌头的发育	食物状态	喝吃比例	说明
初期 4～6个月	5个月	可以用汤匙喂果汁或菜汁，让宝宝练习从汤匙中吸取泥糊状食物	营养米粉 蛋黄 菜泥 果泥	9：1	每天吃一次，每天增加1匙，母乳或配方奶宝宝想喝多少就喝多少
	6个月		鱼泥 肝泥 稀粥 面条		
中期 7～8个月	7个月	这时的宝宝开始真正吃泥糊状食物了	肉泥 蒸蛋 豆腐 手指饼 烤馒头片	4：1	如果宝宝在吃泥糊状食物时，想吃母乳，可以给宝宝以汤代之
	8个月			3：2	
后期9～11个月		这时的宝宝，对泥糊状食物和奶的选择似乎比较随意	稠粥 带馅儿食品 粗菜泥 豆制品	3：7	对食物比较敏感，爱吃的就吃很多，不爱吃的几乎一口也不吃
结束期1～1.5岁		宝宝几乎可以吃所有种类的食物了，每天的奶量可减少到300毫升	固体	1：3	在两次餐之间给宝宝吃点喜欢吃的零食

示范如何咀嚼食物

有些宝宝因为不习惯咀嚼，会用舌头将食物往外推，父母在这时要给宝宝作示范，教宝宝如何咀嚼食物并且吞下去。可以放慢速度多试几次，让宝宝有更多的学习机会。

不要喂太多或太快

按宝宝的食量喂食，速度不要太快，喂完食物后，应让宝宝休息一下，不要有剧烈的活动，也不要马上哺乳。

品尝各种新口味

换乳食物富于变化能刺激宝宝的食欲。在宝宝原本喜欢的食物中加入新鲜的食物，添加量和种类要遵循由少到多的规律，逐渐增加换乳食物种类，让宝宝养成不挑食的好习惯。宝宝讨厌某种食物，父母应在烹调方式上多换花样多尝试几次。

断奶

相关词条　时间　方法

□□□
断奶的时间 ▶

　　2岁之前妈妈最好不要给宝宝断母乳，即使妈妈的母乳已经很少了，只要没有医学指征就不要给宝宝断掉母乳。其他奶制品包括配方奶在内都不可能替代母乳。

□□□
正确断奶的方式 ▶

　　断奶不仅仅是妈妈和宝宝的事，在这个过程中，爸爸也将起着关键的作用。

循序渐进，自然过渡

　　如果宝宝对母乳依赖很强，快速断奶可能会让宝宝不适，如果妈妈非常重视哺乳，又天天和宝宝在一起，突然断奶可能有失落感，因此妈妈可以采取逐渐断奶的方法。从每天喂母乳6次，先减少到每天5次，等妈妈和宝宝都适应后，再逐渐减少，直到完全断掉母乳。

少吃母乳，多喝配方奶

　　开始断奶时，可以每天都给宝宝喝一些配方奶。需要注意的是，尽量鼓励宝宝多喝配方奶，但只要他想吃母乳，妈妈不该拒绝他。

断掉临睡前和夜里的奶

　　大多数的宝宝都有半夜和晚上睡觉前吃奶的习惯。宝宝白天活动量很大，不喂奶还比较容易。最难断掉的，恐怕就是临睡前和半夜里的奶了，可以先断掉夜里的奶，再断临睡前的奶。这时候，需要爸爸或家人的积极配合，宝宝睡觉时，可以改由爸爸或家人哄宝宝睡觉，妈妈避开一会儿。宝宝见不到妈妈，刚开始肯定要哭闹一番，但是稍微哄一哄也就睡着了。断奶刚开始会折腾几天，宝宝一次比一次闹的程度轻，直到有一天，宝宝睡觉前没怎么闹就乖乖躺下睡了，半夜里也不醒了，好了，恭喜你，断奶初战告捷。

减少对妈妈的依赖

　　爸爸的作用不容忽视。断奶前，要有意识地减少妈妈与宝宝相处的时间，增加爸爸照料宝宝的时间，给宝宝一个心理上的适应过程。刚断奶的一段时间里，宝宝会对妈妈比较黏，这个时候，爸爸可以多陪宝宝玩一玩。刚开始宝宝可能会不满，慢慢就习惯了。让宝宝明白爸爸一样会照顾他，而妈妈也一定会回来的。对爸爸的信任，会使宝宝减少对妈妈的依赖。

往奶头上涂刺激物

妈妈以为宝宝会因此对母乳产生反感而放弃母乳，效果却适得其反，宝宝不吓坏才怪呢，而且还会因恐惧而拒绝吃东西，从而影响身体的健康。

母子分离

长时间的母子分离，会让宝宝缺乏安全感，特别是对母乳依赖较强的宝宝。奶没断好，还影响了宝宝的身体和心理健康，实在得不偿失。

将奶水憋回去

如果妈妈的奶太多，一时退不掉，可以口服些回奶药，断奶后妈妈若有不同程度的奶胀，可用吸奶器或人工将奶吸出。

科学的喂养是关键

在宝宝断了母乳之后，他的食物构成就会发生改变，这时就要注意科学喂食。有的妈妈认为断奶就是一点奶都不能给宝宝吃，尽管妈妈的乳房很胀，也得忍。其实这个时候，完全可以采用科学的方法，那就是服用维生素B_6回奶，就可以继续给宝宝哺乳，因为维生素B_6对宝宝是没有任何不良反应的。但是为了避免影响宝宝正餐的进行，哺乳最好选在早起后、睡觉前，甚至晚间睡醒后也可以，总之，错开正餐的前后。

肉类饮食也要得当

宝宝饮食营养的摄入应全面而充分，虽然很多宝宝都喜欢吃肉，但是单一的饮食不利于宝宝的发育，除了肉类外，还要有蛋、鱼、豆浆，蔬菜和水果等也要均衡摄入。

饮食要定时定量

刚刚断了母乳的宝宝，每天要吃5顿餐，除了早、中、晚餐时间可与大人一起吃之外，两餐之间还要为宝宝准备点牛奶、点心和水果。

吃辅食不是为了断奶

断奶是个自然的过程，在断奶之前宝宝的辅食应该已经吃得很好了。所以，断奶前后辅食添加的比例和量都应该没有明显变化，断奶也绝对不应该影响宝宝正常辅食的摄取。

蛋黄

相关词条　方法　饮食禁忌

□□□
蛋黄的营养分析

蛋黄中含有丰富的脂肪，包括中性脂肪、卵磷脂、胆固醇等；也含有丰富的钙、磷、铁等矿物质；常吃蛋黄对强壮身体，促进发育，增强大脑的记忆功能等都大有神益。蛋黄的营养价值远高于蛋清。

□□□
添加辅食鸡蛋的方法

1.先将鸡蛋煮熟，注意不能煮得时间太短，以蛋黄恰好凝固为宜，取1/4个蛋黄，用小匙碾碎，加入充好的配方奶中，搅拌均匀，就可以喂给宝宝吃了。

2.也可以将鸡蛋煮熟后，直接把蛋黄碾碎，加少量肉汤拌匀，用小匙喂给宝宝。

第一种方法适于对于刚刚添加辅食的宝宝，后一种方法对已经吃了一段时间辅食，而且对小匙比较熟悉的宝宝比较适合。

□□□
煮到什么程度的蛋黄最好

宝宝吃的蛋黄必须是煮熟了的。没有煮熟的流质蛋黄是不适合给宝宝吃。那到底什么样的蛋黄才适合宝宝呢？最好的蛋黄是嫩黄色的，呈粉末状的。妈妈在给宝宝煮鸡蛋的时候，要注意火候和时间，这当然和每个家庭的炉灶不同有关，妈妈可以根据经验来判断，煮蛋的时间大约为5分钟。宝宝的胃肠比较娇弱，消化能力也比较差，妈妈一定要注意不要给宝宝吃煮老的蛋黄。

□□□
吃鸡蛋的禁忌

六个月内的宝宝不宜喂食蛋清

这个月龄以内的宝宝因为他们的消化系统发育尚不完善，肠壁的通透性较高，蛋清中白蛋白分子较小，可通过肠壁而直接进入宝宝的血液，使宝宝机体对导体蛋白分子产生过敏现象。这种过敏的反应会使宝宝发生湿疹、荨麻疹等疾病。

不宜吃煎炸鸡蛋

高温煎炸出来的鸡蛋，营养物质已经被破坏，还容易焦糊，这样的鸡蛋非常不适合宝宝食用，对宝宝的胃肠道也有一定的刺激作用。

发热患儿不宜吃鸡蛋

因为鸡蛋主要含有卵蛋白和卵球蛋白，是一种完全蛋白质，发热期间吃鸡蛋能产生热量，使机体内热量增加，不利于宝宝病情的康复。

164 汁状辅食

相关词条　原则　做法　菜谱

□□□
添加剂量

宝宝从4个月开始就可以添加汁状辅食了，汁状的辅食主要是指水果汁和蔬菜汁。蔬菜、水果中皆含有较大量的维生素C，刚开始的时候可以稍微稀释一些，等宝宝适应之后才逐渐变得浓稠一些。每次可喂10～15毫升，半个月后每次25～35毫升，一个月后每次50～60毫升，每日1～2次。时间应在两次哺乳之间。先添加蔬菜汁后添加水果汁，每种吃3天后再换另一种。

□□□
怎样做果汁

给宝宝做果汁一定不要用大量的水果，宝宝胃口小，吃不了多少，少量多次比较适合。选择榨汁机给宝宝做果汁是非常省力的，也可用纱布挤汁，或放在小碗里用小匙碾出果汁，再除去残渣即可。

做果汁的时候妈妈一定要先将双手洗净，做果汁的器具也要经常消毒。

做好的果汁妈妈可以用温水稀释给宝宝喂食。

市场上有多种成品果汁，妈妈给宝宝选择的时候要慎重，因为这样的果汁含有大量糖分和防腐剂，对宝宝的发育不利。所以给宝宝喝果汁还是自己动手榨的好。

□□□
怎样做蔬菜汁

将新鲜的蔬菜洗净、切碎。先将水煮开，按照菜和水1：1的比例，将切好的菜放入锅中，煮5分钟。稍微凉一些后将水滤出即可。

□□□
**适合宝宝的
汁状食谱**

苹果汁

将1/2个苹果削去皮和核，切成小块，再用榨汁机榨汁即可。

西瓜汁

将一些西瓜瓤放入碗内，用匙捣烂，再用纱布过滤出汁即可。

番茄汁

将一个番茄洗净，用开水烫软去掉外皮，再切碎，用干净的纱布包好，把番茄汁挤入小碗里，用温开水冲调后即可。

胡萝卜汁

将1根胡萝卜洗净，切成小块，放入锅内，加入50毫升水煮沸，再用小火煮10分钟。过滤后将胡萝卜汁倒入小碗中即可。

165 泥状辅食

相关词条 原则 做法

□□□ 添加剂量

宝宝六个月之后可以开始添加泥状辅食了。添加辅食还是要循序渐进，先是每日2次，每次2～3匙。一种食物添加3天左右，宝宝的反应很正常再添加另外一种食物。逐渐添加的泥状的食物有果泥、菜泥、鸡蛋、豆腐、鸡肉、牛肉鱼肉等。宝宝7～8个月之后，每日可以添加3次辅食，每次逐渐增加到2/3碗。

□□□ 怎样制作果泥

将水果洗净去皮、去核，切成碎块，加少量糖，隔水蒸烂，搅拌成泥，即可给宝宝喂食。

□□□ 怎样制作蔬菜泥

将适量的、新鲜的绿叶蔬菜，如小白菜、小油菜等洗净、捣碎，去掉菜筋。锅中加适量的植物油炝锅，将菜泥和菜汁一起放入锅中，加水小火煮熟即成菜泥，晾温后，即可用小匙给宝宝喂食。

□□□ 怎样制作鱼泥

将鲜鱼洗净、去鳞、去除内脏。将收拾好的鲜鱼切成小块后放入水中加少量盐煮，然后去皮、去刺，将鱼肉研碎，用汤匙挤压成泥状，还可将鱼泥加入稀粥中一起给宝宝喂食。

□□□ 怎样制作肝泥

把猪肝或鸡肝洗净放在水中煮，加水、葱段、姜片、酱油，烧开后将猪肝或鸡肝捞出，再剁成小颗粒，用匙子研成泥状，再加适量的盐和酱油搅匀，可放入稀粥或面条中一起给宝宝喂食。

□□□ 怎样制作肉泥

将10～20克适量的新鲜瘦猪肉，放入加有少许水的锅里煮5分钟取出，剁成细末，放入搅拌机中搅成泥状，然后加少许盐，可以直接让宝宝食用，也可以放在粥里或者加蔬菜泥一起食用。

□□□ 怎样制作鸡蛋羹

将鸡蛋打入碗中搅拌均匀，加入相当于鸡蛋两倍的温开水、少量盐等搅拌，搅拌后放锅里蒸5分钟成凝固状即熟。给8～9个月宝宝吃时可事先放入适量植物油。蒸的时间过会呈现蜂窝孔状，这样的蛋羹质硬，不好消化。

米粉

相关词条 时间 喂养方法

□□□
什么是米粉

婴儿米粉特指通过现代科学工艺，以大米为主要原料，以蔬菜、水果、肉类、蛋类等高营养食物为选择性配料，并适量加入有益婴儿健康发育、成长的钙、磷、铁、蛋白质、维生素等各种营养元素，混合加工而成的婴儿辅助食品。

□□□
添加辅食从米粉开始

给宝宝添加的第一种食物应是含有强化铁的婴儿米粉，然后逐渐过度到燕麦和大麦粥，也可以用母乳或配方奶混合谷物，开始添加谷物时应该是稀薄状的。

婴儿米粉相当于我们成人吃的主食，是一天的主要能量来源。宝宝吃米粉是为了消除饥饿，补充能量。米粉和其他食物相比不易引起过敏反应。把米粉跟足够的配方奶或母乳混合成半流质的糊糊，给宝宝喂食即可。添加婴儿米粉的同时，还应坚持母乳或配方奶喂食。

□□□
米粉应该吃多长时间

根据宝宝的发育情况，四个月之前的宝宝过早的喂食米粉，宝宝不容易消化。一般来说，等到宝宝四个月之后，可以开始为宝宝添加米粉，由少到多，逐量添加，不可操之过急。米粉具体可以吃多长时间，这个没有限制，因人而异。等宝宝的牙齿长出来，可以吃粥和面条等其他主食时，就可以不再吃米粉了。

□□□
米粉的食用方法

1.将米粉放入碗中，根据宝宝的需要，加入适量的温开水冲调，按一个方向搅拌成糊状。冲调婴儿米粉的水温最合适的是70℃～80℃。

2.米粉要当做宝宝的主食吃，也就是在宝宝正餐的时候喂米粉。第一次可以调得稀一点，放在奶瓶里让他吸，逐步加稠，两个星期后可过渡到用匙喂。

3.添加米粉要遵循少量多次，由少到多，由稀到稠的原则。根据宝宝的适应情况，酌情增减食用量。先将米粉调得稀一点，多给宝宝补充一些水分。

4.要根据宝宝的不同月龄来选择相应月龄的米粉。而且还可以根据米粉口味的不同交替喂食，保证营养均衡。

□□□
吃水果的好处

▶

多吃水果可以帮助人体维持骨骼的强度。在正常摄入三餐、营养素齐全的情况下，吃水果有助于身体健康。早上吃水果最好，饭后不要吃水果。

□□□
吃水果的注意事项

▶

宝宝吃水果并非"多多益善"

每天的水果食用量也不适宜太多，食用水果过多也会造成宝宝食欲缺乏，消化功能紊乱，影响其他必需营养素的摄取。

可制成易于消化的果汁或果泥

每次给宝宝的量宜为50～100克，并可根据宝宝的年龄及消化能力，把水果制成适合宝宝消化吸收的果汁或果泥。

在两餐间为宝宝准备水果

宝宝的胃容量还比较小，如果在餐前食用，就会影响正餐的营养素的摄入。水果中有不少单糖物质，饱餐后吃水果宝宝容易得胃胀气、便秘。因此妈妈应把食用水果的时间安排在两餐之间，无论饭前还是饭后，吃水果都要距宝宝吃饭时间1小时以上，或者可在宝宝午睡醒来之后吃一些水果。

水果不能代替蔬菜

水果酸甜可口，蔬菜没有水果好吃，所以很多宝宝不爱吃蔬菜爱吃水果。但是水果是不能代替蔬菜的，因为蔬菜比一般水果含矿物盐多得多；蔬菜含维生素C、胡萝卜素等也要比水果多很多倍。而且水果的摄入量过大还会使宝宝的身体缺乏铜元素，影响骨骼的发育造成身材矮小，并且会使宝宝经常有饱腹感，导致食欲下降。

□□□
水果排行榜

▶

水果名称	星级	水果名称	星级
苹果	★★★★★	菠萝	★★★☆☆
香蕉	★★★★★	柿子	★★☆☆☆
哈密瓜	★★★★☆	甘蔗	★★☆☆☆
番茄	★★★★☆	柑橘	★☆☆☆☆
梨	★★★☆☆	草莓	★☆☆☆☆

蔬菜类

宝宝从婴儿期开始就可以适当的添加蔬菜了。四个月后先尝试性地给宝宝做点蔬菜汁，这有助于宝宝补充营养素并给未来适应各种味道的蔬菜打下良好的基础。

适时为宝宝添加蔬菜辅食的方法就是一开始先添加蔬菜汁，比如番茄汁、黄瓜汁、胡萝卜汁以及其他多种绿叶青菜汁等。等到宝宝七八个月之后已经适应了蔬菜的味道，肠道消化系统逐渐发育完善，可以再逐渐喂一些蔬菜泥给宝宝。比如胡萝卜泥、土豆泥等。到宝宝牙齿逐渐长出后，他们的咀嚼力越来越强，可以给宝宝吃一些碎菜了。妈妈要懂得变化花样，将各种各样的蔬菜剁碎后放入粥或软饭、面条中，采用循序渐进的添加方法，一来可以使宝宝容易接受，二来长此以往宝宝就不会不爱吃蔬菜了。

□□□
**开始吃蔬菜的
时间**

1.如果在刚刚开始给宝宝添加辅食的时候先给他喂食蔬菜汁、蔬菜泥，后喂果汁、果泥，这样的方法，有益于宝宝爱吃蔬菜。

2.六个月以后的宝宝不要因为可以添加辅食而喂食宝宝市场上出售的瓶装果汁，过多的含糖量会让宝宝只想喝果汁而不爱吃蔬菜。

3.每次给宝宝添加一种新的食物宝宝都需要3～5天的时间适应，即使宝宝对某一种蔬菜不喜欢，也没有关系，可以过一段时间再尝试。如果再次尝试后宝宝还是不喜欢，妈妈可以用别的食物代替，我们不能要求宝宝喜欢所有的食物。

4.将宝宝不喜欢吃的蔬菜做成包子馅儿、饺子馅儿，然后包成包子或饺子再喂给宝宝，也许他会喜欢。

5.试着将宝宝不喜欢的蔬菜混合其他食物一起吃，也许宝宝会喜欢。

6.如果宝宝喜欢甜食，炒蔬菜时可加点糖，如果宝宝喜欢吃酸食，可以加点番茄汁或醋。

7.妈妈可以带着宝宝一起去菜市场，和宝宝一起挑选蔬菜，让宝宝多看、多接触蔬菜。在做菜之前，妈妈可以让宝宝和自己一起择菜、洗菜，做好的菜可以让宝宝帮忙装盘、摆桌等。经常跟着妈妈烹饪的宝宝对吃蔬菜也会越来越感兴趣。

8.妈妈可以找机会让自己的宝宝和喜欢吃蔬菜的宝宝一起进食，小孩子比较容易被感染，看到别的小朋友喜欢吃蔬菜也会跟着一起吃。

9.不要经常责备宝宝说不吃蔬菜没有营养，不吃蔬菜不长个之类的话，这反倒会加深宝宝的印象，使宝宝更加不想吃蔬菜。

□□□
**培养宝宝爱吃
蔬菜的办法**

肉类

相关词条 优点 各种肉类介绍

□□□
吃肉的好处
▸

肉类食物的好处是营养丰富，含有丰富的脂肪、蛋白质、锌、铁、B族维生素等。1岁左右每天肉类摄入量为10～20克，3岁为50克左右，7～17岁为150～200克。肉类的能量大于粮谷类，如果运动量不足，则易致宝宝肥胖。

□□□
各种肉类介绍
▸

牛肉

牛肉中的肌氨酸含量比任何其他食物都高，食用牛肉对增长肌肉、增强力量特别有效，而且能为正在长身体的宝宝补充血细胞所需要的营养。

普通牛肉脂肪含量平均低于6%，但是"肥牛肉"的脂肪含量可达30%以上，如果宝宝已经有点胖，就不要经常吃肥牛肉。牛油含饱和脂肪的比例比猪油高，比羊油低。

羊肉

身体瘦弱、怕冷、吃凉东西后容易胃痛腹泻的人最适合吃羊肉。消化不良和脾胃比较虚弱的宝宝不能吃冷羊肉，最好趁热吃。八个月以后的宝宝，就可以适量吃点儿羊肉末。妈妈可以将一小块羊肉，剁碎成泥后，加少许盐调味，蒸至熟透食用，也可以将蒸熟的羊肉末和大米煮成羊肉粥给宝宝喂食。

猪肉

蛋白质含量低于其他肉类，平均为15%左右。颜色粉红，血红素铁含量不及牛羊肉，但比鸡鸭肉多。微量元素含量较为丰富，维生素B_1含量在各种肉当中最高，也含有磷脂，对大脑思维有益。

因为猪肉纤维较为细软，结缔组织较少，肌肉组织中含有较多的肌间脂肪，因此适合宝宝食用。猪肉本身油脂较高，所以最好不用煎炸的烹调方法，炒食时应控制放油量，以免引起宝宝肥胖。

鸡肉

鸡肉性微温，各种体质的宝宝都可以吃，尤其是对身体较弱、食欲不好的宝宝更为适宜。鸡胸肉所含脂肪和热量低于鸡腿肉，而去皮的鸡腿肉所含脂肪量也低于牛羊肉。给宝宝做鸡肉吃最好选择炖煮的方式，避免油炸。因为经过油炸的鸡肉，不仅损失营养成分，而且热量过高，不利于宝宝的健康。

许多妈妈认为鸡汤是宝宝很好的补品，但需要注意的是鸡汤内所含的营养成分远低于鸡肉，不能因为宝宝喝了鸡汤便感觉营养充足了。

相关词条 原则　饮食禁忌　菜谱

　　鱼油中含有两种高浓度的ω-3脂肪酸，是脑部的正常发育必不可少的营养素。那么，到底什么鱼适合宝宝吃呢？其实只要宝宝不过敏，什么鱼都可以吃。吃的品种越丰富，宝宝的营养越全面。鱼肉属于精致蛋白质，易被人体吸收，而宝宝处于发育阶段，机体对蛋白质的需求较多，确实适合通过多吃鱼来补充。海鱼和淡水鱼都含有丰富的磺、磷、钙、铁等无机盐和维生素A、维生素D、维生素B$_1$、尼克酸等，这些都是人体需要的营养素。

　　妈妈一定要保证把鱼刺剔除干净后再给宝宝吃，尽量做一些鱼刺较少、较大、容易剔刺的鱼给宝宝吃，八九个月之前的宝宝可以吃剁烂的鱼泥。海鱼中银鱼、鳕鱼、青鱼、黄花鱼、比目鱼等，这些鱼肉中鱼刺较大，几乎没有小刺。带鱼、黄花鱼和三文鱼非常适合宝宝，鲈鱼、鳗鱼等也可以，肉质细嫩，口感爽滑，更易于宝宝消化吸收，适合宝宝咀嚼。

□□□
**适合宝宝
吃的鱼**

1. 带鱼、鱿鱼中含有很高的胆固醇，不适合月龄小的宝宝吃。
2. 鱼松可以吃，但不能成为宝宝摄取鱼肉的唯一来源。
3. 生鱼不适合宝宝吃，妈妈要将鱼烧透再给宝宝吃。
4. 妈妈要非常细心地挑出鱼刺。

□□□
吃鱼的禁忌

鱼泥青菜番茄粥

　　原料：熟鱼肉1块，青菜心1根，番茄1/2个，大米粥1碗，高汤、熟植物油各适量。

　　做法：将熟鱼去刺剁成泥；青菜心洗净后在开水中烫熟，剁碎。番茄开水烫后去皮去籽，剁碎。将番茄先加入备好的高汤内煮烂熟，再加入大米粥、熟鱼泥、菜心泥，用小火炖开，加入熟植物油和少量盐即可。

清蒸鳕鱼

　　原料：鳕鱼肉1块，葱、姜、酱油各适量。

　　做法：将鳕鱼洗净放盘中。葱、姜切细丝置于鳕鱼上，加入1/2小匙酱油，再放入锅蒸熟即可。

鱼片汤

　　原料：三文鱼1块，黑木耳3朵。

　　做法：将三文鱼洗净，切片。黑木耳泡开。三文鱼片和黑木耳一起放入锅中，加适量水煮沸即可。1岁以后的宝宝可以加少量盐调味。

□□□
**适合宝宝吃的
鱼肉菜谱**

相关词条　牛奶　酸奶　奶酪　菜谱

□□□
牛奶

牛奶的营养价值

牛奶中含有很多人体所需的矿物质，是人体钙的最佳来源，而且钙磷比例非常适当，利于钙的吸收。这对宝宝的发育和代谢调节都起着很大的作用。牛奶中除了含有丰富的钙，还有其他重要的营养成分，例如碘、蛋白质和各种维生素，这对宝宝的健康成长是非常必要的。而其所特有的乳糖对于人体又具有重要的营养价值。

多大的宝宝可以开始喝牛奶

一般不建议1岁以内的宝宝喝牛奶，还是要以母乳或配方奶为主。因为牛奶中含有大量的蛋白质、矿物质，而复合不饱和脂肪酸和微量元素又太少，不容易被宝宝娇嫩的肠道消化和吸收，也不利于宝宝的健康成长。而且牛奶还很可能是宝宝奶蛋白过敏的诱因。

断奶不要断牛奶

根据调查，我国的居民大多数都缺钙，牛奶中有较丰富的蛋白质，还含有乳糖等物质，这些物质都有利于钙的吸收。宝宝正处于生长发育的旺盛期，对钙的需求量更大。认为断奶就不用再喝牛奶是非常错误的观念，宝宝断奶之后应该很自然的改为喝牛奶，而且这个习惯应长期保持，一个宝宝每天应该喝500毫升牛奶。

□□□
酸奶

酸奶的营养价值

酸奶是以新鲜的牛奶为原料，经过乳酸菌发酵而成，对于宝宝的消化吸收很有帮助，宝宝适量食用酸奶是有好处的。但酸奶的营养价值不及牛奶。

喝酸奶的注意事项

1.酸奶饮料只是一种饮料，不再是牛奶，其营养价值也只有牛奶的1/3。

2.宝宝喝完酸奶之后，妈妈一定要督促他们漱口刷牙，否则很容易产生龋齿。

3.1岁以后的宝宝才可以喝酸奶。

4.乳酸奶不具备酸奶的保健作用，妈妈在购买时要仔细识别。

5.酸奶一般是小盒包装，需要冷藏，妈妈储存时也要注意。

6.喝酸奶要适量，每天不宜超过100毫升。

7.给宝宝喝酸奶之前要提前将酸奶从冰箱里拿出来，放在室温下或放在40℃的温水中暖一会儿再给宝宝喝，以免酸奶太凉刺激宝宝的胃肠道。

　　奶酪有很多别名，又名干酪，或从英语直译作芝士或起司。奶酪通常是以牛奶为制作原料的。1岁以后的宝宝如果对奶酪不过敏，是可以食用奶酪的。奶酪不仅含有高蛋白，而且每100克奶酪中含钙799毫克，而牛奶中仅含104毫克。大多奶酪呈乳白色或金黄色。建议给宝宝购买大品牌、有信誉度、能划分出不同年龄段的奶酪。

□□□
奶酪

□□□
**适合宝宝的
乳制品食谱**

牛奶红薯泥

原料：红薯1块，牛奶1杯。

做法：将红薯洗净、去皮、蒸熟，用匙子碾成泥。将牛奶倒入红薯泥中，调匀即可。

苹果酪

原料：苹果1个，奶酪1块，面粉、白糖、橄榄油各适量。

做法：苹果洗净、去皮，切成厚片，放入淡盐水浸泡一会儿。将面粉中加入奶酪和白糖，加水搅成稀糊状。锅里放油烧热，将苹果片裹上均匀的稀面糊，放入锅里煎黄，取出再入微波炉加热2分钟，使里面的苹果熟透即可。

奶油通心粉

原料：意大利通心粉1把，胡萝卜1根，去皮青豆仁1把，蘑菇2朵，鸡蛋1个，牛奶1/2杯，奶油、橄榄油各少许，鸡汤适量。

做法：将意大利通心粉放入热水中煮熟。将胡萝卜和蘑菇切成细丝。再用橄榄油将鸡蛋炒散，将胡萝卜丝、蘑菇丝、青豆仁和奶油倒入锅里快炒，再倒入半碗鸡汤煮软，放入煮熟的通心粉、牛奶略煮一下即可。

酸奶蛋羹

原料：鸡蛋1个，酸奶1匙，牛奶1/4杯，白糖适量。

做法：将鸡蛋搅成糊，加入牛奶搅拌均匀，再加一点白糖，放入锅内蒸熟，最后倒上酸奶即可。

肝泥酸奶

原料：肝泥1匙，酸奶2匙。

做法：将酸奶倒入碗中，肝泥放在酸奶上面，搅拌均匀即可。

营养素

相关词条 热能 蛋白质 脂类 碳水化合物 水 矿物质 维生素

□□□
热能 ▶

　　婴儿时期基础代谢所需要的热能较高，约占总热能需要的50%～60%。1岁以内宝宝肌肉活动较少，故此部分消耗热能相对较低。要注意宝宝在活动方面也存在个体差异。宝宝出生后的2～4周起为生长高峰，并维持数月。四个月以后，体重增加稍缓，合成体内脂肪的比例也减少，因而生长所需热能在消耗的总热能中所占比例相应降低。宝宝体重、身高增长速率如停止或下降，就有可能是热能、营养素摄入不足或患有尚未察觉的疾病。如宝宝体重增长超过身高的增加，可能是摄入热能过多。热能摄入超过需要时就会导致肥胖。

□□□
蛋白质 ▶

　　当宝宝缺乏蛋白质时，会影响宝宝的正常生长发育，导致身高体重增长缓慢，肌肉松弛，易出现贫血，对疾病的抵抗力也会下降。估计在出生后两个月内，约50%的蛋白质用于生长。此外宝宝在出生后六个月内，是大脑发育的关键时期，脑细胞数继续增加，也需要有足够的蛋白质。婴儿蛋白质供给量定为2～4克/千克体重，即纯母乳喂食为2克/千克体重，配方奶喂食为3.5克/千克体重、混合喂食为4克/千克体重，所以婴儿蛋白质需要量明显高于成年人。

□□□
脂类 ▶

　　由于宝宝单位体重所需热能高，所以必须有一定量脂肪来提供热能。脂肪在人体营养中占有重要的地位，人体所需总能量的10%～40%是由脂肪所提供的。脂肪的主要功能是供给热量。此外，还提供人体所需的"必需脂肪酸"，缺少脂肪就会产生一系列不良症状，如生长迟缓等。挑食的宝宝容易出现脂肪缺乏的现象。

□□□
碳水化合物 ▶

　　碳水化合物是人体能量的主要来源，婴儿期碳水化合物的供热比为30%～60%。主要由乳糖提供，由于婴儿乳糖酶活性高，故乳糖极易消化吸收。宝宝需要碳水化合物相对较成人多，但每次用量却很少。宝宝在两个月龄前，因缺少唾液淀粉酶，对淀粉不能消化；随后逐渐分泌淀粉酶，此时可适当添加淀粉类食物以促进淀粉酶的产生。四个月左右的宝宝才能较好地消化淀粉食物。

□□□
水 ▶

　　母乳含水量适宜，四个月内的母乳喂食宝宝通常情况下不需额外补水。配方奶在加热煮沸时水分蒸发浓缩，因此配方奶喂食的宝宝要注意水的补给。

钙

足月产的新生儿体内含钙约27克,随年龄增长而增加。我国钙供给量0～6月龄为400毫克,6～12月龄为600毫克。母乳含钙量低于配方奶,每100克含钙仅约为34毫克,但2/3左右存留于体内;配方奶钙含量高,但只能存留25%～30%。

铁

宝宝出生后体内贮存有从母体获得的铁,可供3～4个月之需。由于母乳中含铁量都比较低,如果四个月后不及时添加含铁丰富的食品,宝宝就易出现营养性缺铁性贫血。宝宝每天铁的供给量为10～12毫克。

锌

锌缺乏症,表现为生长迟缓、免疫力降低、伤口愈合慢、皮炎、食欲缺乏、味觉异常。我国锌供给量为初生至6月龄为3毫克,7～12月龄为5毫克。

碘

碘缺乏易引起甲状腺功能不全,在婴幼儿期表现为对周围的人和事反应及自身运动能力差、智能和生长发育落后。我国碘供给量位宝宝6月龄以前为40微克,7～12月龄为50微克。营养良好的乳母,碘摄入适宜时,其乳汁可提供约200微克/升的碘,配方奶一般碘含量约80微克/升。

□□□
矿物质 ◀ ⋯⋯⋯⋯⋯⋯

脂溶性维生素

1.宝宝补充维生素A,要注意过量中毒问题,有研究表明每日服用5000微克维生素A,3个月即可引起中毒。

2.一般营养良好的乳母其乳汁给宝宝提供的维生素、除维生素D外均能满足宝宝的需要。由于配方奶一般都增加维生素D的含量,故能满足宝宝需要。

3.配方奶喂食时要注意维生素E的摄入。一般新生儿、主要是早产儿、体内维生素E水平较低,可引起溶血性贫血。

4.宝宝出生头几天的肠道内无细菌,不能合成维生素K,如为母乳喂食,由于母乳维生素K含量低,新生儿摄入乳量又不多,可导致新生儿维生素K缺乏。

□□□
维生素 ◀ ⋯⋯⋯⋯⋯⋯

水溶性维生素

1.维生素B_1、维生素B_2及尼克酸的供给量均随热能供给量而改变。宝宝维生素B_1、维生素B_2供给量均为0.4毫克,尼克酸为4毫克。

2.母乳喂食宝宝,除非乳母摄食不足,很少有维生素C缺乏。配方奶喂食时因牛奶维生素C含量不高,一般宝宝2月龄时即可开始补充维生素C。

零食

相关词条 饮食方法

□□□
什么是零食 ▶

　　零食是宝宝的最爱，宝宝吃零食也是妈妈最头疼的问题。一提到零食就会让人感觉它是很不健康的食品，大多数人都会将零食和食品添加剂、色素、防腐剂等等可怕的名词联系起来。其实，零食也是摄取营养的一个来源，零食并不等同于垃圾食品。选择恰当零食对宝宝的生长发育不仅没有坏处，还有好处。零食可以补充两餐摄入的不足，提供一定数量的膳食纤维、维生素A、维生素C等其他营养素。如果吃得好零食就是健康的，吃得不好零食就会影响健康，所以怎么吃零食，才是关键性的问题。

□□□
怎么吃零食
才健康 ▶

　　妈妈也都知道吃零食过多对宝宝的身体健康没有好处，可零食毕竟是宝宝的最爱，如果不给他们吃，宝宝一定会哭闹，妈妈更是心疼不已，那到底该怎么办呢？

　　零食并非是限定死了一点都不能吃的，适量地给宝宝吃一点零食，可以及时地给宝宝补充能量以满足身体所需，同时也会让宝宝开心。但是，在给宝宝选择零食的时候要注意选择合适的品种、合适的数量，还要在合适的时间让宝宝吃，这样的话才能够既补充营养又不影响正餐，同时还能调剂口味。所以，以下几个原则必须得把握住。

限制零食的方法	限制零食的原因
不能让宝宝不断地吃零食	这个坏习惯不仅会使宝宝变得肥胖，还会使得宝宝嘴里总是塞满了各种零食，食物中的糖分会影响宝宝的牙齿，有可能会造成蛀牙
不能无缘无故地给宝宝吃零食	有的妈妈习惯于用零食来解决宝宝的哭闹问题，结果这个坏习惯很快就养成了。当宝宝不开心的时候不如抱抱他、安抚他，或者在他感到烦闷的时候拿个玩具给他解闷
不能没有选择性地给宝宝吃零食	该给宝宝吃什么样的零食都应该经过妈妈的挑选。太甜、太油腻的糕点、糖果，水果罐头和巧克力不适合经常给宝宝当零食吃，这些食物不单会影响他们的消化还会导致他们发胖；冷饮、汽水以及其他一些炸薯条等垃圾食品也不宜给宝宝吃，这些对宝宝的生长发育不利
时间必须严格控制	快要开饭了，宝宝还在吃零食，那正餐量肯定会受影响。因此，宝宝吃零食的时间应该控制在两餐之间，比如说上午的10点，下午的3点半。如果在晚上宝宝吃完晚饭到上床睡觉之间的时间很长的话，也可以考虑在这期间再给一次零食。这样既不会影响宝宝的正餐，也保证了宝宝不会忽饥忽饱

谷物类

谷物类食物含碳水化合物较多，经加工制成各种耐饥的食品，酥脆可人，易于消化，如面包、蛋糕、脆饼干等。可以让宝宝作为午后加餐的点心，但是摄入一定不要过量，以免影响下一顿正餐。

奶制品

牛奶、酸奶、奶酪，妈妈可以适当的给宝宝准备一些，冰淇淋、雪糕之类的零食虽然解暑、但是因为含糖量过高，不建议常吃。

豆制品类

豆制品营养丰富，易于消化，是宝宝理想的零食。豆制品中对宝宝最有益的营养素有蛋白质、钙、不饱和脂肪酸等。对1岁以后的宝宝来说所需蛋白质的1/3最好来源于大豆，儿童正处在成长阶段对蛋白质的需求量大，所以摄取植物蛋白质是妈妈必须关注的问题。

水果类

水果是宝宝喜欢吃、能够吃的食物，水果含水分多，还富含维生素和矿物质，颜色鲜艳，酸甜可口，非常适合宝宝吃。

坚果类

瓜子、花生、核桃、开心果、榛子等，含有丰富的植物蛋白、B族维生素和微量元素，补脑益智，能清除自由基，还可以提高机体抗病能力。这些都是宝宝长身体时需要的营养素。

零食等级	零食的品种
可经常食用的零食	水煮蛋、无糖或低糖燕麦片、煮玉米、全麦面包、豆浆、香蕉、番茄、黄瓜、梨、桃、苹果、柑橘、西瓜、葡萄、纯鲜牛奶、纯酸奶、瓜子、大杏仁、松子、榛子、蒸煮或烤制的红薯、不加糖的鲜榨橙汁、西瓜汁、芹菜汁等
适当食用的零食	黑巧克力、松花蛋、火腿肠、肉脯、卤蛋、鱼片、蛋糕、怪味蚕豆、卤豆干、海苔片、苹果干、葡萄干、奶酪、奶片、琥珀核桃仁、花生蘸等
限制食用的零食	棉花糖、奶糖、水果糖、炸鸡、膨化食品、巧克力派、奶油夹心饼干、方便面、奶油蛋糕、罐头、果脯、果冻等

偏食

相关词条 原因 解决方法

□□□
什么是偏食 ▶

偏食是指宝宝只挑某些喜欢的食物吃，其他则不吃，多由不良的饮食习惯造成，时间一长会造成营养物质搭配的比例失调。

□□□
偏食的原因 ▶

1.有的妈妈因为工作忙，或者按照宝宝的进食欲望安排，导致宝宝就餐时间紊乱，偏食挑食。

2.宝宝在成长过程中出现挑食的现象，这与父母的态度有很大关系。此时，若父母过于怂恿就会促成宝宝吃饭挑食的坏习惯。

3.在宝宝应该添换乳食物的关键时期没有添加，仍然母乳喂食或配方奶喂食，导致宝宝咀嚼能力发育缓慢，排斥需要咀嚼的食物。

4.父母用强制或粗暴的手段逼宝宝吃东西，会使他产生逆反心理。因为不愉快情绪不仅会降低食欲、影响消化，而且会让宝宝产生对立情绪，这种强制进食往往会增加宝宝挑食的可能性。

5.食物的种类、制作方法单一。

6.在非用餐时间，宝宝任意地吃类似巧克力、蛋糕等零食。需要注意的是要适当地给宝宝吃零食，多吃会影响宝宝的食欲和胃口。

□□□
偏食的解决办法 ▶

父母要以身作则

父母要做到不挑食，按时吃饭，避免不好的习惯影响宝宝。尽量给宝宝少吃零食，要选择营养价值高的零食，如坚果、豆腐干等。尽量把饭做得好吃一点，促进宝宝的食欲。

合理的饮食时间

父母的责任是将合适的饭菜在合适的时间提供给宝宝，许多宝宝在成长期间都会有一些正常的"挑食"行为，这与他们独有的个性和个人喜好密切相关，而这类问题随着年龄的增长是能够纠正的。

注意情绪和情感作用

宝宝喜欢得到别人的赞许，可以在吃饭时适当鼓励，使其有一个良好的进食环境，促进宝宝的食欲。不要操之过急，注意方法。当宝宝不喜欢吃青菜时，父母可以采用迂回战术，从他喜欢吃的有"绿色外表"的水果入手，给他讲蔬菜与水果一样都好吃。